U0258790

Run, Swim, Throw, Cheat

The Science Behind Drugs in Sport

兴奋剂

竞技体育背后的欺诈

［英］克里斯·库珀 著

李敬 李阳 译

生活·讀書·新知 三联书店

图书在版编目（CIP）数据

兴奋剂：竞技体育背后的欺诈 /（英）克里斯·库珀著；李敬，李阳译. —北京：生活·读书·新知三联书店，2024.9
（新知文库精选）
ISBN 978-7-108-07783-7

Ⅰ.①兴… Ⅱ.①克… ②李… ③李… Ⅲ.①运动员－兴奋剂－普及读物 Ⅳ.① R872.5-49

中国国家版本馆 CIP 数据核字 (2024) 第 034083 号

策划编辑　徐国强
责任编辑　陈富余
装帧设计　康　健
责任校对　张国荣
责任印制　卢　岳
出版发行　**生活·讀書·新知** 三联书店
　　　　　（北京市东城区美术馆东街 22 号 100010）
网　　址　www.sdxjpc.com
经　　销　新华书店
印　　刷　河北鹏润印刷有限公司
版　　次　2024 年 9 月北京第 1 版
　　　　　2024 年 9 月北京第 1 次印刷
开　　本　889 毫米 × 1194 毫米　1/32　印张 11
字　　数　235 千字　图 27 幅
印　　数　0,001－6,000 册
定　　价　69.00 元
（印装查询：01064002715；邮购查询：01084010542）

目录

Contents

致 谢

撰写本书的想法，起自与埃塞克斯大学体育和运动科学研究中心学生和同事们的讨论。我尤其要感谢杰里·希尔曼（Jerry Shearman）、马丁·赛伦斯（Martin Sellens）和迈克·威尔逊（Mike Wilson），他们促使我考虑将我的生物化学思想运用于运动科学。我也要感谢许多科学家的支持，不仅是埃塞克斯大学的教师，也包括其他各地的学者，他们都对本书的内容提供了有益的改进意见。他们是：拉尔夫·贝内克（Ralph Beneke）、亚戈什·巴姆巴尼（Yagesh Bhambani）、斯蒂芬·哈里奇（Stephen Harridge）、加雷思·琼斯（Gareth Jones）、休·蒙哥马利（Hugh Montgomery）、切里·尼古拉斯（Ceri Nicholas）、彼得·拉斯穆森（Peter Rasmussen）、凯文·蒂普顿（Kevin Tipton）、尼尔斯·沃拉尔（Niels Vollaard）、安娜·维特金德（Anna Wittekind）和约翰·怀亚特（John Wyatt）。

这是我第一本面向大众读者的书。承蒙朱尔斯·普雷蒂（Jules Pretty）给予我大力支持，在科学内容方面，尤其是在大众科学写作技巧上，都贡献了宝贵意见。我的妻子海伦·库珀（Helen Cooper）以一名非科学家的视角，展现了出色的理解力和洞察力，她阅读校样的工作是极富建设性的。

我还想特别感谢英国工程和自然科学研究理事会（Engineering and Physical Sciences Research Council，简称EPSRC）开创性的高级媒体基金计划所提供的帮助。这笔资助使我得以卸下正式的学术职责，有自由的时间投入写作。感谢牛津大学出版社，埃玛·马钱特（Emma Marchant）和埃丽卡·马丁（Erica Martin）对本书的技术细节提供了帮助，拉塔·梅农（Latha Menon）也对内容提供了宝贵建议。

最后，写作是一件花费时间和需要投入感情的事。如果没有我的家庭，特别是我的母亲玛丽亚（Maria）、我的妻子海伦，以及我的两个孩子劳伦（Lauren）和亚历克斯（Alex）的支持，我是不可能成功的。

序

对于英国的所有体育迷来说，2012年都将被视为一生只有一次的体验。英国人首次在环法自行车赛上夺魁，自1936年以来首次有英国选手在网球大满贯赛事中拿下男子冠军，还有一位英国高尔夫球手在美国和欧洲的巡回赛奖金榜上均高居榜首。最最重要的还要数2012年伦敦奥运会和残奥会，女王在开幕式上"从天而降"，东道主获得的奖牌总数也创了纪录。

像往常一样，奥运会的反兴奋剂准备工作被称赞为有史以来最好的，也像往常一样，极少有药检呈阳性的报道在奥运会期间曝出。在唯一一个有人先是获得了金牌，随后又因兴奋剂被剥夺的夜晚，我恰好在奥林匹克体育场，不知是否算得上荣幸。白俄罗斯女子铅球运动员纳泽娅·奥斯塔普丘克（Nadzeya Ostapchuk）战胜了卫冕冠军瓦莱丽·亚当斯（Valerie Adams），夺得金牌，令坐在我周围的新西兰记者们大为沮丧。但奥斯塔普丘克的合成代谢类固醇药物美替诺龙（Metenolone）检测呈阳性，导致她的金牌被国际奥委会剥夺。

有人会说，药检呈阳性的报道不多，说明只有吃药后"昏头昏脑"的运动员才会被抓住，大部分服用了禁药的选手都会在运动会开幕前停药，以避免被查出。但是仔细观察后就会发现情况要复杂得多。甚至在前往伦敦的路上，就有超过100名运动员遭到了禁赛，他们未能通过奥运会前进行的定向检测。对于有可能服药的运动员，越来越多地采用情报手段，已成为反兴奋剂战略的一项特色；利用更现代化的检测技术重新检测旧样品的行动也在不断增多。就在2012年伦敦奥运会开幕前不久，便有三名赛跑选手，因为对一年前在韩国大邱举行的世界田径锦标赛上采集的尿样进行的新检测，而被禁止参赛。

奥运会上提交的血样和尿样，可以在赛事结束后保存八年。而且，伦敦奥运会采用了能够测量出尽可能多药品征兆的新技术，而不是像现有检测手段那样只能测量出大约200种征兆。一旦对某种检测不到的药品产生了怀疑，数据库能够将相应的征兆或任何异常的样品筛出，以供重新检测。存放八年的规则可不是吓人的摆设。2012年奥运会开幕前，就曾经采用更成熟的最新技术，对2004年雅典奥运会上提取的所有样品进行了突击重检，结果导致四名运动员丧失了奖牌。其中之一是男子铅球夺冠的尤里·比洛诺格（Yuriy Bilonog）。他因此和该项目原先的女子冠军伊琳娜·科尔扎年科（Irina Korzhanenko）一起，因为合成代谢类固醇检测呈阳性，被国际奥委会剥夺了金牌（尽管两名运动员随后都否认服用了禁药）。

作为在古代奥林匹克体育场举行的唯一项目，铅球比赛曾是雅典奥运会引人注目的亮点。我们永远无法得知，假如男女金牌得主都被发现注射了禁药，当初的古希腊奥林匹克选手会不会感到烦忧。因为，尽管古希腊人的确以取消比赛资格和罚以重金（用于建造宙斯像）等手段惩罚作弊行为，但就我们所知，他们并不将任何营养辅助手段或运动员服药视为作弊（见第一章）。

但是与 2012 年震惊了世界的职业自行车运动丑闻相比，所有这些奥运会上的片段就都黯然失色了。当年 10 月，美国反兴奋剂局（United States Anti Doping Agency，简称 USADA）发表了一份长达上千页的报告，用他们的话说，表明"美国邮政车队（USPS）和发现频道车队（Discovery Channel Pro Cycling Team），包括以兰斯·阿姆斯特朗（Lance Armstrong）为首的运动员所取得的成绩，都是通过大规模地集体服用兴奋剂的阴谋而取得的，其范围之广超过了职业体育史上先前披露的任何丑闻"。2013 年 1 月 18 日，兰斯·阿姆斯特朗在接受美国脱口秀女王奥普拉·温弗里（Oprah Winfrey）采访时，最终承认了他在环法自行车赛蝉联桂冠期间（1999—2005 年）服用兴奋剂的事实。

本书刻意关注科学，而不是个人。书中无意直接或含蓄地曝光任何未被确证兴奋剂违禁的运动员。因此在当前版本中只是泛泛地提及兰斯·阿姆斯特朗。不过他被确证使用过的所有办法，在本书不同章节中都有详细记载。我的确描述了一件事情，就是他能够高效地使用氧气，不产生过量的乳酸。我们知道这在很大程度上要归因于诸如促红细胞生成素和违规增血等手段，以增强肌肉的氧传送（在本书第四章有简要介绍）。美国反兴奋剂局的报告还表明，阿姆斯特朗及其团队为了逃避检测，采用了高技术含量和低技术含量相结合的手段（见第十章）。高技术含量的手段包括，在最佳时机服用含促红细胞生成素和类固醇的兴奋剂，通过最佳传送方法，缩小样品会被检测呈阳性的窗口时间。低技术含量的手段则有，当兴奋剂检测官员到达检测窗内时，不开门或者躲藏起来。

我们永远无法确知阿姆斯特朗究竟有多优秀。显然，在他称霸环法大赛期间，他绝非唯一服用兴奋剂的自行车选手。有三种可能性不言自明。他自然是更优秀的自行车选手，他吃药只不过是在赛场上找回了平衡，至少是在那些选择吃药的运动员中；他的身体机能更适于吃药以增强；或者他有更有效的需要吃药的训练体系。

美国反兴奋剂局对阿姆斯特朗的指控，主要是基于他的队友们提供的证据，据说他们看到他服用了兴奋剂。然而，也有一些科学支持的证据，尽管不是能够独立定罪的那类证据。第一个证据来自 1999 年的环法自行车赛。那次大赛上收集的尿样后来都做了重新分析，以进行对促红细胞生成素的新的改良检测。检测结果本来是匿名的，但是一名新闻记者设法破解了秘密。在发现促红细胞生成素呈阳性的尿样中，阿姆斯特朗的尿样占了46%，说明他在那段时间可能比对手们服药更凶猛。第二个证据是阿姆斯特朗于 2009 年和 2010 年复出参赛时采集的血样。在阿姆斯特朗的很多份血样中，年轻红细胞的数量都急剧减少。这些被称为网织红细胞的年轻红细胞，是在你生成新的成熟红细胞的过程中产生的。如果你输血到了超大量的程度，你的身体就会发出信号，停止生成新的红细胞。于是网织红细胞的数量就会大幅下降。阿姆斯特朗在很多情况下表现的正是这一现象。这条信息引自一则新闻报道，题为"戈尔（Gore）教授认定：2009 年和 2010 年环法自行车赛期间阿姆斯特朗七项网织红细胞值偏低，系自然发生的可能性不到百万分之一"。

阿姆斯特朗事发对职业自行车运动所造成的政治影响，还需要过些时日才能消散。然而，我们不应忽视的一个事实是，本书所描述的事件，大多发生在七年之前。许多观察家都会支持这样的观点：目前自行车界已很少有人服用兴奋剂了，尤其是像上世纪90年代和本世纪初那样由车队指使，精心策划的服药行为，无疑已经销声匿迹了。自行车界所面临的严峻形势迫使其建立了比其他体育运动严格得多的反兴奋剂新机制。措施之一便是建立"生物护照"（biological passport），就是在一段时间内对许多运动员的血液指标进行监控，以确定其红细胞水平是否受到过人为操纵。读数出现了非正常的尖峰就会面临处罚，甚至是在没有对违禁物质特定的测量结果的情况下。这一手段后来也被田径界采用。就在伦敦奥运会开幕前不久，有6名赛跑选手遭到禁赛。阿姆斯特朗本人在接受奥普拉·温弗里采访时说，如果今天重复他当年的吃药经历，会困难得多，原因就是"生物护照"。正如我在本书（第十章）中所阐述的，在这个护照上"作弊"是否容易，目前还存在不同观点。但毫无疑问的是，现在可以说，至少就体育而言，能够承受实施这一手段所产生的额外费用。

2012年兴奋剂事件中还有一个第一例。凯文·莫茨（Kevin Moats）在参加铁人三项老将赛55—59岁年龄组的比赛时，睾酮检测呈阳性。尽管他提供了证据，表明他的医生为他制定了睾酮补充疗法，他仍然被世界铁人三项联合会（World Triathlon Corporation）处罚禁赛一年。雄性激素会随着年龄增长自然减少。睾酮补充疗法正越来越多地成为提供给老年男性的医疗手段，这一领域可能会得到运动员和体育组织越来越多的关注。

未来的新药物会怎样？短跑运动员都梦想着能够提高肌肉的质量和力量，而又避免合成代谢类固醇在性方面的副作用（见第六章）。随着选择性雄激素受体调节剂（Selective Androgen Receptor Modulator，简称SARMs）显示出极具希望的临床试验效果，这个梦又近了一步。这种调节剂旨在改善老年男性和绝经后妇女的肌肉质量，而又不产生明显的不良反应。对耐力项目的运动员来说，一种缺氧诱导因子催化稳定剂显示出能够增加肾透析病人的红细胞含量，有可能为不择手段的运动员找到促红细胞生成素的替代品提供无法查出的选择。毫无疑问，每年上市的新药品都有可能让体育界服用兴奋剂者得利。每年反兴奋剂组织也都在努力研发适当的检测办法。

经历了一次在家乡举办的奥运会，的确让我明白了对于一个在似乎无穷无尽的经济衰退旋涡中苦苦挣扎的愤世嫉俗的国家，体育有振奋精神的力量。甚至在奥运会闭幕四个月后，接受调查的英国民众中仍有80%认为为这场运动会花费的90亿英镑是值得的。维护这种"体育精神"，是世界反兴奋剂机构的核心政策。该组织支持禁止软性药物（又称软性毒品）的政策，即使这类药品对于提高运动成绩并无助益。如果你读了第九章，你会看出我对于与体育精神这种含糊概念相关的理想主义，其实是不以为然的。所以，当在一次民意测验中，我目前的学生中绝大多数都认为优秀运动员应当是社会的楷模，软性药物应当被继续列入禁药名单时，我多少有些吃惊。不过，在亲身体验了奥运时光后，我现在的确对体育的转化力量以及因之而赋予明星运动员的责任有了更多的认同。

本书出版后，我与大众、体育组织代表及优秀运动员们有了许多探讨的机会。这使我对于兴奋剂给体育运动和不服药的运动员的生活所带来的负面影响，产生了强烈关注。兴奋剂像打假球一样，是隐藏的欺骗行为。这是对这种行为处罚极其严重的原因之一。但许多优秀运动员被指控作假，却没有任何证据，只因为他们跑得快、跳得高或掷得远。实际上，每当奥运会举行时，媒体评论员向因为表现出人意料而被猜测作假的选手发泄的怒火，远比向真正因使用兴奋剂而被抓住的极少数人所发泄的要多得多。阿姆斯特朗事件只是对这一问题起了推波助澜作用，因为他曾创下了令人惊奇的战绩，且从未在一次药检中折戟。兴奋剂使清白的运动员蒙冤所形成的阴影，几乎像犯罪一样沉重。如本书所展示的，你不可能靠挥舞一下魔棒来解决这个问题，但掌握科学知识却绝对有助于形成实际有效的解决办法。

如果你想了解关于新近发生的兴奋剂事件的更多详情，或者跟上体育兴奋剂最新新闻背后不断发展的科学的步伐，你可以关注本书的博客，地址为：www.runswimthrowcheat.com。

开场白

两场赛跑的故事

　　1988 年奥运会男子 100 米决赛，被称为史上最肮脏的比赛[1]，令所有人都大吃一惊。其中一位选手比世界纪录快了 0.1 秒。世界纪录被打破了，全世界的短跑爱好者欢庆了一整天。然而不久，这个新神话便破灭了。被加拿大奉为英雄的本·约翰逊（Ben Johnson）竟然是个骗子。尽管其他人的过错比他要小，但后来发生的事件——或迟或早——牵连了参加过那场比赛的八位短跑选手中的六位，使他们与奥运会金牌无缘。

　　我清楚地记得那场比赛。那时候我正在加拿大攻读哲学博士学位，不过正赶上假期，回到了英国。两名加拿大选手和一名英国选手跻身决赛。为了观赛，我一直熬到凌晨 4 点。尽管你可以说我对这两个英联邦国家怀有双重的忠诚，但我主要的愿望还是支持弱者。有谁能打败看似不可一世的美国选手吗——例如参加这场决赛的实力不俗的奥运会卫冕冠军和前世界纪录保持者卡尔·刘易斯（Carl Lewis）？当时的世界纪录保持者、加拿大英雄本·约翰逊似乎很有希望，不过他差点儿连半决赛都没通过，然而，他还是不负众望地赢得了决赛（见图 1）。

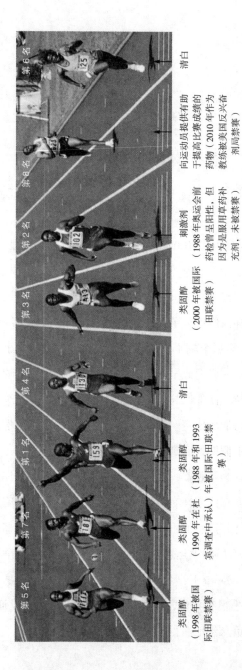

图 1 1988 年汉城奥运会男子 100 米决赛 ©Sports Illustrated/Getty Images

随后的事件表明，参赛的八名运动员中有六名在职业生涯中使用过禁药

第 5 名
类固醇
（1998 年被国
际田联禁赛）

第 7 名
类固醇
（1990 年在杜
宾调查中承认）

第 1 名
类固醇
（1988 年和 1993
年被国际田联禁
赛）

第 4 名
清白

第 3 名
类固醇
（2000 年被国际
田联禁赛）

第 2 名
刺激剂
（1988 年奥运会前
药检曾呈阳性，但
因为是服用草药补
充剂，未被禁赛）

第 8 名
向运动员提供有助
于提高比赛成绩的
药物（2010 年作为
教练被美国反兴奋
剂同盟禁赛）

第 6 名
清白

约翰逊夺冠的成绩令人惊讶，9.79 秒——比世界纪录都要快 0.1 秒，而且这个成绩还是在他撞线之前就先行庆祝的情况下取得的。不过两天之后发生的事震惊了体育界，尤其是加拿大体坛。约翰逊的合成代谢类固醇司坦唑醇（Stanozolol，康力龙）检测呈阳性，他的金牌被没收，职业生涯也崩溃了。1993 年，他再度被查出类固醇呈阳性，复出计划流产，并被国际田径联合会（International Association of Athletics Federations，简称 IAAF）判处终身禁赛。

获得第二名的是美国选手卡尔·刘易斯。在本·约翰逊被取消资格后，他被授予金牌。然而，在 1988 年美国进行的奥运会选拔赛上，刘易斯曾被检测出被禁的刺激剂伪麻黄碱（pseudoephedrine）、麻黄碱（ephedrine）和苯丙氨醇（phenylpropanolamine）呈阳性。当时美国奥委会（US Olympic Committee，简称 USOC）的政策是，不因使用刺激剂而对运动员实施禁赛，除非有证据表明他们是为提高成绩而故意服用。因疏忽而在无意中服用了草药补充剂或非处方的感冒药，将不会被禁赛（国际田联于 2003 年所做的调查支持了这一决定）。然而同样的辩护词在其他体育项目阐释反兴奋剂制度的异常时却不适用。例如 16 岁的罗马尼亚体操运动员安德里亚·拉杜坎（Andreea Raducan）被剥夺了 2000 年悉尼奥运会上获得的金牌，因为她的教练给了她含伪麻黄碱的布洛芬（Nurofen）以治疗感冒。

跑在第三位的是英国选手林福德·克里斯蒂（Linford Christie）。在下一届奥运会（1992 年，巴塞罗那）上，他将成为——并且迄今仍是——夺得奥运会百米桂冠的年龄最大的男运动员。不过在汉城决战后，克里斯蒂被查出使用了刘易斯药检呈阳性的同样的刺激剂——伪麻黄碱。国际奥委会纪律委员会经投票，以 11 票对 10 票决定接受他的辩解——他是在喝人参茶时无意中摄入了伪麻黄碱。然而，克里斯蒂 39 岁那年从半退役状态复出，在德国多特蒙德参赛时，又一次陷入丑闻。他的类固醇诺龙检测呈阳性，国际田联将他禁赛了两年。不过克里斯蒂始终坚称他在这次指控中是无辜的。

美国选手卡尔文·史密斯（Calvin Smith）那天跑了第四名，并且自始至终是清白的。该不该把金牌授予他呢？他当然认为应该了。"我本该是金牌得主……如果所有那些（药检）阳性是真的的话，我本该获胜的。"[2]

第五名是美国选手丹尼斯·米切尔（Dennis Mitchell）。十年后他因为睾酮过量而被国际田联禁赛了两年；他还承认注射过人生长激素。[3]不过汉城决赛时，还不知道他是否在使用有助于提高成绩的药物。

第六名是巴西选手罗布森·达席尔瓦（Robson De Silva）。他是位清白的运动员，可以聊以自慰的是，他在那届奥运会的200 米决赛中夺得了铜牌。不过获得金银牌的分别是乔·德洛克（Joe DeLoach）和卡尔·刘易斯，他们都得益于美国奥委会在奥运会选拔赛上的政策——不处罚因无意中服用了刺激剂而造成的药检阳性。如果使用刺激剂的辩解不被接受的话，达席尔瓦本该获得奥运会金牌或银牌的，但他只能带着铜牌离开。

加拿大选手德赛·威廉姆斯（Desai Williams）第七位冲线。他承认在 1987 年 9 月至 1988 年 1 月间服用了类固醇药物[4]，但始终否认此后仍使用过禁药[5]。杜宾调查仍认为，可以"确信威廉姆斯先生不仅在 1987 年秋天，还在 1988 年的春夏，即汉城奥运会开幕前，使用代谢类固醇药物"[4]。威廉姆斯被判终身禁止接受加拿大体育基金，不过由于他此后的优异表现，这一禁令于 2010 年被取消。[5]

第八名是牙买加选手雷·斯图尔特（Ray Stewart）。没有证据表明他本人在运动生涯中使用过兴奋剂，但 2010 年，他因作为教练为手下运动员提供大量有助于提高比赛成绩的药物，遭到美国反兴奋剂局的终身禁赛。

汉城的余波

约翰逊因服用类固醇司坦唑醇而遭禁赛，直接引发了"杜宾调查"——"对于为提高运动成绩而使用药物或采取违禁行为所进行的调查"[4]。加拿大政府的这一举措，是西方体育界为曝光许多人都心照不宣的丑行所采取的第一次真心实意的行动。一大批加拿大运动员和教练员揭露了各自行业中一些肮脏的伎俩。这些揭露是很发人深省的。[6]在调查中引人注目的是，当一名运动员使用兴奋剂被抓住时，标准程序就是"否认，否认，再否认"。在多伦多一所法庭里经历的 91 天中，共有 48 名类固醇服用者的"标准程序"未被采用为证词。这 48 人来自田径、举重、雪橇、摔跤和足球等极其广泛的项目，他们的供述填满了 14617 页记录纸。如此浩瀚的资料，堪与东德秘密警察斯塔西（Stasi）档案中关于 20 世纪七八十年代东德兴奋剂计划的记述相媲美。柏林墙倒塌后曝光的斯塔西档案表明，有 2000 名以上运动员系统性地服用过兴奋剂，其中包括许多未成年运动员。那么这些概括了东西方兴奋剂滥用状况的事件，对运动实践究竟有无影响呢？如果你听了运动员本人的说法，你就会得出结论：绝对没有。

毫不奇怪，运动员有时会暗示其他竞争者有不正当得利行为，但很少会说出具体对手的名字。虽然杜宾调查和斯塔西档案所披露的以短跑选手及合成代谢类固醇药物为多，但 21 世纪初，却有几名优秀的英国运动员表达了对一种因环法自行车赛而臭名昭著的药物的担忧——能在长距离项目中帮助运动员更加高效地用氧的促红细胞生成素（EPO）。

运动员对同行选手的批评令人瞠目。在 2001 年世界田径锦标赛上，保拉·拉德克利夫（Paula Radcliffe）、海莉·图莱特（Hayley Tullett）和凯西·巴特勒（Kathy Butler），在竞争对手奥尔佳·耶戈洛娃（Olga Yegorova）正在进行预赛角逐时，展开了一条写有"服用 EPO 的骗子滚出去"的横幅。而后在 2002 年欧洲田径锦标赛上，英国选手凯莉·霍姆斯（Kelly Holmes）在女子 800 米决赛中输给斯洛文尼亚的约兰达·塞普拉克（Jolanda Ceplak）后，也对对手进行了指责。[7] 当被问及塞普拉克的胜利时，霍姆斯说："你自己去猜（她究竟做了什么）吧。我反正是公平竞赛的……"塞普拉克对霍姆斯的回答恰好是运动员的"标准程序"："我认为她应当向我郑重道歉。她说她是公平竞赛的，我也是。"

那么，司法调查的重压、解密的斯塔西档案，以及运动员自身滔滔不绝的抗议声，是否有长期效应呢？让我们把镜头快进，看看 2005 年的一场比赛，虽然不及本·约翰逊的短跑比赛有名，但对体育比赛中用药现象的象征意义，却丝毫不逊色。

史上最肮脏的比赛？

2004 年，英国《观察家报》（*Observer*）曾称，本·约翰逊在 1988 年获胜的那场比赛是史上最肮脏的比赛。这个标题非常短命。2005 年，世界田径锦标赛女子 1500 米决赛在芬兰首都赫尔辛基进行。这回冲过终点线的前五名选手，都在随后的运动生涯中翻了车，被国际田联判定有兴奋剂违规行为（见图 2）。

第一名是俄罗斯选手塔季扬娜·托马肖娃（Tatyana Tomashova）。说来奇怪，她居然是因为在药检中表现太好而落马的。赛外药检的执行者们在按规定提前一小时发出检测通知后，通常都要到处寻找运动员。然而每次向托马肖娃提出要求后，她总是早有准备，恰好在等待。反兴奋剂官员怀疑有人向她通风报信。尽管这一怀疑始终没有得到证实，但足以促使他们对先前的尿样进行复检。经过对尿样中少量的 DNA（脱氧核糖核酸）进行司法鉴定，最终结论表明，她 2007 年在俄罗斯赛外药检中提供的尿样，与同年在日本举行的世锦赛上提供的尿样不符。DNA 来自不同的人。托马肖娃于 2008 年被禁赛两年。

第二名本是俄罗斯选手尤丽娅·奇任科 – 福缅科（Yuliya Chizhenko-Fomenko），但她因妨碍其他选手而被取消了比赛资格。她也于 2008 年被判禁赛，原因是与托马肖娃有同样的尿样篡改行为。

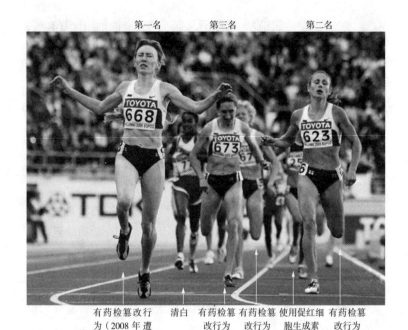

第一名　　　　第三名　　　　　第二名

有药检篡改行　　清白　　有药检篡　有药检篡　使用促红细　有药检篡
为（2008 年 遭　　　　　改行为　　改行为　　胞生成素　　改行为
国际田联禁赛）　　　　（2008 年　（2008 年　（2008 年遭　（2008 年
　　　　　　　　　　　遭国际田　遭国际田　国际田联禁　遭国际田
　　　　　　　　　　　联禁赛）　联禁赛）　赛）　　　联禁赛）

图 2　2005 年赫尔辛基世界田径锦标赛女子 1500 米决赛 ©Gary Hershorn/
Reuters/Gorbis

随后的情况表明，冲过终点线的前五名选手在职业生涯中都被发现有兴奋剂违规行为。尽管
她们都始终不承认有过失，但国际田联对她们的禁赛令也始终没有被推翻

　　第三名（后来被升格为银牌得主）是俄罗斯选手奥尔佳·耶
戈洛娃。她也于 2007 年提供了假尿样，随后被禁赛两年。然而，
她的历史给了我们一个暗示，遗失的尿样中也许隐藏着什么。
2001 年她被法国的一个实验室检测出促红细胞生成素呈阳性，
这一结果引发了保拉·拉德克利夫及其队友的抗议。然而，当时
的政策是，促红细胞生成素的直接尿检结果还必须得到血检的支

持才能认定。这一验证性检测始终没有进行，于是当时对耶戈洛娃也没有采取任何进一步的行动。

第四名是法国选手布奇拉·盖齐埃勒（Bouchra Ghezielle）。在奇任科－福缅科被取消资格后，她被授予铜牌。盖齐埃勒后来被发现服用促红细胞生成素，于2008年被判禁赛四年。

第五名又是一位俄罗斯选手，叶琳娜·索博列娃（Yelena Soboleva），她也是2007年被发现有尿样篡改行为的又一人。

跑在第六名的是本次决赛第一位"清白"的运动员：巴林选手贾迈勒·玛丽亚姆·优素福（Jamal Maryam Yusuf）。优素福也是在比赛中不幸遭到奇任科－福缅科身体阻挡的运动员。优素福最终在（兴奋剂和阻挡）两件事情上都得到了公正，她于2007年在日本大阪举行的下一届世锦赛上夺取了金牌，俄罗斯选手索博列娃获得亚军。

最后，2001年遭到凯莉·霍姆斯指责的运动员约兰达·塞普拉克怎么样了？2004年，霍姆斯在跑道上复了仇，她夺得了奥运会金牌，击败了塞普拉克（她在这场比赛中获得铜牌）。在此之前，霍姆斯和塞普拉克似乎和解了。在2003年霍姆斯试图创造英国室内800米纪录的一场比赛中，塞普拉克担当了领跑手，后来她又在霍姆斯旨在发现天才少年赛跑选手而举办的夏令营上讲了课。[8] 但是继而在2007年，塞普拉克没能通过一次促红细胞生成素检测，她随即被国际田联禁赛两年。她是一直在撒谎呢，还是仅仅在职业生涯开始走下坡路后才求诸药物的？或者，像她一直为自己的清白所辩解的，是检测过程出了错呢？

药物的未来

罗伯特·戈德曼（Robert Goldman）博士曾做过一项著名的调查，声称超过 50% 的运动员都会服用能保证他们在五年内的体育比赛中无往不胜，又不会被查出的药物，哪怕此后有可能猝死。[9] 这段开场白展示了体育界用药现象的无所不在，一些人因之成功的极端事例，以及监管机构在根除此弊方面的困难。即使一家极小的美国公司——湾区实验室（Bay Area Laboratory Co-Operative，简称 BALCO）都能向二十多名顶级运动员卖出药品。这二十多名运动员分布在极广泛的体育项目中，其中有奥运会短跑冠军，也有破纪录的棒球本垒打选手。2008 年这一丑闻所引发的争议，以及随之发生的美国大陪审团的调查，对体育界产生的影响至少都不亚于东德兴奋剂计划或本·约翰逊事件。

本书将表明，对于通过作假手段提高运动成绩的可能行为，我们还只是拂去了表层。科学，尤其是遗传学，要比"药物作弊"行为所能跟上的步伐发展得更快。迄今使用过的能提高运动成绩的药物数量，都还只是我们想象能够制造出来的药品总和的极小一部分。我们明白我们所不知道的还有太多。

我们知道得如此之少，是因为我们投入太少。在几乎所有案例中，我们知识的限制因素都是缺钱。无论很多人会怎么想，但就全球而言，体育获得的资金实在是少得可怜。医疗用药市场和毒品市场使得用于提高运动成绩的药品市场相形见绌。只有在体育竞争的需求与医疗需求重合时，兴奋剂使用者才能够借助药业的新发现来提高运动成绩。

兴奋剂与社会上的毒品有明显的相似之处，二者都是被严禁的。我们也许不喜欢它们，也许会为之愤怒，一些政客甚至认为值得针对它们发动一场战争。但那是一场不可能打赢的战争。这并不是说不应采取任何努力来限制兴奋剂的使用——放任的结果会更糟。但是任何人都不应指望会有那么一天，人类能够完全杜绝使用化学药品来提高运动成绩的现象。

无论你是活跃的科学家，是运动员，还是舒舒服服地坐在扶手椅里观赏比赛的体育迷，我们都应当积极地参加到关于运动药品的辩论中来。我们要了解最新的科学发现，而不是为政客们或有不光彩行为的教练们的言辞所迷惑。在这个运动药品和欺骗行为难以根绝的世界，有太多的言论和政策都太过武断和不科学了。情况不该这样。

第一章

引 言

人若在场上比武，非按规矩，就不能得冠冕。

——《圣经·提摩太后书 2 : 5》

书名的意味

本书是对药品在体育运动中的作用的科学探索。运动员们为什么要冒着损害健康的危险服用兴奋剂呢？兴奋剂管用吗？在我们看来，体育对社会有着长远的影响。那么靠化学提高了运动成绩的未来体育人可能会对社会产生什么样的影响呢？对于这些问题，有些答案在社会和政治范畴。但即使如此，它们也受到科学的影响。而科学的发展是非常迅猛的。

我们怎样看待兴奋剂和体育？在所有历史时代和所有文化群体中，这都不是一个有着简明答案的问题。许多人的看法都受到一个毋宁说是理想化观点的影响，那就是体育是一项必须在同等竞技场上进行的诚实竞赛。服用兴奋剂者必然是骗子，他们破坏了规矩。我很同情这些观点。尽管我可能是受到了我的国籍的诱惑。因为罗兰·朗松（Roland Renson）曾说过[1]："现代体育是作为一项新式文化产品产生于英国的，强调平等和竞争。公平竞赛是这种新生体育精神的道德信条，于19世纪形成于上层和中上层的英国人中。"

体育界并没有完全抛弃这种理想化的观点。在体育化学品的语言里，可以接受的"营养补充剂"与用于提高成绩的不可接受的"兴奋剂"，在术语中有着细致的差别。然而这两个定义之间的差别是复杂而多变的。众所周知，权威机构在不止一个场合，尤其是在事关刺激剂时，曾将分子在种类间来回转换。对一个人来说是营养补充剂，到了另一个人那里就成了兴奋剂。事情并不像朗松提出的简明文本那样黑白分明。

在我们当前这个历史阶段，运动药物在国家竞争和个人竞争的背景下都存在。东德通过兴奋剂促成的金牌来宣扬其政治制度的优越性；在西方，资本主义社会产生了传播同样结果的不同体系，但效果不一定差。相对于东欧共产党国家的每一位彼得拉·施奈德（Petra Schneider）——她曾在奥运会400米游泳比赛中把英国女英雄莎伦·戴维斯（Sharon Davies）落下10秒，资本主义国家都有一位加拿大的本·约翰逊——他在汉城奥运会百米决赛中跑出了令人难以置信的9.79秒。我在英国长大，在加拿大攻读生物化学，我的青年时代充满了因莎伦·戴维斯而产生的痛苦和因本·约翰逊而产生的耻辱。

"运动药物"伴随着情感广泛的文化包袱。当人们笼统地想到社会上的药物时，看法会受到医疗药物和软性药物所起的作用的影响。"药物"是个力量强大的外部实体。当由医生开出时，它能治病，或者带来痛苦的副作用；当在街上流行时，它会使你发狂，使你上瘾，并毁掉你的生命。所以我们不应忘记，"药物"这个词本身就是引人遐想的，而我们将这种印象带进了我们对其在体育中的效果的看法中。"药物"这个词，给了公众一个贬损他们认为不可接受的事物的理由。但这也使药物使用者获得了好处。贴上合适的标签，会产生强大的心理作用，从而增强借以提高运动成绩的效果——当知道体内有神奇的定制药物时，谁会不跑得更快些呢？就连威利·沃特（Willy Voet）在忏悔环法自行车赛服药事件的书上，也承认有时候即使只给自行车手们一些简单的糖水，都会产生令人惊奇的效果。[2] 他只需告诉他们这是一种"万能"的药物就行。

名称也很重要。制药公司一向为药品的起名问题而烦恼。它们知道好药名能提高药品的营销效率和销量。药名是为治疗服务的。同样一种合成药（西地那非），在治疗低血压时称为"枸橼酸西地那非"（Revatio），治疗勃起功能障碍时就称为"伟哥"（Viagra）了。

在这种背景下，检测用于提高运动成绩的药品的主要机构——世界反兴奋剂机构（World Anti Doping Agency，简称WADA）——从来不使用"药物"（drug）一词，而是选择"兴奋剂"（doping）或"兴奋剂违规"（doping offence）等说法，就很引人注目了。然而在大众体育文化中，却没有办法避免这种命名法，或者避免其对运动员环境产生的影响。社会对软性药物的看法和对体育兴奋剂的看法之间的关联是很明显的——尤其是因为许多软性药物都会招致兴奋剂违禁，即使人们根本不清楚这些药物会为体育运动提供什么好处。

一个历史的教训

软性药物与提高运动成绩的药物之间有许多相似之处。两者都是最近才变得不可接受的。尽管社会上的毒品滥用被认为是一个现代问题，但实际上对毒品滥用的负面反应才是新问题。鸦片在奥斯曼帝国时期曾经是精致的软性药物；在新世界，古柯（coca）曾被认为根本无害，世界上最著名的软饮料可口可乐（Coca Cola）就得名于它。实际上，美国政府还曾与可口可乐公司打过官司，控告其产品中所含古柯不足，与其商标名称不符，甚至更恶劣的是，该公司还用咖啡因（caffeine）替代古柯，而咖啡因在当时被认为是更有害的药物。这就是著名的1911年"美国诉四十桶和二十罐可口可乐案"。[3]

对化学品的助益作用缺乏关切，在体育竞赛领域也同样存在。这点我们可以追溯至古埃及时代，那时候的人据说就用煮驴蹄来提高运动成绩了。实际上，使用各种增进人体机能的辅助品有可能带来的好处，在那时就像今天一样引发激烈争论了。公元前668年，斯巴达的沙尔米（Charmis）声称是无花果干帮助他获得了奥运会金牌，然而现代医学的创始人之一、公元2世纪的希腊医生克劳迪乌斯·盖伦（Claudius Galen），却主张食用草药、蘑菇和动物睾丸有绝对的好处。盖伦是角斗士们的医生，而角斗可是一项你状态不好也无处可逃的"运动"，把身体准备到最佳状态至关重要。

围绕饮食所展开的激烈讨论一直持续到公元 3 世纪。在公元 200 年的菲利斯特拉托斯（Philistratos）看来，古希腊人"战争训练是为体育比赛做准备，体育比赛则是为战争做准备"[4]。但他抱怨他同时代的运动员们"花太多的时间吃、喝和淫乱，而不是进行真正的训练"，他们将体育"更多地当成一种嗜好，而不是一种生活方式"。这反映在他们对营养辅助品的拙劣选择上。他那个时代的希腊运动员吃白面包、罂粟籽、鱼和猪肉，而古代斯巴达的运动员则靠吃全肉餐来维持体育训练，他们只吃牛肉、羊肉和鹿肉。[4] 也许不用过多地介绍菲利斯特拉托斯的抱怨了，毕竟他太像一个夸耀昔日辉煌的坏脾气的老头儿了。实际上，现代研究表明，盖伦的角斗士们吃的根本不是那种所谓的斯巴达式饮食，他们吃大麦和豆类，就着醋和苏打粉制成的一种"运动"饮料。[5] 至于说到淫乱，公元 77 年，著名的罗马作家老普林尼（Pliny the Elder）声称，怠惰的运动员实际上会因为性生活而重新振作起来。[6]

菲利斯特拉托斯或其他人也许抱怨过他们那个时代用于增进人体机能的辅助食品的种类，但很难发现古代世界有任何观念认为食用某种合成物或饮食是不公平的或该禁止的。就我们所能判断的，争论是关于方法而不是道德的。古人的观点似乎是，能获得优势的任何办法都是好的。饮食补充品和提取物只不过是达到目的的另一种办法而已。使用能增强运动表现的化学品，从古代到现代一直是无争议和无挑战的。1904 年，托马斯·希克斯（Thomas Hicks）赢得了圣路易斯（St. Louis）奥运会的马拉松冠军。他既注射了士的宁，也喝了白兰地，但这似乎并没有引起主管机构的关注，尽管他们也许曾为调查最先跑到终点的弗雷德·洛尔茨（Fred Lorz）而心烦。洛尔茨被取消了比赛资格，因为总共 26 英里的赛程中，他有 11 英里是坐在小汽车里跑过的。

在两次世界大战之间的岁月里，德国和美国的科学家和教练员公开试验了大量各种各样的有助于提高运动成绩的合成药物，包括可卡因（cocaine）、肾上腺素（adrenaline，在美国被称为 epinephrine）和苯丙胺（amfetamine）。英国人也不清白。阿森纳足球俱乐部在 1925 年一场关键的杯赛对阵同城对手西汉姆联队前，兴高采烈地推出了一种刺激性兴奋药丸。据说这种药丸能使他们的队员"射门如同闪电霹雳"[7]。然而西汉姆联队的守门员并没有大难临头：比赛以 0∶0 踢成了平局。

虽然阿森纳队的队员和教练在他们的回忆录中，都以一种实事求是的态度津津乐道于这种药物的使用，但当时该俱乐部对于公开宣扬这种手段，的确还是有些顾虑的。然而十年后，他们在 20 世纪 30 年代的对手伍尔弗汉普顿流浪者俱乐部，就没有这种虚伪的客套了。他们甚至将自己在用药方面的最新把戏通报给了新闻媒体，在《世界新闻报》（News of the World）上公开宣扬了他们对猴腺提取物的使用。尽管有人对潜在的健康风险表示了担心，但是这种"欺骗"似乎并没有引发强烈的公愤，这种药物的使用迅速地流行开来，到了 1939 年英格兰足总杯决赛时，参赛的两支球队都在赛前大补了猴腺。

然而，20 世纪 30 年代末的确出现了体育组织开始行动的最早迹象。当时还只管业余运动员的国际奥委会于 1938 年宣布，禁止使用"任何类型的毒品或人造刺激剂"。职业体育组织的动作依旧慢一些。人们推测1939年的足球联赛会解决日益增多的使用动物腺液提取物的问题，然而最终却什么措施都没出台。更重大的体育赛事也打算采取干预措施，体育界面临着动荡和分裂。然而第二次世界大战也有其从药物方面研究的角度：交战双方的军队都广泛使用了苯丙胺。

20世纪40年代，苯丙胺不仅仅用于医疗，还在社会上广泛使用。整个社会虽然被警告要远离海洛因和大麻，却心甘情愿地以人工呼吸器或药片的形式使用苯丙胺。人们使用它来振作情绪，增强活力和减少睡眠。社会上对苯丙胺的使用反映在文学作品中。虽然"本尼"（benny，苯丙胺药片）堂而皇之地大量出现在杰克·凯鲁亚克（Jack Kerouac）——他被奉为"垮掉的一代"的导师——的小说中，但我们这些看着詹姆斯·邦德（James Bond）电影长大的人也许更惊讶于小说中辅助他的小玩意儿，生化的和电子的。还记得那杯伏特加马提尼酒吗？"摇一摇，别搅拌"——在《太空城》（*Moonraker*）中，一片"本尼"滑进了邦德的香槟酒中，使得他打了一整夜的扑克牌后仍然保持着警醒。服用兴奋剂的这一幕神秘地在电影中消失了。毫不奇怪的是，体育是社会的镜像。20世纪40、50和60年代，体育界都广泛使用兴奋剂，其中大多是刺激剂。

到了20世纪60年代时，无论在社会上，还是在体育界，药物滥用都越来越遭到否定。随着管治机构开始郑重地尝试在体育界和社会上禁止"邪恶"的药品，引发了药物危机。在美国，苯丙胺呼吸器于1965年被宣布非法，继而迷幻剂LSD（麦角酰二乙胺）也于1968年遭禁。在体育界，药物检测最终于1965年正式实施，以支持对刺激剂的禁止。对于这样的管制行动，相关个人也有公开抵制的。在美国加州嬉皮士抗议 LSD 入罪的同时，奥运会自行车运动员们也抵制了苯丙胺药检。

然而到了 20 世纪 70 年代，在体育界和社会上，药物滥用都公开成为不可接受的行为。1971 年，美国总统尼克松宣布："美国的头号公敌就是毒品滥用。"在体育界，这一时期合成类固醇药物的使用日益增长，取代苯丙胺成为运动员们为提高运动成绩首选的药物。类固醇不像苯丙胺，从来没在公众中普遍使用过。没有正面的描述能表明运动员服药能获取公众的认可。谈到类固醇，也没有像汤米·辛普森（Tommy Simpson）这样著名的人物。这位靠苯丙胺提供刺激的英国自行车手，1967 年在比赛过程中在法国旺图山（Mont Ventoux）的山坡上身亡，当时受到了英雄般的纪念。不过今天，无论在体育界还是在消遣领域，人们在谈及药物"欺骗"和反兴奋剂"英雄"时，其间的差别已经牢固地建立了起来。

药物的发展

体育界使用的药品和社会上使用的药品之间的相似性，不仅仅与文化联系有关。二者使用的产品有着共同的来源。制药产业一直是社会上使用的药品的主要驱动力。实际上，大多数软性药物都是药界在研制医疗用药时顺带产生的副产品。海洛因和可卡因最初都是极其有效的止痛药，LSD 是在研制新的中枢神经兴奋药时产生的副产品，而 MDMA（3, 4- 亚甲基二氧甲基苯丙胺，更广为人知的名称是"摇头丸"）则是源于研制制止异常出血的药品时的一次失败的尝试。体育界使用的兴奋剂也大致如此：合成代谢类固醇原本是用于治疗肌肉萎缩的，促红细胞生成素是用于治疗贫血症的，而人生长激素则是针对儿童发育不良的。

人们并不满足于使用已有产品，最终开始绕过医疗市场，研制完全用于消遣的新的"定制"药物了。此举始于20世纪60年代，起初是对诸如LSD和PCP［苯环己哌啶，又称"天使粉"（angel dust）］等非法迷幻剂进行一些小小的化学改变，以避开犯罪指控。体育界要经过更长一些时间才能赶上，但是20世纪90年代末，美国业余药剂师帕特里克·阿诺德（Patrick Arnold）开始合成和发售从未用于病人的药物。其中包括诺勃酮（norbolethone）——一种被惠氏制药公司（Wyeth Pharmaceuticals）抛弃，和从未上市用于人类的类固醇药——四氢孕三烯酮（tetrahydrogestrinone，简称THG），世界上第一种专为体育使用的全新定制代谢类固醇。像定制LSD的制造商一样，其主要目的不是为了制造更高效的分子，而是躲避监管机构的惩罚。就定制类软性药物而言，主旨是设计出一种分子，即使被发现了也在法律管辖的范围之外。而就体育类定制药物而言，其意图是首先要避开检测，不受兴奋剂管制的影响——因此THG的绰号居然是"清白"。

相对于这些定制药物，监管机构是最终的胜利者。蒂姆·斯库利（Tim Scully）和尼古拉·桑德（Nicholas Sand）因为通过LSD制作乙酰胺药，称为ALD-52，而遭到了起诉。尽管ALD-52本身不是非法药物，但他们必须以非法的LSD作为原始材料，才能完成其化学合成，因此他们被判有罪。帕特里克·阿诺德也遭到了自己的报应。同谋的一名教练员特雷弗·格拉汉姆（Trevor Graham）和他闹翻了，匿名将一小管 THG 寄给了监管机构。监管机构展开了一次大规模检测，结果抓到了一大批运动员，其中最引人注目的是英国短跑选手德韦恩·钱伯斯（Dwain Chambers）。此事导致了湾区实验室丑闻曝光，美国大陪审团传唤了众多著名运动员。

未来会怎样？研发兴奋剂的人是否会摆脱制药业的智力桎梏，制造出真正全新的能突破人类现有运动极限的生化产品？由富裕而疯狂的科学家运营的私人实验室是否会研制出新分子，从而产生像电影《侏罗纪公园》（Jurassic Park）中那样由基因科学和化学造就的超强运动家？这些问题很容易让人想入非非。但从很多情况判断，这样的幻想都是无源之水、无本之木。互联网的确能将一个共同体聚合在一起，使其中的人乐于尝试他们所能得到的一切化学实验品，以产生可能作用于人们精神或提高人们运动表现的效果。然而，研发真正的新分子，仍然可能需要巨额的资金和巨大的智力努力，只有极大的制药公司，或者世界级的科学共同体，才有可能办到。

甚至所谓的新型定制软性药物，如脱氧哌苯甲醇（desoxypipradro）、亚甲基二氧吡咯戊酮（methylenedioxypyrovalerone，简称 MDPV）和甲喹酮（methylmethaqualone，简称 MMQ）等，都是根据已有的药物、已公开的专利制成的，或者明显是其派生物。如果存在着巨大利润的软性药物都是这样，那么，旨在提高运动成绩的药物市场就更是如此了。体育界的名声也许很大，但是任何新合成药的利润——至少是同医疗用药和软性药物市场相比——可能都非常小。

这意味着未来的科学知识已经掌握在我们手里了。旨在提高运动成绩的药物的未来思想，不可能出自由试图创造新型精英运动员的富裕慈善家资助的秘密实验室。这些想法已经存在了。我们可以审查人类和动物研究的新证据，看看现在什么在起作用，将来什么会起作用。我们可以信心十足地探索有可能提高人类运动成绩的生化产品种类，通过传统的办法，如阅读科学文献，再运用我们对人体机能的知识进行思考。我们已经掌握的知识，可以让我们明白人们为提高运动成绩，以往做过什么，现在在做什么，将来会做什么。这正是本书的目的。

我们怎么知道药物是如何起作用的？

要回答这个问题，我们需要了解目前在市场上流行的用于提高运动成绩的化学药品的分子机制。这些化学药品是什么？毫不奇怪的是，运动员们对他们的兴奋剂机制守口如瓶。那么，我们确知运动员们在吃什么药吗？我们的确有一些有用的线索。20世纪 70 年代东德兴奋剂体制的详细记录如今已可调阅，而最近美国对湾区实验室丑闻的诉讼案件（参阅德韦恩·钱伯斯案），也使我们实实在在地洞悉了教练员们在兴奋剂方面使用的方法和基本原理。无论在东德 [A] 还是在美国 [B]，兴奋剂都不仅限于合成代谢类固醇。

[A] 在这项兴奋剂管理计划中，有超过 2000 名准备参加国际比赛的运动员每年都服用兴奋剂。此外，还有大量"B 级和 C 级骨干"及青少年运动员，包括未成年人，也服用雄性激素或其替代品，如人体绒毛膜促性腺激素（human chorionic gonadotropin，简称 HCG），或者能促进内源性睾酮（endogenous testosterone）合成的克罗米酚（clomiphene）。[8]

[B] 亲爱的达文：

按照你的要求，此信是为确认我愿意帮助你向英国体育协会及其他组织提供将有助于它们改善其反兴奋剂计划效果的信息。关于如何使你能在较长时间内避开英国田联和国际田联的反兴奋剂检测，具体方案将在下面详述。为你提高运动成绩的药物计划中，包括以下七种被禁止的物质：四氢孕三烯酮、睾酮/表睾酮膏、促红细胞生成素［普罗克瑞（Procrit）］、生长激素（Serostim）、胰岛素［优泌乐（Humalog）］、莫达非尼［Modafinil，又称"不夜神"（Provigil）］和碘塞罗宁（liothyronine）。碘塞罗宁是 T3 甲状腺激素的一种合成形式。

谨启

维克托·康特 *（Victor Conte）[9]

---

* 维克托·康特，20 世纪 50 年代出生于美国加利福尼亚州，前音乐人，于 1984 年创立了湾区实验室。湾区实验室于 2003 年被曝向多名运动员提供难以检测的类固醇，酿成体育界一大兴奋剂丑闻，康特本人于 2005 年因非法提供类固醇及洗钱被联邦法院判处 4 个月监禁和 4 个月的软禁。

　　所以说我们的确对教练员们实际运用于优秀运动员们的办法有较深的了解。这是个非常有益的起点。但我们怎么知道什么药能提高运动成绩呢？这个问题可不像乍一看那么简单。体育兴奋剂正如医疗药品一样，早期实验室的预期效果很少能与实际应用中的效果相符。无论是兴奋剂还是医疗药品，部分问题都出在测试对象的体质上。就医疗药品而言，药物是先在健康的动物和人身上做试验，然后才在异常且相异的群体——病人——身上进行测试的。众多相互影响的病理（甚至仅仅是年老）都会降低最终上市的药物的效果。

　　同样的效应也出现在体育界，不过却是出于几乎完全相反的原因。这回是测试对象不够健康。实验室的试验几乎从来不用优秀运动员，因为主动参加合法的研究将使他们被取消比赛资格。取而代之的是使用正常的健康运动员。然而，优秀运动员都是异常的人。我们甚至都不能确定促使普通运动员提高运动成绩的生理机制与优秀运动员是否完全相同。通过基因素质和高强度训练的结合，优秀运动员们就已经达到兴奋剂或增进人体机能的辅助药试图促成的更好的运动成绩，这是完全有可能的。即使比赛胜败之间的差距往往只是以极小的百分比来衡量，实验室的成功也仍然不能总是转化为运动成绩的收益。鉴于东德斯塔西（国家安全部）的文件有可能有缺失，我们没有在对有可能提高运动成绩的药物实行管制之后对优秀运动员进行过科学试验的资料。

　　在受到严格控制的实验室里，曾对个别合成药进行过一些有用的性能测试。然而在真实世界里，其他药物和营养补充剂的出现，会干扰到已在测试中的药物。众所周知，运动员们对他们合法的训练方法和增进人体机能的辅助手段都会守口如瓶，更不用说他们使用过的兴奋剂了。他们的用药方案，是实验室和动物研究在道德上无法复制的。例如，若想科学地研究德韦恩·钱伯斯服用过的鸡尾酒般的混合药，我们就得让一大批适合的运动员服用这些药物，每次从名单上移除一种合成药，以探究其性能影响。就算这是合乎道德的，但也太复杂太费时间了。病人们如果接受了额外的药物治疗，就经常会被排除在新疗法的临床试验之外，因为那样会干扰对数据的分析。任何使用过德韦恩·钱伯斯的合成药物的病人，都不会拥有被选为科学研究对象的哪怕最微小的机会。

鉴于所有这些原因，就算在实验室试验中使"正常"人的运动成绩提高 10%，也永远不会意味着体育赛事中优秀运动员的成绩能够提高 10%。然而我们仍然不能放弃这个对象群体。在罗伯特·皮尔西格（Robert Pirsig）的哲学著作《禅与摩托车维修的艺术》（*Zen and the Art of Motorcycle Maintenance*）中，有一段对科学方法的很好引述：

> 没有任何摩托车的问题能把它难倒，一旦你遇到真正的难题，试过了所有的办法，绞尽脑汁仍然没有任何进展，你就会知道，这一回你真的和老天爷较上劲儿了。"好吧！老天爷，我所能做的就是这些了。"于是你只好祭出正统的科学方法。[10]

当测试对人体的任何治疗处理——无论是医疗上的还是体育

上的——功效时，测试者与被测试者双盲的、随机的、由精神安慰控制的试验，就相当于皮尔西格所谓的"正规的科学方法"。这种试验过程无创造性、单调乏味、令人厌烦，却无人能质疑其结果。然而，与其他分析药丸或疗法的效果的通俗科学读物不同的是，你现在知道，在研究能使人类运动员的运动成绩达到极致的辅助药物时，我们却不能将这种工具的作用发挥到极致。道理很明白，但我们需要运用我们的分析能力和科学直觉，同样也需要野蛮、强制的临床试验。

进化论能够被打破吗？

人类运动成绩的极限在哪里？增进人体机能的辅助药物和兴奋剂真正能起到助益作用的领域是什么？某种程度上这些都是有关进化论的问题。如果人类的进化在某些活动上已经达到了成绩极限化，再想人为地提高成绩就很困难了。但是如果某些体育项目要求的技能与我们的进化无关，那就完全有通过大规模的服药来提高成绩的空间。这种观点可以拿防晒霜的好处来做类比。有些人在阳光灿烂的炎热气候条件下进化，天生有适当的黑皮肤，根本不需要化学辅助物质，就能在正午的阳光下存活；而另一些浅色皮肤的人在同样的情况下就会被灼伤。只有对后者，化学辅助物（防晒霜）才有益处。

那么我们作为人类，哪些身体表现已经进化到了极限呢？回顾进化历史，这个问题一直是不确定的。人们一向认为，与其他许多哺乳动物相比，我们是拙劣的奔跑者，因为我们头脑的进化使我们能够利用工具而不是依靠身体来捕猎。我们丧失了尾巴，这是跑得快的动物——如袋鼠和猎豹——至关重要的器官。说到短跑，假如动物王国举行运动会，我们恐怕赢不了多少奖牌。所以也许奔跑对我们来说是极不重要的适应性变化，那么背驮对我们直立行走的需求呢？如果自然选择没有对人类的速度或耐力跑起重大作用的话，那么就有很大的空间来对进化进行改善。药物能够起到进化没起到的作用吗？

至少就耐力跑而言，新近的解剖学和人类学研究认为，这种观点不那么强劲有力。[11] 我们有若干为奔跑形成的适应性变化，包括颀长而有弹性的腿、肌肉发达的臀部，至少能部分地弥补尾巴的缺失。我们相对较长的脖子使得我们在直视前方时，肩膀能独立于头而弯曲。更重要的是，我们没有鬃毛，能大量出汗，且皮肤较薄，血管离体表很近。所有这些适应性变化，都使热量能从我们的体内最大限度地散发到周围的环境中。为什么说这很重要？动物在奔跑时，由于耗氧量大量增加，能产生相对于躺倒时六倍的热量。这是动物长距离奔跑时的主要缺陷——理论上讲，你如果一直不停地奔跑下去，你会烧毁自己的。哈佛大学据说曾进行过一项实验——不过有人怀疑其真实性——生物学家们在一头猎豹的直肠里放置了一支体温计，结果发现一旦温度达到了华氏 105 度（41 摄氏度），猎豹就会停止奔跑，即使当时的速度远低于其正常的最快速度。这对人类似乎算不上什么问题。我们，至少一部分人，进化得很适于慢速的长距离奔跑。这使得我们能够通过一种叫作"持久狩猎"的技巧追踪猎物。这种战略包括锁定一只动物然后专门追踪它，通常是从一天中最热的时候开始。

只有猎到了这只动物，我们才有饭吃——哪怕为此要耗上整整一天。

我虽然没有今天的持久狩猎者——例如非洲南部卡拉哈里（Kalahari）沙漠的布希曼人（Bushmen），或者墨西哥北部的塔拉乌马拉人（Tarahumara）——的追踪技巧，但我偶尔也会为我作为猎手的优势小小地得意一下。我承认我的猎物不过是我家花园里的兔子，它经常逃回它的笼子。在炎热的夏天里浪费了很多天都追不上它之后，我改变了策略，转为跟在它身后慢慢地走，不过是不停地走。最终，在经过了十分钟左右的健走之后，我轻而易举地逮住了我筋疲力尽的猎物。在人类与动物的竞争性追逐中，也能看到同样的技巧。在跑上一整天时，人类有能力战胜诸如狗和马等在短距离内比自己快得多的其他物种。20英里似乎是临界距离；英国威尔士的拉努蒂德·韦尔斯（Llanwrtyd Wells）小村举行的一年一度的人对马的马拉松赛跑，通常是马赢，但也不尽然。唯一一次人类包揽了冠亚军，是在非常热的一天，也许能证明作为一个物种，我们更善于在高温中奔跑。

力量方面又怎样？我们人类在拼力量的项目上是否也达到了极限？进化历史也不是清楚明白的，但大多数评论家认为，通向智人（homo sapiens）的进化道路上伴随着力量的减弱。无疑，当今的其他所有大型猿类动物，都普遍比人类力气更大，肌肉更发达。虽然单从骨架上不易判断力气大小，但智人的竞争物种，如尼安德特人（Neanderthal），看上去无疑比同时存在的现代人强壮得多。位于纽约的美国自然历史博物馆（American Natural History Museum）的人类学家加里·索耶（Gary Sawyer）[12]说：

"他们长着非常有力的手。如果你和他们握手，他们能把你的手握成肉糊。"两万七千年前尼安得特人灭绝了，有理论认为是我们的祖先直接攻击的结果。然而没有人认为智人的胜利是缘于原始的身体素质。

对于人类的现代属性，建立在进化观点基础上的结论，总有听上去像是"不过如此"的故事的危险。但是虽然有做出危险预言的风险，我仍然要斗胆说出，我对进化诗篇的理解是这样的：如果有兴奋剂和增进人体机能的辅助药物最不可能影响的体育项目，那就是超长距离马拉松了。"缓慢而稳定"已经赢得了进化竞赛。

关于性别的案例

所有这些观点中有一个引人注目的例外。进化并非平等作用于男人和女人。当谈及控制力量和耐力的基因分配时，这点最为明显。其原因并非像看上去的那样简单。这不大可能是不同狩猎需求的结果。实际上，很多哺乳动物中都是雌性去狩猎的。为什么无论是在较短时间内还是在长达两天的较长时间内，女人狩猎都不及男人高效，似乎除文化外，没有其他原因了——而且在只采集蔬果为食的大型猿类（无论是黑猩猩还是红毛猩猩）中，无疑也是雄性比雌性气力大得多。所以这不像是进化中力量淘汰的产物，更像是雄性为争夺伴侣与其他雄性打斗的结果。

关于人类两性异形的进化，争议极大。看看围绕 E.O. 威尔逊（E.O. Wilson）的著作展开的争论即可。威尔逊的书开启了社会生物学这门学科，但随即引发了关于人类行为的进化基础的热烈辩论。[13] 像性取向、性行为和两性智力等问题引发的争议，也许并不奇怪。对于诸如体力等争议不大的问题，你也许认为人们的意见比较一致。然而甚至在这个问题上，对于不够谨慎的人，也都有奇怪的陷阱存在。最早的双足原始人科动物是已经灭绝的物种南方古猿（*Australopithecus*）。你也许会认为，对于两性的基本结构（至少是男性和女性骨架的大小），人们有着公认的共识。但是有人说我们最早的两足祖先中，男性的身高比女性的身高高达 50%，对这个说法也仍存在激烈的争论。

无论准确的详情是什么，似乎随着进化时间的推移，男性和女性原始人的身高的确是变得越来越趋近了。不过男性和女性的身材仍然有差异。除少数可以完全不考虑体力因素的项目外，男女在体育上仍然有明确的分类。这意味着进化使得女性在体育方面有很大的提高空间，只要她们肯以男性身体特征为目标进行强化。

维克托·康特建立了臭名昭著的湾区实验室，被美国反兴奋剂局指控向大量各种项目的运动员，包括德韦恩·钱伯斯提供合成代谢类固醇药物。2005 年，康特在美国法庭上做有罪辩护时，承认自己共谋散发过类固醇药物。康特在谈及女运动员服用兴奋剂现象时说[14]："类固醇能帮助女性短跑选手将跑 100 米的时间缩短大约十分之四秒，或者快四米。类固醇对男子百米选手的作用是大约十分之二秒，或者快两米。"

虽然在数量上并不一定同样是这一说法，但在质量上这种说法是合理的。在随机药检制度建立前创造的女子运动项目的世界纪录和奥运会纪录更难打破，1990 年之前创造、迄今仍然保持的女子奥运会纪录，与最近十年创造的男子奥运会纪录一样多（见图 3）。在讨论这个话题时，很难让人不联想 20 世纪 80 年代泛滥的类固醇兴奋剂，它对女子体育产生的效果比男子体育更显著。

但是这个男 / 女问题还有另外的含义。除类固醇外，还有其他办法来填补男女在体育成绩上的差距。最简单的就是直接假冒。1938 年欧洲田径锦标赛上的跳高选手多拉·拉特根（Dora Ratgen），也许就是最著名的例子。拉特根案曾被拍成电影《柏林 1936》（Berlin 36）。在电影中她被披露是个易装癖者，是希特勒青年团团员，顶替真正的犹太女运动员格蕾特·伯格曼（Gretel Bergmann）入选了希特勒的 1936 年柏林奥运会代表团。然而，更深入的调查[15]显示此案更为复杂。没有证据表明是纳粹阴谋让易装癖者潜入运动队。实际上多拉·拉特根自出生起就

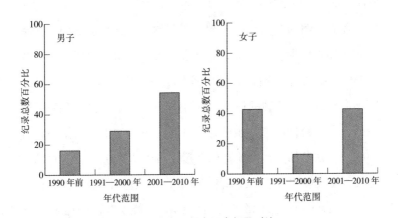

图 3　男女田径奥运会纪录对比

本图显示了当前的奥运会纪录（截至 2008 年）创造的年代范围

多少有些外生殖器性别不明。她被登记为女性，作为女孩养大。纳粹并不知道她其实是男人。从时代背景考虑，德国当局当时也不需要精心策划这样一个假冒事件以歧视对待一名犹太运动员。多拉·拉特根于 1938 年事发，被证明从基因上和生理上都的确是男性。多拉退出了体育界，并更名为海因里希（Heinrich）。

这样直接的假冒在过去非常稀少，如今很可能不存在了。然而在男女运动员的构成方面仍有更微妙的灰色地带。对一些据说是女性的运动员的性别的怀疑，导致国际奥委会在 1968 年奥运会上设立了性别检测。这些有辱人格的简单体检后来被科学的染色体检测取代了。染色体检测是检查运动员是否有男性的 Y 染色体出现。但即使这个办法也非万无一失。在 1996 年亚特兰大奥运会上，3387 名女运动员中有 8 人被发现拥有 Y 染色体。[16]

一个人怎么可能既有 Y 染色体，又呈现出女性特征呢？其中的 7 例，原因是雄性激素不敏感综合征（Androgen Insensitivity Syndrome，简称 AIS），是一种身体对雄性激素睾酮无反应的症状。还有 1 例问题出在缺少激活睾酮的酶。这些情况中，在胎儿发育期对睾酮缺少反应，通常会导致外生殖器大部分是女性的。因此虽然这些女性的睾酮水平同男性一样，但据认为这种睾酮不会导致运动成绩的提高，因而这样的运动员是准许参赛的。然而，虽然雄性激素不敏感综合征在一般人群中的发生率只有0.002%，在参加奥运会比赛的女运动员中却达 0.2%。这百倍的增长，使人们认为某些成绩的提高，很可能是因为这种综合征。

患有雄性激素不敏感综合征的大多数人都同时带有 X 和 Y 性染色体，但是仍自认为是女性。国际奥委会目前也这样认为——他们在亚特兰大奥运会后放弃了强制性性别检测。不过他们仍保留在必要情况下进行性别检测的权利，这使人们怀疑假如真出现了性别不清却天下无敌的运动员，恐怕情况就不同了。最近，这样的情况还真发生了，例如桑蒂·桑德拉扬（Santhi Soundarajan）案和卡斯托·塞梅尼亚（Castor Semenya）案。桑德拉扬在 2006 年亚运会女子 800 米跑比赛中获得了银牌，但没通过性别检测。塞梅尼亚在 2009 年柏林世界田径锦标赛同一项目中是令人信服的获胜者，但她随后被要求退出国际比赛以等待调查。11 个月后国际田联澄清她可以参赛。人们猜测在这一过程中，她被要求接受治疗以降低睾酮水平。[17]

这全是因为我们的基因吗？

男女在运动成绩方面的明显差异，的确就运动员靠基因而不是药物提高成绩提出了有趣的问题。如果使得女运动员更加"男性化"的基因突变导致该选手被取消了比赛资格，那么，另一种使男运动员跑得更快或跳得更高的基因突变该怎么办？毕竟，优秀的运动员全都是基因异常的——那只是一个异常有多极端的问题。会不会在药检之外，很快设立 DNA 检测呢？

体育界至今都在回避这一问题，他们认为运动成绩是由多种因素决定的。要想成为优秀运动员，最好是选对父母，但此前没有人认为这要靠单一基因改造遗传。与电视中的真人秀节目不同的是，你无法继承超级明星的能力。然而新近的研究还是对这一蒙骗性的假设提出了严重的质疑。从许多家养的或实验室饲养的动物来看，的确是一个单一基因就能在力量和耐力方面造成极大差异。这在优秀运动员中也有先例。

芬兰越野滑雪运动员耶罗·门蒂兰塔（Eero Mantyranta）曾在 1960 年和 1964 年两届冬奥会上获得金牌，后来被发现红细胞中的血红蛋白水平异常偏高。血红蛋白水平高使得运动员体内能携带更多的氧，这对耐力项目是很有好处的。门蒂兰塔像其他所有接受了药检的家族成员一样[18]，血红蛋白水平偏高是因为体内的蛋白质对促红细胞生成素产生反应时发生的基因突变造成的。正常水平的促红细胞生成素对他们身体产生的作用，就仿佛是很高水平的促红细胞生成素所产生的。强劲的促红细胞生成素效应意味着更多的血红蛋白，因而也就意味着他们的细胞中能含有更多的氧。促红细胞生成素在真正能提高运动成绩的化学品清单上占据榜首。然而现在却有人因为偶然的天生作用，取得了恰如服用了促红细胞生成素般的效果。这公平吗？这与桑蒂·桑德拉扬和卡斯托·塞梅尼亚的情况有什么区别？我们对优秀运动员的基因构成了解越多，就越难认定在体育运动中什么是正确的和适当的。在十年内，完整的基因图谱可能已成为寻常之物。我们或许也对一些能提高运动成绩的更为特殊的遗传适应有了更多的了解。在这种情况下，我们要做些什么来保证竞赛的公平性呢？仅仅是兴奋剂检测将远远不够。现在的残奥会比赛分很多级别，以反映运动员不同的身体能力。在健全人的奥运会中能采取类似的措施吗？能不能根据运动员体内关键分子中的不同基因序列，分成不同级别进行比赛呢？我曾经一度认为这纯粹是异想天开，但现在我不那么肯定了。

　　我将在本书最后一章中探讨人为基因操作的错综度和复杂性。但是目前，对于"开场白"中描述的两场比赛所使用的兴奋剂类型，就有足够多的话题可以探讨了。取得优异的运动成绩，要求运动员运用力量、耐力和技能来克服痛苦的障碍。在这些方面，合成代谢类固醇、促红细胞生成素和刺激剂这并不神圣的三位一体能够大显身手。但是我们在研究这些兴奋剂之前，有必要更详细地探讨一下能限制运动员比赛成绩的因素。

第二章

人类运动成绩的限制因素

> 没人能说："你绝不可能跑得比这更快，或者跳得比这
> 更高了。"人类的精神是不屈不挠的。
>
> ——罗杰·班尼斯特（Roger Bannister）爵士

果真如此不屈不挠吗？人类的运动成绩必然有一个最终极
限。运动员要发挥出最佳水平，依赖于三个因素：运动员的身体
状况，要完成的任务，以及比赛的外部环境。虽然这些因素是密
切相关的，但使用适当的化学药品有可能显著地影响其中的第一
个因素（人的因素）。问题是，哪个因素在何时何项目上起了作
用，并不总是容易确定的。

在介绍性的第一章中，我曾指出，运动成绩的突然变化会引
起怀疑，有可能被归因于运动员发现了新的兴奋剂使用办法（导
致了成绩提高），或者因害怕药检而降低了兴奋剂使用量（导致
了成绩降低）。然而，尤其是在复杂的体育项目中，对于突然的
成绩增长（或者实在的下降），经常有互斥的解释。无论是否经
常，这些都与运动员体外的因素有关。

自然环境——天上有什么？

所有在花园里扔过飞盘，或者在广场上放过风筝的人都知道，风对物体有巨大的影响，也包括人。这就是在顺风太过强烈的情况下许多运动员创造的世界纪录被宣布无效的原因。1988年时，世界上跑得最快的女人是弗洛伦斯·格里菲斯－乔伊纳（Florence Griffith-Joyner），她在 100 米赛跑中跑出了 10.49 秒的成绩，把此前的世界纪录足足提高了 0.15 秒。那一赛季乔伊纳跑得非常非常快，然后她就立刻退役了，这引得人们猜测（但未经证实）她是借助药物才取得那样的成绩的。新近的研究表明，至少在部分上，要归咎于人为错误。在她破纪录的那场比赛的前后，测得的运动员们身后的风速超过了每秒五米，远远大于每秒两米的限制风速。然而，当乔伊纳以 10.49 秒跑完 100 米时，风速仪上的读数却神奇地回到了 0.0，使她那敏感的世界纪录获得了认可。后来的分析认为，在比赛进行时，仪器很可能没有接通电源。[1] 有时候运动员的成绩实在是太好了，不可能是真实的。

实际上，虽然顺风是件好事情，却无法抵偿逆风时的艰苦。在椭圆形跑道上奔跑的运动员们，无疑会感到顶风时损失的时间要多于顺风时的得利。[2] 有意思的是，科学对此的解释却可能不符合你的想象。在极强劲的风中奔跑的运动员，会改变他们的跑步方式，将阻力转化为身体的抬升，甚至有人会报道说，他们在跨步之间几乎"飞"了起来。相反的是，在强劲的顺风中奔跑，力学上却是低效的。所以虽然顺风跑会多少加快你的速度，但获利不足以弥补顶风时的损失，会导致在风中跑一圈的总体时间增加。

空气的量（或称气压）——及其流动速度——对人类的运动成绩都有至关重要的生物力学作用。空气越少，气压越低，空气阻力也就越小。降低气压的办法之一是爬山。就能量消耗而言，在高海拔地区生化损失总是较少。但是空气稀薄也意味着氧气较少。1968 年在海拔 2240 米的墨西哥城（Mexico City）举办的奥运会，短跑成绩普遍好于以往，打破了多项世界纪录。氧气更重要的长跑项目，耗时则较多。对男运动员来说，既不得利也不吃亏的临界点是 800 米跑（须在跑道上跑两圈）。有趣的是，对女运动员来说，400 米跑似乎是得利的极限。

任何涉及将物体抛出——无论是物理的还是生物的——的项目，似乎都会因墨西哥的低气压而获益。我最早的体育记忆之一是美国跳远运动员鲍勃·比蒙（Bob Beamon），他将此前的世界纪录提高了惊人的将近两英尺。当他落入沙坑后，他仍在继续地向前蹦跳，最后竟窜上了跑道。"与这一跳相比，我们简直都要算小孩子了。"前世界纪录保持者、苏联跳远选手伊戈尔·捷尔-奥瓦涅相（Igor Ter-Ovanesyan）这样说道。这就是此类项目的世界纪录如果是在高海拔地区创造的，都要附加一个"A"字的原因，也是橄榄球在美国丹佛（Denver）著名的哩高球场（Mile High Stadium）飞得更远的原因。

重力将所有物体最终都吸附在地球上。正如宇航员艾伦·谢泼德（Alan Shepherd）所演示的，如果你在月球上，你将能轻而易举地把高尔夫球击得比老虎伍兹（Tiger Woods）更远。谢泼德的有利之处在于低重力和无空气阻力，尽管我猜测穿着航天服击球多少会对他有所妨碍。不过，墨西哥城和丹佛的重力影响如何？实际上，在海平面以上，能起作用的地心引力因海拔改变很小，倒是因为与赤道的距离改变要多得多。在两极与在赤道相比，引力（因此也是你的体重）会增加大约 0.5%；而即使爬上珠穆朗玛峰，引力也只会减少 0.3%。一个人如果住在苏格兰，会比他住在英格兰时重一些，而如果他搬到英国南海岸，他还能再减些肥——不过你需要非常灵敏的体重计，才能测出这些差别来。

重力对运动成绩有什么影响？墨西哥城的重力比丹佛要低0.2%，主要原因是它距离赤道更近，海拔增高的因素非常之小。那么，地心引力的这些变化会对运动成绩产生怎样的影响呢？很难精确地计算，不过对鲍勃·比蒙的跳远世界纪录影响恐怕极小（也许一两厘米）。但是对于较长距离的赛跑来说，引力的变化意义可能就比较大了。在本书写作期间（2011 年），英国三级跳远运动员乔纳森·爱德华兹（Jonathan Edwards），在世界上"最重"的大城市之一哥德堡（Gothenburg）创造了当今的世界纪录。如果他没受到瑞典地心引力的妨碍的话，他那 18.29 米的成绩也许还能再多 5 厘米呢。

化学物质如何能影响运动员与重力、气压或风的阻力互动的能力呢？选项之一是降体重。只要不付出减弱力量的代价，这对于征服重力，显然是有益影响。有若干种药物可导致体重降低，例如能减少体内含水量的被禁药物利尿剂（diuretic）。然而，迄今还没有能够抵消重力的灵丹妙药。另一方面，空气有两种属性会限制人类的运动发挥，而这两种属性是可以轻而易举地受到化学药品的影响的。这就是气温和含氧量。

就进化而言，人类较容易适应炎热的天气，但适应长时间的寒冷暴露已被证明要困难得多，需要明显的行为适应。例如，因纽特人将其圆顶房屋中的微环境保持在温和的 21 摄氏度，在室外活动时则须穿上为模仿温暖得多的气候环境而设计的衣服。然而就剧烈运动而言，高温却是大敌。脱水是主要问题，尤其是如果湿度也很高，就会存在阻碍身体通过汗水蒸发而进行冷却的情况。即使体液状况达到了最佳水平，内脏吸收水的速度也有限度。更糟糕的是，血流会从运动着的肌肉重新分配向皮肤，在加强冷却过程的同时，却会降低运动效率。在适当的天气进行训练，可以通过增加血液中的含水量和提高汗腺的蒸发冷却效率，提高在高温、潮湿的环境中运动的能力。但是对运动表现的妨碍仍然存在。寒冷的天气下，问题则小得多。这在部分上是因为任何运动在使用能量时都不是百分之百地有效。不够有效的结果就是产生热。于是运动总会产生热量，因此会部分上抵消环境的寒冷。这样的结果就是，长距离运动项目在极端炎热的天气下成绩总是会打折扣，但在寒冷的天气下却不太会。运动员在炎热的天气中须补充水分以改善比赛发挥。他们不仅仅是要喝水，使用正确的增进身体机能的混合营养品，对于改善比赛发挥是至关重要的。但是在比赛中补充水分和营养品并不总是完全清白的。最近已出现了阻止高温对比赛发挥产生虚弱影响的药物。[3]

我们呼吸的空气中的含氧量，对比赛发挥显然也是个限制因素。我们看到的极端情况是有人试图不带氧气而攀登珠穆朗玛峰。较低的气压意味着，即使空气中的含氧量保持在21%，同样量的空气中氧分子仍然较少。人体能够通过调整生理机能来适应这种低气压。但是运动表现总会打一定程度的折扣，甚至在海拔相对较低的丹佛哩高球场，高原准备不足的橄榄球运动员在比赛中的"换上"和"换下"，都很可能受到影响。更极端的影响出现在南美洲，玻利维亚、厄瓜多尔和秘鲁的顶级足球队几乎都是在海拔比丹佛高一倍的高原上比赛。2007 年，这导致世界足球管理机构国际足联（FIFA）发出禁令，禁止在这些高原地区进行比赛，除非运动员有时间适应上一个星期（在海拔 2750 米以上地区）或两个星期（在海拔 3000 米以上地区）。禁令很快就被取消了，因为 2010 年世界杯外围赛的一些比赛已经进行过了。毫不奇怪的是，禁令受到了低海拔地区的足球强国阿根廷和巴西的欢迎，却受到了安第斯山国玻利维亚和厄瓜多尔的谴责。如禁令维持，玻利维亚将损失最大。因为其主场比赛是在其首都——海拔 3600 米的拉巴斯（La Paz）举行的。尽管玻利维亚队在外围赛中最终仅排名倒数第二，但在主场对阵诸如巴西、阿根廷和巴拉圭等顶级强队时，该队都奋力赢下了比赛。

　　既然高原缺氧会对运动发挥产生明显的妨碍作用，那么，有没有什么化学药物能够防止这一情况呢？唯一被准许使用的药物是乙酰唑胺（Acetazolamide，出售时的商标名为 Diamox）。当人们前往高海拔地区时，氧气会减少，就须提高呼吸率以进行补偿。乙酰唑胺就是帮助提高呼吸率的。因此这种药能加快高原适应的过程，但它也不是魔弹。当转移到高原地区时，人们仍可能需要好几个星期才能达到竞技的巅峰状态。尽管体育界不大鼓励在这种情况下举行比赛，但研制能使人们在高原地区发挥出最佳水平的新药，仍有强大的驱动力。在像阿富汗这样的国家进行的战争，既有在低洼的沙漠地带展开的战斗，也有在海拔 4000 米以上山区发生的交锋。现代战争中直升机越来越多地使用，意味着士兵能够迅速地被派送到高海拔地区。因而就有动机研究新药品和新办法，以使部队避免冗长的高原适应期。美国国防部高级研究计划局（Defense Advanced Research Projects Agency，简称 DARPA）被誉为互联网发明的前瞻思维和军事资助机构。自 2010 年起，该机构每年为其"作战效能"计划投入 700 万美元，主要目标是制造能缓解高原作战痛苦的新产品。

再回到体育界，运动员会利用高原训练来提高自己在低海拔地区的竞技水平。空气中含氧量低必然会改变他们的生化和生理机能，使他们能够更加高效地使用氧气，从而能在低海拔地区更好地发挥竞技水平。但这是一个兴奋剂使用者已经开发利用的领域。促红细胞生成素就能发挥取代高原训练好处——主要是产生新的红细胞——的作用。原则上这应当有助于适应高原。但促红细胞生成素会增加血液的浓度，有危害性的副作用。其风险已被证明过高，军方已禁止使用这种药物。然而，同样的风险却似乎未能吓退优秀的运动员们。

技术环境

在许多体育项目中，运动员的表现与人为的外部环境也是密切相关的。许多项目都高度依赖于外部装备，无论是无生命的汽车还是有生命的马；这些装备的作用，即使不比运动员本人更重要，至少也是同等重要的。甚至一些不大明显的环境因素，对运动员的成绩也是有影响的。滑冰馆和跑道可以准备到最佳状态，为世界纪录的产生创造条件。实际上，墨西哥城奥运会使用的跑道，是当时人工制造的新型产品，对于一些原本归功于低气压的好成绩，很可能也有贡献。

有时候科技手段会极大地影响运动员的发挥，迫使项目"重新校准"。20世纪90年代，由新合金制成的网球拍使得运动员发球力量加大。快速的发球使球在草地球场上弹起的高度千变万化，难以回击，导致比赛时间缩短，令观众感到扫兴。2001年，温布尔登网球场的草皮换成了更加耐用的百分之百的黑麦草，使得球弹起的高度更加规律，从而使比赛时间拉长。然而，有人认为新草皮降低了当时英国"发球上网"型选手蒂姆·亨曼（Tim Henman）和格里格·鲁塞德斯基（Greg Rusedski）的威力——这是东道主选手被移除主场之利的极罕见的事例之一。

让人更容易理解的，是出于安全原因被迫做出的改变。20世纪80年代，运动员们已能将标枪投得很远，使之有了飞出运动场并击中观众的危险。于是1986年的世界纪录104.8米便不再能改写，国际标枪联合会采用了将标枪重心改变，使之不大能借助气体动力，开启了新纪录（目前的世界纪录为98.48米）。标枪制造商仍在努力进行技术完善。1991年出现的一个特例引发了追溯性禁令，导致了世界纪录被取消。

装备并不局限于要求运动员移动物理对象的体育项目。运动员的身体本身也要服从于生物力学的规律。科技在这方面也能发挥作用。最引人注目的是游泳项目。水的阻力是运动成绩的最主要障碍。传统的游泳服都设计得尽可能小，运动员（无论男女）也都要剃去体毛，以做出符合流体力学的改善。游泳衣的设计很先进，但倾向于逐渐改进。不过 2008 年时，一种由新材料制成的泳装推出，能够提高浮力，而不仅仅是减少阻力。运动员在水中可以游得比以往快。空气的阻力比水的阻力要小，因而游泳的速度大大加快了。2009 年夏天，在罗马举行的世界游泳锦标赛上，共有 28 项世界纪录成了历史，占游泳运动所有纪录的 70%，作为单一一届运动会破纪录的数量也是史无前例的。这种游泳衣现在已被禁用，但世界纪录依然有效。

一个新词——"科技兴奋剂"（technological doping）——已经进入了体育词典。英国场地自行车队在 2008 年的北京奥运会上出尽风头，赢下了 70% 的金牌。该队的自行车发展计划无疑提高了他们在赛道上的速度。他们的自行车、运动服、头盔和运动鞋的设计，都是由体育界人士密切监督的，他们的训练计划也是如此。也许有人会说这种科技上的秘密，与"真正的"兴奋剂那个阴暗世界的秘密是相似的。但其实两者有重大的区别。科技在运用时是看得见且可检测的，因此极少有"欺骗"的企图。这方面一些引人注目的例外似乎从一开始就注定要失败。其中一个仍时时被人记起的例子就是 1976 年奥运会上的鲍里斯·奥尼申科（Boris Onishchenko）。在击剑比赛中，击中对手是由电子信号显示的。但是被世界媒体戏称为"非奥尼申科"的这位剑客，却在自己的击剑服上连接了电线，当他按下一个秘密的按钮，而不是真正击中对手时，就会显示一次击中。当然这伎俩很快就被他的对手们识破了，国际奥委会取消了他的比赛资格。

有时候科技的进步会推动随后并非由科技驱动的运动成绩的

提高。沙坑被厚泡沫垫替代，使得跳高选手能够以背部着地而不必担心撞击带来安全问题。这一变革带来了头部在前向后跳跃的背越式过杆姿势的发明。这种姿势可能最早是由一位名叫布鲁斯·昆德（Bruce Quande）的美国运动员在比赛中使用的。但其风靡世界，却是在名字更符合媒体押头韵偏好的更著名的运动员独立发明了这种姿势之后。谁不愿意报道"Brill Bend"（布里尔弯曲）*和"Fosbury Flop"（福斯贝里跳）†呢？

科技兴奋剂与化学兴奋剂的差别之一，是前者不可能对运动员的健康产生伤害。实际上，在科技含量最高的体育运动——一级方程式汽车大赛——中，先进的科技使得汽车越来越安全。然而，本书不是论述人类运动表现的科技极限的。那么，科技兴奋剂与化学兴奋剂是否有真正的交界面呢？毫无疑问，优异的体育成绩部分上是适应围绕体育本身而产生的科技变化的结果。例如，一级方程式车手每年都必须学习怎样驾驶一辆新车。那么化学兴奋剂在这方面有什么助益吗？似乎不太可能有。

在铅球场上，运动员要把一个沉重的金属球掷得尽可能远。又一次，新的投掷姿势能够影响铅球的飞行距离。你是使用老式的滑步式，还是使用更优雅、更现代的旋转式？两种姿势似乎都

---

* 布里尔弯曲：20世纪60年代，加拿大女运动员黛比·布里尔（Debbie Brill）率先在女子跳高比赛中采用背越式姿势，并多次夺得加拿大全国冠军。她采用的这种跳高姿势曾被称为"布里尔弯曲"。——译注

† 福斯贝里跳：1965年，美国运动员迪克·福斯贝里（Dick Fosbury）开始在男子跳高比赛中采用背越式姿势，使这种姿势一度被称为"福斯贝里跳"。他在1968年奥运会上以此姿势夺取男子跳高金牌后，背越式开始在全世界风靡。——译注

有优势。矮个子的投手更宜用旋转式，而高个子投手则趋向于滑步式。身体按照生物力学原理也许会有改变，但本质上这还是一个力量型项目。无论采取什么姿势，兴奋剂都有助于你增长力量。科技能够影响所有体育项目的纪录，但无法抵消兴奋剂对运动员身体的影响。无论你穿什么泳衣，或者以什么姿势掷铅球，如果有一种药物能让你力气更大，你就能把铅球推得更远，或者游泳游得更快。

人类环境

人类活动大多不是孤立发生的，体育尤其如此。众所周知，对体育发挥水平进行任何科学实验室试验，要控制的关键要素之一是参赛者受到的鼓励的程度——如果有鼓励的话。无论是在实验室，还是在体育场，还是在家里的电视机前，观众对许多体育项目的发挥水平都起着至关重要的作用。有一些技巧型项目，也许面对着观众比赛会对运动员的发挥有害；的确也有一些运动员在观众的密切注视下会发挥失常。然而，在大多数情况下，运动员只需进行体力活动，在主场比赛时发挥都会更好一些。有时候非生理因素也会起作用，比如裁判会不自觉地偏向主队，或者客队对陌生的赛场感到不适应。但是，当你知道自己身后的主场观众都希望你获胜时，主场之利就达到了最高值。

对比赛发挥水平的这种助益，科学根据是什么？心理测试显示，人们在自家的场地比赛时，会感到更自信，而到对手的地盘比赛时，则会感到更焦虑。有没有生化或生理机能来支持这一观众效应？我们的生化机制是由激素控制的，而激素可以通过唾液来测量。男性激素睾酮的水平会在主场比赛前升高，并且如果在家乡父老面前获得了胜利，还会进一步增加。[4]社会生物学家解释说，这是一种抗击外来侵略者，保家卫国式的反应。动物在捍卫自己的领土和家园，尤其还要保护自己的幼崽时，会更加顽强地战斗。我们是否需要诱发这种效应，来使人们发挥出最佳竞技水平？我们能否利用兴奋剂或人体机能增进辅助药物，来模仿这种面对食肉猛兽的效应呢？弗洛伊德·兰迪斯（Floyd Landis）在 2006 年环法自行车赛夺冠时服用了睾酮，结果被美国反兴奋剂局禁赛，这是否就是原因？

还有一个问题，人们在面对恐惧时，反应除了"战斗或逃跑"，还有一种——"发愣"，他们的身体会变得僵硬，心率会变得缓慢，试图不受到注意。这就像是青蛙试图不引起蛇的注意，或者说得更明白一些，兔子在受到汽车前灯照射时也会发愣。我们都在运动场上见识过这种反应，通常是当我们喜欢的球队最终打进杯赛决赛时。战斗，逃跑，或者发愣，药物很可能能发挥作用，使人们达到其心理巅峰。那么，比赛发挥水平的心理极限究竟是什么呢？

比赛发挥水平的心理极限

体育如同生活一样，榜样的力量是无穷的。在很多情况下，一旦有一个意义重大的里程碑被突破，就会引发一连串破纪录的好成绩产生。也许这方面最经典的事例，就是 1954 年罗杰·班尼斯特在英国牛津—英里跑进四分钟大关的那次著名比赛了。冈德·哈格（Gunder Hägg）4分1.3秒的世界纪录已经停留了九年多。但在班尼斯特破纪录后的两年内，又有八名运动员突破了四分大关。其中有几位也许要归功于详细地照搬了班尼斯特采取的办法，包括请同伴选手领跑。然而，更大的可能也许要归因于心理障碍。班尼斯特的最大对手、澳大利亚人约翰·兰迪（John Landy）的话可能是最好的概括。据说兰迪在跑出了一英里4分2秒的成绩后，曾说道[5]：

> 坦率地说，我想一英里跑四分钟超出了我的能力。两秒钟也许听上去不算什么，但对我来说就像是要穿过一堵砖墙。也许有人能跑出全世界都梦寐以求的四分钟，但我想我做不到了。

然而在班尼斯特破纪录47天后，兰迪又以3分57秒9的成绩打破了班尼斯特的新世界纪录，比他此前的成绩快了将近四秒。

榜样效应还能够局部化到单个国家。例如，20世纪70年代和80年代，在我还年轻时，英国体育界的主宰者是两位相互竞争的男运动员——塞巴斯蒂安·科（Sebastian Coe）和史蒂夫·奥维特（Steve Ovett）。两人交互打破世界纪录，在800米、1500米和1英里比赛中，似乎每星期都要破纪录。但他俩很少同场竞技。即使当面对决，例如在1980年莫斯科奥运会上，两人仍像是形影不离的朋友。奥维特在800米决赛中获胜，五天后，科在1500米决赛中超过了他，拿下了冠军。很快又有其他英国好手，如史蒂夫·克拉姆（Steve Cram）、彼得·埃利奥特（Peter Elliott）和汤姆·麦基恩（Tom McKean）加入了他们的角逐。然而现在，再看世界上最好的中长跑选手，几乎清一色来自非洲。虽然很多人都认为可能是基因构成带来了这种变化，但榜样对运动成绩的心理影响也不应低估。因为，不仅是非洲运动员跑得比英国运动员快了，英国运动员跑得也比以前慢了。如果我们看看 800 米跑排前 20 的成绩，可以清楚地看到这一点。在世界 20 佳的成绩中，有 16 个是 1996 年后创造的。但是再看看英国 20 佳，这个数字就跌到了可怜的 3 个（见图 4）。没有了英雄榜样们，英国中距离跑的黄金时代也就烟消云散了。现在的英国运动员也不如过去好。

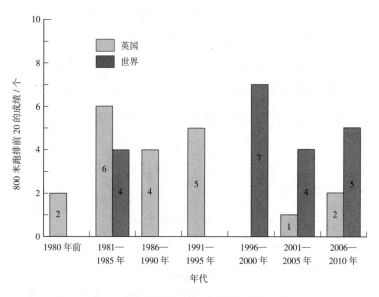

图 4　英国和世界 800 米跑最好成绩分布

同样的效应在其他国家也能看到。20世纪70年代和80年代，在加勒比海的西印度群岛，曾有一批最令人生畏的板球快速攻击手。如安迪·罗伯茨（Andy Roberts）、迈克尔·霍尔丁（Michael Holding）、乔尔·加纳（Joel Garner）、科林·克罗夫特（Colin Croft）、马尔科姆·马歇尔（Malcolm Marshall）、柯特·安布罗斯（Curtly Ambrose）和考特尼·沃尔什（Courtney Walsh）等，经常让世界各地的板球手们心惊胆战，以至于今天的板球手们戴上了保护性的头盔，穿上了护甲。然而今天，加勒比海人的榜样不再是板球手，而是短跑选手了。人们崇拜的偶像从迈克尔·霍尔丁变成了尤塞恩·博尔特（Usain Bolt）。西印度群岛板球的衰落和短跑的崛起，出自同一群岛的今昔世界明星们，能在很大程度上说明文化怎样影响着运动员的表现。即使现在是地球村时代了，假如跑得最快、投得最远或跳得最高的人没有在正确的时间和正确的地点展现其才能，我们也未见得能知道他。

虽然心理效应对运动表现的影响非常复杂，却是无法否认的。随着对人脑的了解越来越多，我们已经开始深入钻研如"是什么阻碍了我们的运动发挥水平"这样具体的问题了。是什么让我们停止奔跑——疲劳科学——是当今一个非常活跃的研究领域。药物在缓解这种疲劳方面，可能也能发挥作用。

塑造人体：生物力学

人的体形及其肌肉组织显然对运动表现有影响。跳高运动员和篮球运动员大多很高，而无障碍赛马的骑师则普遍较矮。偶尔出现的极端性基因突变似乎会产生不公平的优势，但大多数情况下又会有劣势自然抵消。大多数身材极高的人身体协调能力都较差，会影响他们的比赛发挥。古老的格言称优秀的巨人总是能打败优秀的矮人，并不尽然。例如在 2010 年，身高 2.13 米的世界重量级拳击冠军、俄罗斯选手尼古拉·瓦鲁耶夫（Nikolay Valuev），就被英国选手大卫·海耶（David Haye）击败了。海耶比瓦鲁耶夫轻 50 公斤，矮 22 厘米。

然而，身高如果与协调性和技巧结合起来，就会变得很重要。篮排球运动员普遍比长跑运动员要高，是有原因的。也许更令人感兴趣的问题是，在单纯的高度 / 臂展显得并无明显优势的体育项目上，身高究竟是否重要？这个问题因为连创世界纪录的牙买加短跑选手尤塞恩·博尔特，最近引起了关注。在 100 米短跑中率先撞线，是一项步幅乘以步频的"简单"运算。如果一个长腿的人能像矮腿的人摆腿一样快，那么更大的步幅就将使他最终胜出。博尔特在 2008 年北京奥运会百米决赛中夺魁，总共跑了 41 步，而其他选手都跑了 44 步。[6] 不过摆腿快不快是个力量问题。尤塞恩·博尔特的肌肉必须像矮个子短跑选手们一样发达，才能传输出使他那两条长腿与矮个子们同样速率运动的力量。关键之处在于协调性。与瓦鲁耶夫的拳击不同的是，博尔特的短跑姿势既优美又完全在其掌控中。我们不知道具有这种能力的高个子是否罕见。不知道博尔特的成功，会不会引发一大批高个子短跑选手冲破心理障碍，意识到他们能够比"矮脚虎"们跑得更快。

我们看一看在既要求速度快也要求身材高的体育项目中运

动员的高度统计，就能够回答这个问题了。如果一个项目很流行，也付得起高薪，就能吸引来大量拥有博尔特那种体格（身高1.96米，体重95公斤）的运动员。美式足球的外接手要求既跑得快，能够摆脱对方的防守，又要高大且灵活，能接得住四分卫的长传。外接手的平均身高是1.85米，平均体重为91公斤，身高/体重比约为0.020米/公斤。博尔特的身高/体重比差不多为0.021，不过他的身高比外接手们的平均身高高出6%。因此很难看到有博尔特那样高大的外接手。近年来唯一的例外是效力于纽约巨人队的拉姆瑟·巴登（Ramses Barden）。巴登身高1.98米，体重103公斤。然而，尽管动作显然不迟缓，但巴登可比尤塞恩·博尔特跑得慢多了。实际上，他是2009年跑得最慢的外接手之一。

我们还不知道博尔特是不是高个子短跑选手新品种中的第一个，抑或是一种我们也许要过很多年之后才能看出的基因突变；但是很显然，体形及随之发生的生物力学功效方面的变化，能够对人类的运动表现产生巨大的影响。那么，增进人体机能的辅助药物或者兴奋剂，在看似由基因造成的人体特征方面，能发挥什么作用呢？人生长激素是许多运动员首选的兴奋剂。然而，我们的长骨的端头在青春期后就会融合，从而使我们的最终身高固定。因此尽管人生长激素被用于治疗少儿和成人的生长障碍，但只用于少儿，身高才有可能增长。因此成年运动员使用这种兴奋剂，主要是因为它有增强力量的短期效应，而不是因为它有任何增长身高的长期效应。目前尚不知超生理剂量的人生长激素会对人类的儿童产生怎样的影响。例如，东德系统性的兴奋剂计划中的确纳入了青春期前的运动员，但那时候生长激素可不易得到。

生长激素产生于脑下垂体。脑下垂体中的良性瘤通常会造成人体内生长激素水平病态增长。当这种情况在青春期前发生时，就会导致巨人症，这几乎肯定是世界上所有身高极高的人产生的根本原因。青春期后生长激素过度分泌，则会导致一种叫作肢端肥大症的疾病，其症状有手脚增大，头盖骨扩张，眉骨和下巴突出。然而，与巨人症或肢端肥大症相关的结构变化，一般来说却不会带来运动成绩的提高。

那么，天平的另一端又是什么情况呢？有没有可能通过人为地降低身高或体重来提高运动成绩呢？的确，出于一些琐细的原因，短期内降低体重对一些体育项目是非常重要的。拳击选手需要减重以参加适合其级别的比赛，而过重的骑师则会给赛马增加不必要的负担。在这些情况下，利尿剂便频频被用来减少身体内的液体重量。甚至更具争议性的是，一些体操运动员被指控人为地保持身材矮小，因为小个子身体更柔软灵活，在做杂技动作或翻筋斗时更便利。由于许多顶级女子体操运动员都非常年轻，保持矮小身材的办法之一是防止青春期带来的生长陡增。对于部分体操运动员来说，当他们试图模仿当今明星的体形时，可以通过限制摄入过多的卡路里，来使这种情况自然发生。虽然有体操运动员因使用利尿剂被禁赛的记录，但一直有更邪恶的流言在传播，说是有运动员服用能直接延迟青春期到来的组氨瑞林等药物。

有意思的是，一种非常老旧的不用药物就能制造出小个子运动员的办法，最近在体操界又重新流行起来——很简单，就是虚报年龄。1981 年，体操界将参赛选手的最低年龄定为 15 岁。然而，鉴于人类不能像树木一样，每生长一年就增加一个年轮，因此不可能精准地确定运动员的年龄。运动员和国家承认使用虚假文件违反这一规则的事例层出不穷。有时候这种欺骗行为很容易查出。1993 年，国际体操联合会（International Gymnastics Federation）取消了身材娇小的朝鲜运动员金光淑（Kim Gwang Suk）参加在英国伯明翰举行的世锦赛的参赛资格，因为他们发现她一连三年报的年龄都是 15 岁。

一眼望去，健美运动员或奥运会短跑选手的外观便与"正常"人大不相同。然而，抗阻（负重）训练并不能真正改变人体的基本结构。新增的肌肉质量的大部分——如果不是全部的话——是因为单个细胞中肌肉蛋白的增加，而不是形成了新细胞。长跑运动员在强化训练时期外观上也许看不出有什么不同，但他们的肌肉质量也会增加，这回是集中于心脏增大，即所谓的"运动员心脏"，心脏的重量、体积和心室空间都会增长。不过，这绝大部分也要归因于单个细胞体积的增大，而不是产生了新结构。一旦训练停止，心脏一般都会恢复到训练前的状态。

想真正得到长期性的不同的身体结构，似乎你必须天生就是那样，或者从很小的时候就开始"矫正"。极端的由药物诱导的对子宫里的胎儿或幼儿进行的重塑，还没有人尝试过，也没有人知道该怎样进行。可能生长激素长期极小量的增长，能有效地培育出更高的运动员来，但这很可能需要与真正有效的基因兴奋剂结合起来。虽然父母的压力导致了一些幼儿被迫训练和比赛的极端事例，但是利用化学手段改变一个孩子的身体结构，所需要的心智上的成熟度（和巨大的风险），使之成为不可想象因而也不大可能发生的事情。既然如此，至少是出于为了孩子考虑，社会上对于药物的负面看法，很可能成为对大多数父母的严重威慑。

技术问题和团队运动

判断人类运动表现的极限，在很多体育项目中都是复杂的。在跑、跳、投等我们能够根据一个绝对的参数来进行定量检测的项目上，确定成绩提高及其可能的极限比较容易。我们知道尤塞恩·博尔特跑得比杰西·欧文斯（Jesse Owens）快。但是在许多体育项目中，像这样的量化评估要困难得多。当然，这是体育比赛观众的乐趣之一。1970 年夺取世界杯的巴西足球队［拥有贝利（Pele）、雅伊尔津霍（Jazinho）、卡洛斯·阿尔贝托（Carlos Alberta）等］是有史以来的世界最强队，还是与 1999 年赢得三冠王的曼彻斯特联队［拥有大卫·贝克汉姆（David Beckham）、罗伊·基恩（Roy Keane）、彼得·施梅切尔（Peter Schmeichel）等］相比便黯然失色？最佳棒球队是 1927 年的纽约扬基队（New York Yankees），还是 1975 年的辛辛那提红人队（Cincinnati Reds）？我们全都见仁见智，但是客观评价技能技巧难以量化的复杂项目中的运动表现，是非常困难的。我们至多能运用我们的定性技能来进行分析。例如，假如运动成绩是随机的，不会随着时间推移而有系统性的提高，那么必然是评价的周期越长，你越可能看出更好的球队来。所以我们应当对偏袒早年的体育"黄金时代"的各种榜单持适当的怀疑态度。棒球界的一些排名榜，声称最佳球队中的 60% 都出现在 1906 年到 1934 年间，似乎便属于此类。[7]

显然，在用全垒打和安打数量来反映两支棒球队的水平时，很难使用稳健统计——如果投手和击球员的能力都有所提高，结果则不会有明显的变化。然而有一件事情我们可以肯定——运动员们更强壮了。始于罗杰·班尼斯特等人的训练革命，极大地提高了运动员们的有氧适能。英国足球运动员曾经有饮酒和不重视营养的风气，令前来英伦执教的外籍教练员大为震惊。健身房中的抗阻训练（甚至在没有使用类固醇时），极大地增强了几乎所有顶级运动员的力量。就连象棋选手在思考时乳酸分泌也会增多；著名的国际象棋冠军加里·卡斯帕罗夫（Gary Kasparov）就有着与许多户外运动员同样严格的身体训练计划。

如果我们看看足球运动员在一场比赛中能跑多远，就能看出这种适能的提高。20 世纪 70 年代中期，英格兰埃弗顿足球俱乐部队曾对一整个赛季进行过一项时间—运动研究；据估计，每场比赛每个运动员的平均跑动距离为 8500 多米。[8] 到 20 世纪 90 年代时，这个数据增至 10000 米。[9] 出于这个原因，也许不需要其他原因，1999 年的曼联队应该能击败 1970 年的巴西队，可能在加时赛的最后几分钟，当对手筋疲力尽时连灌好几个球。

大多数团队体育项目都要求有一定的最低水平的适能。尚不太清楚的是，最佳运动表现本身是受这种适能的限制，还是看似更可能的，受所要求的技能技巧的限制。这是个复杂的问题，很可能取决于运动项目。显然，承认服用过合成代谢类固醇和类似于类固醇药物的棒球运动员和美式足球运动员，都感到他们的本垒打威力或抱摔力量有所增长。然而足球的药检总体显示，软性毒品（如大麻、可卡因等）大概对运动员的发挥没有可察觉的助益。

如果我们假定这些技术性体育项目的运动表现不受限于生猛的力量或耐力，那么，是否仍有能提高运动表现的兴奋剂使运动员获利？我们如何对此做出验证？某些技术性体育项目的运动表现，有绝对的可以量化的标志，如100米跑就是尤塞恩·博尔特的成绩。但是你或许马上就会想到飞镖和斯诺克台球。这两个项目运动员的成绩近年来都有显著的提高。我们从飞镖项目上可以很容易地看出这一点。这是一项不受对手明显干扰的比赛——运动员每次只需做出同样的投掷动作即可。理论上的最高得分是每三镖180分。1998年和1999年世界前20名选手的平均成绩为90分。十年后这一平均数值引人注目地提高到94分。这一跃进实在太大了，无法从比赛的技术改进方面做出解释，因为这段时期比赛规则只有极小的修改，以防止飞镖从靶盘上弹出。

斯诺克台球比赛相对不太容易找出一个不受比赛局势或对手发挥影响的清晰的统计数字。也许我们能采用的最好例证是单杆最高得分147分出现的频率。这一最高得分，只有依次序将36个球全部击入袋中才能得到。所有选手在得到机会时都会努力争取满分，而一旦击球开始，对手就不能干预，他们自始至终只能坐在一旁被动地观看。自1996年到2010年，这种小概率事件出现的频率显著增长（见图5），又一次显示了运动成绩的大幅提高。

虽然两个项目上金钱的增长都带来了运动员基础的扩大，但

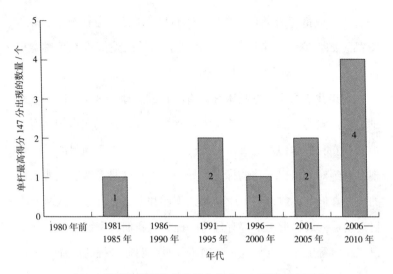

图 5　斯诺克世锦赛单杆最高得分 147 分的出现频率

成绩的提高很大程度上都出现在参加者数量增长之前。实际上，飞镖运动十年来一直是少数几位选手一统天下——但他们的平均成绩却有很大提高。无论是飞镖还是斯诺克，成绩提高的原因都可能是复杂的，但与兴奋剂无关。然而也有一些药检呈阳性事例，如飞镖选手罗比·格林（Robbie Green）在 2006 年因服用大麻，被飞镖管理机构禁赛八个星期。尽管没人说格林此举是为了提高比赛成绩，但果真有药物能对这一高度技巧性的项目的发挥有所助益吗？大麻、β 受体阻滞剂，甚至酒类（曾是飞镖选手首选的传统兴奋剂，不过现在被禁止了），都被认为可供运动员们放松心情，使他们在压力下发挥得更好。对于射击、射箭等高度技术性的奥运会项目，这些化合物也是禁止的。然而古典音乐界却没有反兴奋剂规定，β 受体阻滞剂经常被用于降低心率、血压，缓解怯场带来的压力。[10] 研究证实，低剂量摄入的确对音乐演出有积极影响。[11]

　　诸如 β 受体阻滞剂等药物有可能使运动员放松神经，从而取得好成绩；但如果该项目同时要求巨大的体力付出，其整体效果就有可能大打折扣。这方面典型的体育项目是冬季两项，要求运动员同时完成越野滑雪和射击。其奥妙在于当滑雪导致精疲力竭时，要使心率平静下来，聚精会神于高度技巧性的射击。然而如果有任何药物能使运动员冷静下来，射出致命一击，就有可能抑制其在耗氧的滑雪方面的发挥。在足球比赛中使用兴奋剂，也可能出现类似的问题。

　　对于兴奋剂使用者们来说，天边出现了一道"希望"的曙光，那就是既能提高认知功能，又不会限制有氧发挥的新型的头脑刺激剂。例如，莫达非尼就是一种防发作性嗜睡症的药物——据说被军队用于保持士兵的清醒和警惕，又不会出现苯丙胺引发的问题。这种药号称也能提高认知功能。只需稍具想象力，就能想到运动员在中场休息时，用无法察觉的头脑刺激剂取代橙汁（或者现在流行的功能饮料），而仍能保持思维敏捷。我不知道有没有人研究莫达非尼对飞镖（或者甚至国际象棋）运动员的效果，但是考虑到这种药非常轻微的副作用，这似乎是一项显然应当做的研究。

生物化学限制

　　不奇怪的是，兴奋剂和人体机能增进药物是在人类运动表现的生物化学端真正开始产生影响。实际上，本书余下部分很大程度上关注的正是这个问题。然而，在我们探讨对最佳运动表现的影响之前，我们应当明白，许多运动员像我们一样——在对他们的健康，也就是他们的运动表现有影响的基本的生化物摄入方面，他们也会犯错误。我们注意到 20 世纪 70 年代足球运动员普遍的营养不良状态；然而，另外一些更注重科学的体育项目也未能免于营养不良。1991 年那个赛季，保拉·拉德克利夫作为一名年轻运动员，却在与健康状况做斗争。最终她被诊断为贫血症——缺铁限制了她将氧气输送到全身的能力。她尽管仍然比一般人跑得快得多，却无法以最佳竞技状态投入比赛。在补充了铁之后，第二年她夺得了越野赛跑世界冠军，十年后又多次刷新了马拉松世界纪录。

假定一名运动员避免了这种发挥障碍，那么，挑战之处就在于充分利用身体的生化组成。总体的能量含量是无足轻重的。就生物化学而言，真正重要的是能够表现为力量的能量。有大量的脂肪储存的能量对你来说并无好处（至少从生物化学角度来讲是这样的——尽管从生物力学上讲，脂肪能量显然对相扑选手有好处）。关键的是在尽可能短的时间内传送能量的能力。这才是力量之所在，即按时间分配的能量。落在广岛的原子弹，能量为 15 万亿卡路里，相当于每个英国人吃上一根巧克力棒。但关键的不同是，原子弹的能量在极短的时间内就耗尽了，因此威力巨大。

产生高水平的力量，并且不感疲劳地使其持续时间长于你的对手，这种能力就是生物化学对运动表现的关键影响。诸如举重和短跑等体育项目，对身体所能传送的最大力量要求极高。而其他一些项目，如长跑和划船，只需保持较小的力量，保持很长时间才是重要的能力。这两种情况都必须使用能量来驱动肌肉收缩。这种能量来自一种叫作三磷酸腺苷（Adenosine-5'-Triphosphate，简称 ATP）的分子。这种分子会不断地被肌肉的需求所吞食，因此必须不断地合成。人体用来在极短时间内传送三磷酸腺苷的机制，不同于要求在长时间内保持较小力量的机制。如我们在随后的章节中将看到的，这导致了力量型项目和耐力型项目对于增进人体机能的辅助药物和增强运动表现的兴奋剂的要求，是根本不同的。

第三章

增强动力：食物

汤，造就了士兵。

——拿破仑·波拿巴（据说）

训练使运动员更加强壮，更加快速，能增强运动员发挥最佳运动表现所需的传送力量的潜能。但是力量本身要求从两个来源提供能量，即我们吃的食物和我们呼吸的空气。分析充分利用这些"燃料源"的生物化学意义，便是接下来两章的话题。

长跑的壮举充斥着我们的民间故事。西方文化崇拜斐迪庇第斯（Pheidippides）从马拉松到雅典那神话般的一跑。他刚刚向希腊人民报告完他们打败了波斯人的消息，便猝然倒地而亡。这个故事激发了米歇尔·布雷亚（Michel Bréal）和顾拜旦（Pierre de Coubertin）男爵的灵感，他们创立了奥运会比赛中唯一以小镇名字命名的项目。东方文化中则有日本版的"驿马快信"（Pony Express）——著名的长跑家邮递员们，奔跑着在全国各地间传递邮件。我们在"开场白"中已经知道，真实存在着一场人与马之间的长跑比赛。在国际体育交往的萌芽阶段，我们还曾拒绝过一场美国和日本前工业化时期的邮政系统的直接较量。令人悲伤的是，这个浪漫的邮政时代仅仅持续了几十年，两个大陆就都迎来了蒸汽火车。

有氧运动，如斐迪庇第斯的那次长跑，是在有氧气的情况下进行的运动。要想跑好10000米或马拉松，需要数以小时计、以日计、以月计，甚至以年计的艰苦训练。这种训练会加强你的肌肉，增强你的心脏供血能力，提高体内代谢燃料的利用效率。但是，在此之上，所有运动员在临赛之际和比赛当中，都要非常精心地对分子摄入进行准备。比赛之前的几天和比赛进行中的几小时，是摄入营养补充剂和兴奋剂，从而使运动表现达到最佳的关键时间。

生命的能量

跑马拉松所需的能量，主要来自通过氧气对体内储存的脂肪和碳水化合物进行的化学燃烧。如果你拿一大块脂肪或糖——一根巧克力棒也许是两者最佳的组合——放入火中，它就会燃烧。在这一过程中，氧气会转化为二氧化碳和水。这一过程将一种能量（巧克力内的化学键）转化为另一种（火中更多的热）。但是这没什么太大用处。在人体内，脂肪和碳水化合物的这种剧烈的"一次性"燃烧，会分解为大量更小的化学反应。通过将分子分解为更有组织、控制性更强的形式，能量能够转化为更有用的形态。容易令人迷惑的是，氧气利用的这一分子过程，却与我们众所周知的另一种生理过程共享着同一个名称——呼吸。这其至会使我们当中经过更多科学训练的人犯糊涂。我曾经与一位麻醉师交谈，他对我理由充分、论证详尽的言论竟显得一头雾水，令我越来越感到惊讶，直到我们突然同时意识到，他在谈论肺而我在谈论细胞。

分子呼吸的主要输出物是一种叫作三磷酸腺苷的分子。三磷酸腺苷被认为是细胞的通用能量货币。这是什么意思呢？就是说我们使用三磷酸腺苷来驱动化学反应从正常的方向走向相反的方向。这在分子运动中就相当于开车上山。身体会将任何想要发生的化学反应与三磷酸腺苷的使用同步匹配起来。如果你有很多三磷酸腺苷，你就能做任何事情。这比拥有许多分散的能量来源要高效得多。因此对于身体来说，拥有大量的三磷酸腺苷就好比钱包里有很多钱，理论上讲能催化（买）任何东西，只要这些东西有充分的供应。

三磷酸腺苷这一分子结构绝非神奇的"高能量"，认识到这一点很重要。然而有一个神话却在流传，并且走进了许多体育科学、生理学，甚至一些生物化学的教科书中，把三磷酸腺苷说成是"高能量"分子（他们该感到羞耻）。尤其是说它有一个"高能量"化学键，能促使肌肉收缩。

三磷酸腺苷中的"三"意味着三个磷酸键附着于一个腺苷分子（见图6）。肌肉收缩的确需要利用来自终端键分解的能量。这个键随后会被呼吸作用改组。但是第三个键的作用并非本质上为"高能量"。实际上，就磷酸键而言，它处于"宜居带"：不太强，你无法通过分解食物而得到它；也不太弱，一旦形成，也不会引发不好的化学反应。实际上正适合于做一个身体内的能量传

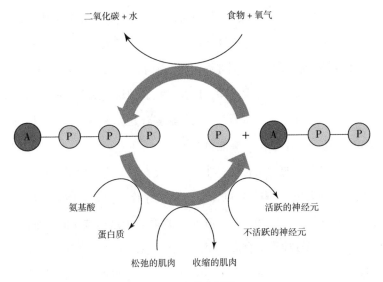

图 6　生命的循环

二磷酸腺苷（ADP）是由一个腺苷（A）连接两个磷酸基团（P）而构成的。当面对第三个磷酸分子时，由于一些磷酸附着于二磷酸腺苷，形成了平衡，产生了三磷酸腺苷。由食物氧化成二氧化碳和水所提供的能量，确保这种反应是易于发生的，即三磷酸腺苷远多于二磷酸腺苷。能量因此暂时存储于三磷酸腺苷对二磷酸腺苷的不断增长的比率中。这种能量继而会被用于催发大量且各种各样的不易于发生的化学反应，从蛋白质合成到肌肉收缩到神经传导，不一而足。因此形成的二磷酸腺苷，利用食物氧化的能量，再转化为三磷酸腺苷，完成这一生命的"能量循环"。因此三磷酸腺苷是一种灵活的能量货币，而不是一种高能量分子

导器，就好比自行车的链条。脚蹬子提供最终的能量来源，然后轮子转动，做功。但是如果没有链条将两个过程串联起来，整个事情就做不成。能量并不在链条中——链条是能量传导的媒介。生命的进化使得三磷酸腺苷被用作通用的链条，将众多不同的产生能量和需要能量的过程串联起来。三磷酸腺苷中的第三个磷酸键的确"神奇"，但不是因为其中有任何内在的能量，而是因为其与不同的需能蛋白质发生反应的适应能力。

现在请想象一辆连接了发电机的自行车。就像电在家中可用来完成各种各样的任务一样，在身体内，三磷酸腺苷的形成和移动也能够串联起大量生理进程，如细胞生长、细胞分裂、神经传导、新分子合成、毒素排除，以及对我们的讨论最重要的，引起肌肉收缩的分子运动。因此，三磷酸腺苷是你走路、奔跑、思维和成长等一切活动的终极能量管道。

这与人类的运动表现有什么关系呢？我们中即使最静止不动的人，每天也要消耗约 45 千克三磷酸腺苷。但是人体内三磷酸腺苷的含量任何时候都只有 0.25 千克。对于跑马拉松的人来说，如果不能持续地重新合成三磷酸腺苷，肌肉中的三磷酸腺苷总含量就只能维持 1 秒钟左右。还拿骑自行车做比喻。如果我们停止了蹬踏，自行车就会停止运动；三磷酸腺苷也是如此，能量无法储存，只能一经产生便消耗掉。因此制造三磷酸腺苷的速度便限制着使用三磷酸腺苷的化学反应的速度。必须将脚蹬子蹬得很快，链条才能使轮子转得很快；同时也需要快速地生成三磷酸腺苷，才能跑得快。

有意思的是，有一种化学品是专门用来阻止在运动时生成三磷酸腺苷的。这就是二硝基酚（dinitrophenol，简称 DNP）。这种分子使得耗氧增加时不产生有用的能量。它通过造成运动和三磷酸腺苷生成之间的联系的短路来做到这点，这就相当于自行车掉了链子。那么这有什么用呢？二硝基酚在 20 世纪早期曾作为一种神奇的减肥药在市场上流行过。20 世纪 30 年代，有超过 10 万人使用过这种药。服用二硝基酚，即使你只进行极小量的运动，也能将食物中的能量直接转化为热。它是肯定能减轻体重，尤其是减少脂肪，且不用改变饮食习惯的极少数药物之一。不幸的是治疗窗太小，如果服药过量，就会极大地降低体内的能量储存——这是潜在的灾难性副作用。二硝基酚因此获得了一份令人尴尬的荣誉，于1938年成为新成立的美国食品及药物管理局（US Food and Drug Administration）禁止的第一种药物。然而对于所有更在意看得见的脂肪，而不在意运动表现的"体育"项目来说，它仍然是一种非常有用的药物。据说健美运动员就会使用二硝基酚来谋取"雕塑般"的外表，旨在让人看不出身体表面有任何脂肪。二硝基酚无疑是有作用的，但在健美运动员使用的所有药物中，有着最直接最极端的副作用。其中最温和的是口臭、多汗和烦渴；最严重的则是给心脏、肾脏、肝脏和肺带来不可逆转的损害，造成瘫痪，甚至死亡。

图7展示了身体可用来生成三磷酸腺苷的不同方式。其中最高效的是完全燃烧脂肪或碳水化合物，使之成为二氧化碳和水。依据不同条件，每个糖（或葡萄糖）分子或脂肪等价物中，可生成多达30个三磷酸腺苷分子。这一过程要求有氧气。在缺氧的情况下只能生成两个三磷酸腺苷分子。但是这两个分子生成的速度要快得多，因为生化生产路径较短。因此，在缺氧的情况下，给定时间内能产生的能量也要高得多。按时间划分的能量就是功率。消耗能量的时间越短，功率就越高——可看看高功率的赛车和低功率的家庭轿车在从起步加速到每小时60英里时的差异。

因此，无氧的途径是高功率，而有氧的途径是低功率。这些途径在细胞中也是在空间上分离的。高功率、低效的无氧途径在细胞质中；低功率、高效的途径在线粒体中。线粒体是一种状似

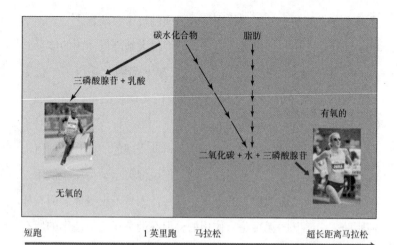

图 7　不同距离需要不同燃料（保拉·拉德克利夫：©PCN Photography/
　　　PCN/Corbis；尤塞恩·博尔特：©PCN Corbis）
三磷酸腺苷是肌肉收缩的能量来源。最大的燃料储备是用氧气燃烧碳水化合物和脂肪的过
程，但这样制造三磷酸腺苷花的时间最长。短促剧烈的运动要求在无氧的情况下快速但低效
地制造三磷酸腺苷，这一过程中会形成乳酸

小香肠的"细胞器官"，在细胞中消耗所有的氧气。大约30亿年
前，我们的祖先还只是一些大细菌细胞，还不会利用氧气作为能
量来源。当时还存在一种较小的细菌，能高效地消耗氧气以制造
三磷酸腺苷。较大的细菌吞噬较小的细菌；这两种不同类型的细
胞不断融合，一直持续到今天。这种共生关系是所有复杂的多细
胞生命的根本。我们的线粒体是需氧的低功率途径和高功率途径
之间的生化区分，是与一种解剖区分相匹配的。肌肉生成两种不
同的细胞——快速抽搐纤维和慢速抽搐纤维。虽然我们体内的所
有细胞都是既有线粒体途径也有非线粒体途径，快速抽搐纤维更

适应于高功率途径，而慢速抽搐纤维则更适应于低功率途径。因此短跑运动员有更多的快速抽搐纤维，而长跑运动员有更多的慢速抽搐纤维。

高功率途径的存在，便是你百米跑可以很快的原因。但你不可能将这种速度保持很久——部分上是因为你耗尽了能量，部分上也是因为你体内产生了有毒中间物——而且你需要恢复到使用氧气的状态。有氧气的运动更有效率；如果你手臂上缠一条外科止血带，然后去反复挤压一个球，很快就会意识到你累得有多快（不过别在家里做这个试验，我敢说那样危害很大）。

在长距离体育项目中，生物化学家们已经发明了改善燃料（脂肪或碳水化合物）和燃烧燃料的气体（氧气）供应的工具——最终目标是调节身体的生化状态，以增加力量的输出。我将在下一章介绍气体供应的改善情况。那么燃料本身的情况呢？

改善燃料供应——脂肪与碳水化合物

说到用氧，有首选的燃料。虽然碳水化合物和脂肪作为呼吸能量来源，总体效率是差不多的，但脂肪代谢的生化途径要慢得多。因此碳水化合物是运动员首选的有氧能量来源。不过，即使身材最好、最精悍的运动员，脂肪储存的能量也比碳水化合物要多得多。最终，当你进行长距离运动时，你就不得不求助于这些储备。这就好比身体里有两个燃料箱——一个（碳水化合物）量有限，但能使你有上佳的运动表现，另一个（脂肪）量无限，却会影响你的发挥水平。这个问题经典的例证是，有些缺乏经验的马拉松运动员出发时跑得过快，他们只使用碳水化合物这个能量来源。当他们跑到 20 英里左右时就跑不动了，因为这时需要急剧地转移到使用脂肪作为能量来源。著名生理学家戴维·科斯蒂尔（David Costill）曾谈及他第一次跑马拉松时的感受[1]，"18英里后，我感到精疲力竭，似乎从来没有过这样的体验。我跑不动了，也走不动而且站不住了，甚至连坐下都感到费力"。马拉松运动员的大部分训练，目的都在于使身体（无意识地）适应燃料的高效平衡，以避免最终出现这种情况。

所以不同的奔跑项目需要不同的分子能量来源。人类作为"穷追不舍的猎手"，天生就是超级马拉松运动员，最需要脂肪作为燃料。但是在较短距离的有氧项目中，显然无论你用什么办法充分利用碳水化合物，或者加快脂肪的使用，都会带来运动成绩的提高。那么我们能通过营养品或兴奋剂做到这点吗？

答案是响亮的"能"。在较短距离（相对于马拉松）的奔跑项目中，使身体充分利用快速的碳水化合物储存而不是慢速的脂肪，是至关重要的。理论上你可以通过操纵你的胰岛素水平来做到这点。葡萄糖是人体内最简单的碳水化合物，也是使碳水化合物传遍全身的手段。胰岛素是控制我们血液中的葡萄糖水平的激素。缺乏胰岛素就表示身体内的碳水化合物严重不足了；于是，碳水化合物会从储存物（主要是肝脏）中释放出来，以葡萄糖的形式出现在血液中。这就是糖尿病人忘记摄入他们必需的额外的胰岛素后，最终会出现高血糖昏厥的原因；身体会以为丧失了碳水化合物，便会大量供应含葡萄糖的血液作为补偿。

如果胰岛素水平高，则会出现相反的情况。这意味着身体中储存着足够的碳水化合物。因此对碳水化合物的储存处于持续关闭状态。在极端的情况下血糖水平会急剧下降。这就是糖尿病人摄入了过多的胰岛素后，最终会出现低血糖昏厥的原因（这也是注射胰岛素有毒性的原因）。

那么运动员能否利用这一情况，将能量的使用发挥到最高效率呢？在比赛前一小时左右吃上富含碳水化合物的一餐，能够稍微提高胰岛素水平。这会告诉身体，碳水化合物饱和了，发出一个令人愉快的满足状态信号，表示不需要再打开碳水化合物储备了。20 世纪 70 年代的研究认为，这是一件坏事情，因为就要开始运动了，血糖却陡然下降了。[2] 然而，后来的研究却与此相悖，认为运动前一小时的碳水化合物一餐实际上或许是有益的。[3] 为什么呢？理论之一是，在胰岛素处于"饱和"的状态下，脂肪代谢较慢，会造成有利于更高效的碳水化合物燃料来源的代谢偏爱。但这是一种运动员大多会通过训练和纠偏来解决的复杂的平衡，关键之处似乎在于缓慢地提高胰岛素水平。对于那些能够忍受的人来说，以吃扁豆的形式摄入碳水化合物似乎要胜于吃土豆或喝葡萄糖饮料。

胰岛素兴奋剂虽然名列世界反兴奋剂机构的禁药名单，但很难查出。因此，通过注射药物并监测血糖，从而更精确地调节胰岛素水平，便有了潜在的诱惑力。与正确的赛前碳水化合物餐相结合，理论上这就能使你发挥出最佳的运动状态，做出最佳的运动表现。尽管摄入胰岛素的过程非常容易，但运动员似乎不太可能尝试这办法。在奥运会比赛之前一小时偷偷摸摸地打上一针，恐怕很难隐藏得住。因此胰岛素滥用可能只限于非赛季的训练中，据说有助于艰苦训练后的恢复，并且提高肌肉质量。

一旦说到长距离体育项目，比如马拉松，你就当真既需要脂肪也需要碳水化合物的供给了。碳水化合物是以糖原的形式存储于动物体内的（相当于植物中的淀粉）。因此肌肉中含有尽可能多的糖原便至关重要，这样在比赛中高功率燃料的供给才能达到最佳状态。我们能了解所有这些情况，是因为一群瑞典消防员做出了牺牲，他们在一次测试中骑自行车骑到精疲力竭，科学家们采集了他们的血样，更痛苦的是，还进行了肌肉活组织检查。[4] 他们最后一次蹬脚踏板时，正好耗尽了肌肉中最后的糖原储存。

增加糖原储备可以通过饮食做到——这个过程叫作"碳水化合物存储"。伦敦马拉松赛通常在比赛的前一天晚上举办世界上最大的意大利面宴会。当然还有更科学的办法达到此目的。1967年由瑞典科学家研究出的经典办法是，在马拉松比赛前一个星期进行一次长跑，将肌肉内储存的所有糖原耗尽。[5] 然后吃几天低碳水化合物饮食，同时只进行极轻微的运动（这个过程称为"渐细"）。这时肌肉便处于极其渴望"糖原供给"的状态了——用更科学的话来说，就是优化肌肉内的糖原储存的生化机制上调了。如此一来，运动员在比赛前几天就可以尽可能多地吃富含碳水化合物的食物。这就是超级补偿，肌肉中的糖原会达到比以往更高的水平。比赛开始后，有了这种增强版高功率燃料储备的运动员就可以跑得更远。后来这种常规训练又有些调整，经典的规程有所改变[6]——因为运动员们抱怨在碳水化合物极低的阶段他们会出现腹泻的情况——不过从20世纪60年代直到今天，这个总体原则是始终未变的。

像本书中将要讨论的许多方法一样，这些营养效应对没接受过专业训练的人更显著。优秀的马拉松运动员已经有极高的糖原储备了，超级补偿的效果不大。但是对于没受过训练的人来说，效果是巨大的——还不只是增加了糖原储备和增强了比赛能力。

那么在比赛当中，药物或营养品能起到助益作用吗？就液体摄入而言，在持续时间不到 60 分钟的剧烈运动中，没有理由做任何事情，除了在热天可能需要喝些水防止脱水。但是在持续时间更长的比赛当中补充营养品，情况就大为不同了。运动饮料，诸如红牛和加力多等，的确如广告所说能使你坚持的时间更长 [7]——不过不得不说的是，抛开赞助因素，大多数优秀运动员都会配制自己专用的饮料。这些饮料中的主要成分是什么？它们又是怎样发挥作用的呢？用技术术语说，是碳水化合物—电解质溶液（简称 CES）。电解质能补充流汗失去的盐分，而碳水化合物则可以改善能量供给。在奔跑了 60 分钟之后，血糖水平开始下降，喝碳水化合物—电解质溶液则会阻止其下降。血糖水平下降是不好的事情，有两个原因：首先，血糖是人脑的关键燃料，运动员最不希望发生的事情，就是有意识或无意识地向头脑发出信号，表示他正在做的事情非常糟糕。然而血糖下降还标志着碳水化合物在耗尽，这会导致胰岛素水平下降，引发低功率的脂肪储备在运动员不希望的情况下释放。运动饮料不仅对马拉松运动员有好处，对足球运动员同样有所帮助——足球运动员在比赛中也会出现肌肉中的糖原下降的情况。今天的顶级运动员在比赛前的食物从高蛋白的牛排转向意大利面条，有很好的科学原理做出解释。前些年运动员在中场休息时喝橙汁被证明是有些好处的，如今搭配更均衡的碳水化合物—电解质溶液运动饮料，恐怕是更好的选择。

对于"碳水化合物存储"，也有很好的科学解释。然而对于脂肪存储，争议就比较大了。在这个问题上，战略要更长远一些。吃高脂肪的饮食据说能促进身体对提高脂肪代谢率的适应。这种观点认为，将这种适应延续到运动中，对必须消耗脂肪的较长距离的比赛有助益作用。实际上，老鼠身上的确就发生着这种情况。被喂食了高脂肪／低碳水化合物食物的老鼠，跑得比正常饮食的老鼠要远。[8]

从喂食了高脂肪饮食的老鼠身上看到的很多脂肪代谢变化，与随后在人类的耐力训练中看到的变化，都是一样的。然而，在你错误地产生以冰淇淋作为你新的马拉松训练计划主要食品的想法之前，你先要明白，这项功能并不是那么容易地就能转移到人类身上的。在训练时进行高脂肪饮食，似乎的确能增强脂肪氧化能力，但这会因为糖原储存的下降而被抵消掉。最终的结果是——对运动表现没有作用。[9]运动员现在都在努力将高脂肪饮食训练与最后时刻的碳水化合物存储加以平衡，以在两个方面都达到最佳效果。为饮食切换选择适当的时间点，也许就是秘诀所在。[10]

饮用碳水化合物饮品，是新近才引起人们兴趣的办法。英国伯明翰大学的研究人员向我们展示，单是用碳水化合物漱口水漱口，在长距离实验定时测试中，都有助于增强运动表现。这效果显然不能归因于能量使用，其中一定有神经构件。实际上，研究表明，当嘴里含有糖溶液时，人脑的某个特定区域反应速度会加快。[11]

碳水化合物存储和运动饮料显然都是营养方面的技巧。对这个问题的科学概述以及对可能的解决办法的测试，恐怕都属于高科技范畴了；然而，解决办法本身——高碳水化合物食物和糖、盐饮料——在整个进化过程中都是为人类所利用的。在人类进化的时间表上，并没有采用这些战略的专门证据，但如果说人类采用过这些战略，那是不足为奇的。马拉松是这些营养手段能够发挥出最佳作用的竞赛距离，但是狩猎行动并不要求连续不停地跑两个小时。如本书最后一章将讲述的，坚忍不拔的猎手会连走带跑地坚持很多小时甚至很多天。对于这样的运动表现，胰岛素系统完全有可能充分利用脂肪和碳水化合物之间的平衡。因此饮食的需求就不必那么专业了。虽然对于像马拉松这样的"短途"项目，在碳水化合物饮料中添加蛋白质是否有益存在着争议，但这样的混合燃料饮料对于超级马拉松运动员却是司空见惯的。他们的燃料由碳水化合物、盐和蛋白质构成；简而言之，就是猎手会随身携带的那类食物，无论他们是只出去跑一趟短途，还是要一连捕猎很多天。

赛前的补品

很难想象这样的人类进化情况有多大好处——能以最快的速度跑上 26 英里 385 码，或者连续 90 分钟踢一个由动物皮制成的圆球。所以，我们能够运用上述办法使营养达到最优化，从而克服我们的进化限制，或许也就不足为奇了。但是对于我们的先辈所不知道的更专业化的分子又怎么样呢？有没有超级的药物效果能够比营养补助品还要好？对于想成为超人的人来说，这些问题的答案有些令人沮丧。

肌酸、肉碱和咖啡因

肌酸是我们体内生成的一种小分子，也是我们日常饮食中的一种成分，特别是在肉类中。既然是我们正常饮食中的一部分，反兴奋剂机构又没有禁止肌酸，因而我们对肌酸在体育界的使用了解甚多。20世纪90年代肌酸非常流行，曾经是欧洲许多顶级足球俱乐部的必备品。在英格兰，肌酸甚至引发了阿森纳队主教练、法国人阿尔赛纳·温格（Arsène Wenger）和曼联队主教练、苏格兰人亚历克斯·弗格森爵士（Sir Alex Ferguson）之间的争论。温格倡导采用新的"科学"方法，而弗格森则倾向于更传统的手段。不过，在队员们频频抱怨胃痉挛后，阿森纳队最终中止了他们的肌酸实验。

肌酸丸中包含的肌酸量，可以在正常吃肉的人每天摄入量的五倍以上；痉挛的确是一种常见于报道的不良反应，不过，这种情况在实验室测试条件下难以模拟。肌酸是怎样发挥作用的呢？总体上说，肌酸存储不仅会在静止的肌肉组织中增加肌酸，还会增加一种叫作磷酸肌酸的相关分子。在剧烈运动时，磷酸肌酸会转化为肌酸，造成额外的三磷酸腺苷在短时间内突然大量产生。对于较长时间的有氧运动，这没什么助益，但对于需要短时间内反复冲刺的项目，就大有好处了。[12] 因此其对足球教练员的吸引力就可想而知了。肌酸也用于训练中，以提高肌肉质量——其作用机理目前还不大清楚，但似乎与能量代谢没有直接关系。

肉碱像肌酸一样，也是我们体内生成，或者通过饮食摄入的一种分子。它担任的角色是将脂肪分子传输进线粒体中，使它们在那里分解，被氧气消耗，生成三磷酸腺苷。提高肉碱水平理论上能够加强脂肪到线粒体的输入量。这将增强对跑马拉松和超级马拉松有限制的脂肪氧化途径的力量。问题是服用肉碱丸——甚至是通过静脉滴注输入肉碱——似乎都不能在人类肌肉中增加肉碱。

肉碱从血液中传输进肌肉中是非常缓慢的。所以缺乏其对运动表现的影响的报道也就不奇怪了。[13] 然而，提高肉碱的摄入量是胰岛素增强脂肪氧化的方式之一。因此通过改变血液中胰岛素来提高肉碱水平，应当是有可能的。服用兴奋剂本身就是最有效的改变胰岛素水平的办法。但是，运动员们目前正在尝试不用冒服禁用药的风险便达到同样效果的方法，他们在摄入肉碱的同时摄入大剂量的碳水化合物。其理论是，肉碱丸能提高血液中的肉碱水平，而碳水化合物引起的胰岛素水平的提高，则会促进其传输进肌肉中。

咖啡因则是一种完全不同的生化猛兽。像胰岛素和肌酸一样，它将在本书各章中大量出现。当我还是个学生时，我曾经对这些化合物望而生畏，人体内的生化途径如此之多，又千变万化，还相互作用，然而其中却蕴藏着对瘾君子的诱惑。一颗咖啡因丸可以产生多种效应。人们先是都认为咖啡因能直接增强脂肪氧化率——和人们对肉碱的看法一样。然而，现在似乎人们又都认为，咖啡因对能量代谢的影响极小。在比赛之前服用咖啡因会给你带来好处，但不是在燃料代谢方面。[14] 现在看来咖啡因似乎可作为刺激物直接作用于中枢神经系统。在每节时间为 5 到 30 分钟的比赛前一小时服用最为有效；两大杯咖啡、一瓶以咖啡因为基本成分的能量饮料或者一颗咖啡因丸，都足以让你如虎添翼。

碳酸氢盐和柠檬酸盐：酸的驯服

碳酸氢盐是大部分人在日常生活中都会使用到的一种化合物，或者是烤蛋糕时用作发面苏打，或者是消化不良时用作抗酸剂。碳酸氢盐有双重功能是因为它既能释放出二氧化碳（为蛋糕发面），又能吸收酸（让你的胃感到好受些）。为什么许多运动员会在比赛前摄入碳酸氢盐呢？一般认为，它能解决运动时肌肉产生酸的问题。因此其抗酸功能——而不是发面苏打的功能——据说有增强运动表现或增进人体机制的用途。

在短距离跑步中，乳酸会积聚起来。这回问题所在是酸的部分——氢离子或质子——而不是"乳"的部分。酸有可能损害细胞中驱动肌肉收缩的蛋白质。酸和碱的这种平衡，术语称为 pH。pH 值标度的变化从酸性（pH 值为 0）到中性（pH 值为 7），再到碱性（pH 值为 14）。酸碱浓度相同就是中性（pH7）。这就是完全纯净的水的 pH 值。pH 值低就更倾向于酸性，pH 值高则更倾向于碱性。正如从学校里带了彩色 pH 试纸回家的孩子们都知道的，家里的红葡萄酒是酸性的，pH 值大约为 2.5；同样，一杯橙汁的 pH 值大约为 4.5。而在碱性的一边，氧化镁乳液的 pH 值为 10，家用漂白剂的 pH 值为 12.5。

大多数身体细胞的 pH 值都接近于中性。运动时由于酸积聚，会造成 pH 值降低；在最极端的事例中，肌肉细胞的 pH 值会从 7.1 降至 6.5。乍一看，这变化似乎微不足道。然而，pH 在数学上被定义为质子集中的负对数。这意味着随着 pH 值下降，集中的质子会以指数方式上升；运动中表面上的小变化实际上等于可能发生反应的质子在集中时增长了 3 倍。

这种 pH 值的下降会对肌肉功能产生什么影响呢？体内大量各种各样的化学反应使用或消耗质子，有着许多潜在的目标。然而，pH 的作用更是无所不在。身体利用催化剂来控制化学反应。这些催化剂（称为酶）都是蛋白质分子。蛋白质是由数十到数百个叫作氨基酸的构件构成的。正是这些氨基酸的序列被我们的 DNA 编成了遗传密码，决定了蛋白质的特殊功能。但是作为蛋白质构件的氨基酸，能够与酸或碱发生反应。所以一个化学反应本身并不必然包括一个由酸度影响的质子；催化剂酶可能因 pH 值的变化而改变。这种情况发生时的酸碱度，大多应在 pH 值标度尺上远倾向于酸性的一端（<3），或者在底端（>9）。但是相当大数量的氨基酸会对我们身体运行的中性 pH 值范围内的变化产生反应。结果便是任何酶反应都会受到酸碱度在一定程度上的影响，即使质子并不直接卷入化学反应。

然而肌肉似乎对酸碱度的变化有些抵触。尽管酸性 pH 的确会在碳水化合物分解的途径中抑制关键的单个酶，总体率似乎是相对不变的。实际上，在试管环境中，孤立的肌肉细胞在更高的乳酸和更低的 pH 值下会比在身体最剧烈的运动时更愉快地收缩。[15]

然而很显然，运动中出现较低的 pH 值和增加的乳酸盐是与疲劳相关的。或者是这些关联并无因果关系，或者是整个身体内还有我们尚不知道的其他东西在运行。细胞中钾和磷酸盐的增加，或者钙运动的瓦解，都被认为是疲劳的另一种诱导物。

尽管如此，酸抑制肌肉功能的历史观点促使人们试图用体内的分子来阻止酸的形成。这样的分子之一是碳酸氢盐，它能排出酸，同时生成二氧化碳和水；这样产生的二氧化碳气体随后会在呼吸时被呼出。在剧烈运动前两到三个小时服用碳酸氢盐胶囊，对于持续时间为一至五分钟的项目，即需要把有氧运动和无氧运动结合起来，而乳酸估计会积聚的项目，似乎能改善运动表现。其不利的一面是喝了过多碳酸饮料的人有可能被事先看出。但是就二氧化碳的剂量而言，可能产生的影响不只是打嗝和胀气；碳酸氢盐堆积可能导致呕吐和腹泻，这可是很可能限制其对运动表现的正面影响的症状。

因为这个原因，一些运动员更喜欢使用能消除酸却没有毒副作用的不同分子。柠檬酸盐便是一种可能的解决办法。然而，它也不能免于对胃肠系统的消极影响。在 2008 年的一项研究中，17 位运动员服用了柠檬酸钠丸后，其中的 15 位报告有轻度恶心、胃痉挛、寒战或腹泻等现象。[16] 令人感兴趣的是，大多数人都已经在使用柠檬酸盐来抵消酸碱度的变化了。柠檬酸盐是"酸碱平衡"洗发液的活性成分。柠檬酸盐是在酸性 pH 值的情况下（以柠檬酸的形式）添加的，并且抗拒对此 pH 值（约为 5.5）的任何改变。因此这种酸碱平衡实际上意味着酸性，不过在广告里这样说当然不好听了。酸性 pH 被认为对头发稍有好处，因为它与头发自身的 pH 值（约为 5）相仿。然而，由于洗发液很快会被冲洗掉，而柠檬酸盐却需要慢慢吸收，酸碱平衡洗发液——或者其强劲对手"超级中性"洗发液——似乎都不大可能真正起什么作用。

那么碳酸氢盐和柠檬酸盐当真能提高运动成绩吗？支持者认为，在适当的条件下，它们对预期会产生很多乳酸的 400 米到 1500 米的竞赛项目，有积极的作用——至少在实验室条件下的研究认为这种可能性较大。但是在实际比赛中对运动员的影响却显得模棱两可，其作用机制也不完全清楚。碳酸氢盐和柠檬酸盐能减少血液中的酸碱度变化。但是在比赛前服用它们后，它们似乎对肌肉本身的酸碱度变化并没有什么影响。[17]

掺进你的功能饮料

喝下脂肪

在你比赛中喝的功能饮料中，掺进盐和糖以外的东西，是否值得？人们曾经尝试过大量奇异的组合。一些旨在使功能传递最大化，另一些试图征服疲劳。由于脂肪氧化率在马拉松及其他任何更长距离的比赛中都是一个显然的限制因素，人们曾做过许多努力，试图从这个源头增强能量产生率。中链甘油三酯（Medium Chain Triglyceride，简称 MCT）是身体通常用作能量储备的脂肪分子的小型版本。将它们掺进饮料的想法是，你可以截断脂肪从存储细胞到线粒体的迂曲路线，改抄近道。任何能提高脂肪氧化率的因素，都有可能减少跑马拉松或超级马拉松的时间。理论很不错，中链甘油三酯起初在实验室也被认为能起作用。然而，最新的研究表明其并无效果。[18] 像碳酸氢盐和柠檬酸盐一样，中链甘油三酯的副作用也不是闹着玩儿的：无论分子大小，摄入 125 克（1/4 磅）脂肪，都会导致恶心、呕吐、胃痉挛、腹胀和腹泻。

为提高脂肪氧化率，人们还曾尝试过更奇特的方法。血糖中耗氧能力受损的病人，会得到静脉输注一种叫作三酰甘油的化合物形式的脂肪的疗法。这种疗法是为绕开损坏的葡萄糖途径而设计的。但这种疗法使得运动员们怀疑，这种增加了的脂肪供应是否能在正常的糖途径外发生作用。虽然三酰甘油是从血液中缓慢吸收的，但是脂肪供应可以通过同时施用肝素来增加。

肝素是作为阻凝剂，由白细胞自然生成的一种分子。但是它也有激活一种能分解三酰甘油的酶的功能。三酰甘油分解，会产生叫作游离脂肪酸的分子，是线粒体的直接能量来源。在运动时将三酰甘油和肝素共同注入血流中，的确能够改变脂肪代谢。但是难以想象在比赛的情况下怎么模拟这种场景。比赛中当然不准许静脉滴注液体，运动员也不可能在胳膊上挂着吊瓶奔跑。不过一次性的静脉注射是准许的，而且肝素和三酰甘油也都不在兴奋剂名单上。所以我可以肯定地说，如果运动员在比赛中途的补水点为自己注射，是不会被取消比赛资格的。然而即使这样做是可行的，是未被禁止的，但在众目睽睽之下打针，影响可想而知。与使用毒品的概念联系使得这种注射不大可能被准许，哪怕注射的液体仅仅是脂肪补充剂。

蛋白质"奶昔"和大脑疲劳

在碳水化合物和脂肪之后，我们饮食中的第三种能量来源是蛋白质。蛋白质奶昔是健美运动员的主要饮料，它有助于提供肌肉增长的构件。但是在比赛当中喝奶昔有什么用吗？一些研究认为，在糖饮料中加入蛋白质是有益的；批评者则认为在这些研究中，饮料中的糖含量无论如何不是最佳状态，因此研究并非公平的对比。不过蛋白质也许不是立刻就发挥作用的。正在形成的大体共识是，虽然在比赛当中补充蛋白质是否会在当时就起到有益作用还不清楚，但它能在比赛后减轻肌肉的酸痛，对赛后恢复是有益的。

一般认为，一种特定类型的蛋白质，更确切地说是蛋白质分解物，是以特定的方式产生作用的。蛋白质是由氨基酸构成的。实际上，当你喝蛋白质奶昔时，蛋白质分子在被身体吸收前，就都已经消化为其氨基酸成分了。一旦进入身体，它们或者构成新的蛋白质，或者进一步分解以释放能量。就原始能量含量而言，一种氨基酸与另一种是非常相近的。但一些氨基酸对大脑信号有直接或间接的影响。

身体的新陈代谢是分子间相互作用、相互转化的过程。氨基酸在不同的地方与这个新陈代谢网络相互作用，它们不只是单纯的能量来源和蛋白质构件，它们能够制造其他许多分子。尤其是氨基酸中的一种色氨酸，是血清素的先导之一。血清素是一种神经传递素——一种大脑信号分子，有调节情绪的功能。增加大脑中的血清素含量，是诸如阿米替林、度硫平、氟西汀和帕罗西汀等抗抑郁症药物的主要目标。许多这类药物的副作用便是困倦和疲劳，而提高血清素水平会引发疲劳。

那么喝某种氨基酸饮料，怎么会在令人精疲力竭的运动中防止疲劳呢？这个问题在 2000 年由埃里克·纽索尔姆（Eric Newsholme）首先提出。他是牛津大学一位跑马拉松的教师。这是个巧妙的问题（至少对我们生物化学家们来说），的确是如此。[19] 氨基酸中的色氨酸是大脑中形成血清素的先导。色氨酸是从血液中通过特殊的运输方式进入大脑的。蛋白质黏附于色氨酸，将其驮运进入大脑。然而，其他氨基酸也有与色氨酸相同的分子形状。它们因此也可以得到同样的运输方式的驮运。这些是支链氨基酸（简称 BCAA），有亮氨酸、异亮氨酸和缬氨酸等。如果我们能增加血液中支链氨基酸的量，我们便也能减缓色氨酸传输进大脑的速度。色氨酸减少就意味着血清素减少。是血清素使你感到疲劳的。因此在你的运动饮料中加入支链氨基酸会使你感到不那么累。

这便是那些看上去太合理，不可能不真实的理论之一。作为生物化学家，你简直要在场外为纽索尔姆喝彩了。的确，像科学中的许多事情一样，初步的研究无论在运动表现还是赛后头脑敏捷方面，都显得大有希望。然而，正如赫胥黎（T. H. Huxley）曾经嘲讽的，科学上的大悲剧就是"丑陋的事实杀死美丽的假设"。人类的实验室研究表明，在运动饮料中掺入支链氨基酸，的确能提高血液中支链氨基酸对色氨酸的比率；然而不幸的是，对运动表现的效果方面的证据却显得极不确定。[18]

如果采用更极端的方式，改变大脑信号，会怎样呢？血清素导致疲劳的问题肯定能通过药理学——而不是饮食的手段——更明确地予以解决。有明确的药物可用来降低或提高大脑中的血清素水平。老鼠们在通过药物减少了血清素后，在跑步机上跑得时间更长，而增加了血清素后，就更快地精疲力竭了。抗抑郁药如帕罗西汀等，就是为提高血清素水平而设计的；抗偏头痛药苯噻啶，则是为了相反的目的。迄今为止，在针对人类的研究中，前者已表明会降低人耐力跑的能力，但有些奇怪的是，后者也没有助益效果。[20] 虽然许多大脑兴奋剂都被禁止了，但是能改变疲劳状态的巧妙的药理手段，却从来没上过禁药名单，也许这就是原因。我个人认为这是个疏忽。

大力水手、甜菜根汁和优秀的长跑选手

你时而会读到一些当真令你惊讶的研究结果。它们往往经受不起更仔细的审查，然而一旦经受住了，那就是作为科学家的乐趣了。这样的事例之一，就是最近的研究表明，甜菜根汤对长距离运动项目的成绩有所助益。这事还得从阿尔弗雷德·诺贝尔（Alfred Nobel）说起。那笔以他名字命名的奖金，是靠卖炸药赚来的，炸药的主要成分是硝酸甘油。然而，硝酸甘油也可以当作药物，治疗血流不畅造成的心绞痛。实际上诺贝尔本人就是用这个办法治他的病的。不过其治疗作用的机理一直没弄清，直到20世纪末，人们才发现硝酸甘油在人体内会转化为一种叫作一氧化氮的气体。一氧化氮曾被认为只是一种有毒的环境污染物，现在人们知道它在人体内控制血流、血量和血压方面，起着重大作用。1998年，这项由硝酸甘油做炸药的利润提供了资金的奖金，奖给了发现硝酸甘油用于医药的机理的科学家。

一氧化氮在人体内发挥的是一种正常的生理作用，硝酸甘油只是给了人体的合成途径一个推动。起初人们以为人体内的所有一氧化氮都是由一种叫作一氧化氮合酶的特殊的酶产生的。然而，1995年，伦敦圣巴索洛缪医院（St Bartholomew's Hospital）的一位医生奈杰尔·本杰明（Nigel Benjamin），向人们展示了还有另外一个途径也在发挥作用。[21] 我们的饮食中有硝酸盐，尤其在甜菜根、莴苣和菠菜等蔬菜中含量很高。我们摄入的硝酸盐会集中在唾液中。嘴里的细菌中有一些酶，能将硝酸盐转化为一种叫作亚硝酸盐的相关分子。人体内有大量的化学反应能将亚硝酸盐转化为一氧化氮。胃里的酸性条件对于这种反应是理想的，本杰明展示了当我们吃下亚硝酸盐时，我们在胃里制造了一氧化氮；的确，在你吃了后，你能够从你的呼吸中实际测出这种气体。

为什么会发生这种情况？一氧化氮对于胃中的细菌大肠杆菌和沙门氏菌是有毒的。有人提出，人体已经发展出某种机制，能够利用嘴里的"好"细菌制造气体，杀死胃里的"坏"细菌。由于莴苣中充满了硝酸盐，有人更大胆地想象到，这便是传统饭局要先上沙拉，然后再上细菌有可能大量寄生的肉菜的原因。无论是否如此，一氧化氮生成的这另一种途径引起了医药界的广泛兴趣，许多疗法都可能由此产生。硝酸盐药丸已在很多国家应用，硝酸盐的注射液和吸入剂也已用于控制血流和血压。

这与体育有什么关系呢？在本杰明开创性工作的十年之后，诺贝尔的故乡，实际上就是挑选诺贝尔奖奖金获得者的斯德哥尔摩的卡罗林斯卡学院（Karolinska Institute）诞生了新发现。比约恩·埃克布洛姆（Björn Ekblom）的研究团队发现硝酸盐药丸能使跑步者更有效地使用氧气。[22] 在同等运动强度下，消耗的氧气更少。再没有其他人体机能增进药物或者体育训练机制——无论它们怎样发挥到极致——能够接近于硝酸盐的效果了。保拉·拉德克利夫的顾问之一、英国埃克塞特大学（University of Exeter）的运动科学家安迪·琼斯（Andy Jones）试图继续进行这一研究。但他无法在其志愿者计划中很容易地使用硝酸盐药丸，因为其许可证为制药药物。他只好退而求其次，让志愿者们服用包含了等量硝酸盐的甜菜根汁饮料。实验证明甜菜根汁具有与硝酸盐药丸同样的积极效果，而且甜菜根汁中的硝酸盐是活性成分。[23] 更重要的是，甜菜根汁不仅使得用氧更加高效，还改善了志愿者在计时赛中的运动表现。

甜菜根汁还证明能降低临床高血压病人的血压。你甚至不用喝甜菜根汁，只需在用餐时吃进足够多的莴苣、菠菜或甜菜根，就有可能达到提高运动成绩或降低血压的水平——只是你别吃来自有机农场的那些不用硝酸盐肥料的蔬菜。卡通人物大力水手波派（Popeye）爱吃菠菜，可能是有道理的——菠菜即使没增强他的力量，也使他在逃跑时跑得更快。不过，他恐怕必须改变饮食习惯了。波派吃菠菜罐头时都是一口吞下，而研究表明，如果咀嚼不充分或者吐出了咀嚼产生的唾液，都会妨碍细菌发挥将硝酸盐转化为一氧化氮的作用。我们的父母曾要求我们多吃蔬菜、细嚼慢咽和别吐唾沫，的确是有道理的。他们还曾告诫我们，或者本该告诫我们，不要使用抗菌的漱口剂，这会杀死嘴里良性的硝酸盐代谢细菌，从而阻碍一氧化氮的产生。

我研究一氧化氮和氧代谢已经将近 20 年，这是我所见过的最惊人的研究结果之一了。我对总体的效果并不吃惊，因为已知这种气体会干扰细胞中和动物研究中的氧代谢，但是没想到如此容易操作，只需在比赛前一小时改变一下饮食即可。详细的分子机理仍然有些不易捉摸，有可能在操纵一氧化氮之外，硝酸盐还有其他效果。但是对运动表现的影响是强劲的，运动员们已经注意到了。

名称有什么意味：是提高运动成绩的药物，还是增进人体机能的营养补充品？

在进行本章的研究时，我很奇怪人们在提高"燃料生产"的效率方面作为如此之少。除了硝酸盐有可能是个例外，成绩提高很大程度上是在营养方面，而不是在制药方面。某种意义上来说，原因是显而易见的。我们是由我们所吃的食物造就的，所以显然有可能通过改变我们的营养来改变我们的"燃料"。但是，除了二硝基酚这个巨大的负面例证——将有用的能量转化为热，我们似乎缺少制药方面的办法以将身体对能量的生化运用发挥到极致。很可能我们对我们的新陈代谢方面必要的微妙变化的了解还不充分。这不是因为缺少尝试。在大量疾病，如癌症、艾滋病和充血性心力衰竭中，都有缘于体重降低（恶病质）和肌肉损耗的相关病理。要解决这些问题需要花很多钱。肌肉损耗可以通过使用合成代谢类固醇在部分上解决。然而，制药公司似乎对体重降低无能为力。设计能提高肌肉质量的分子，比设计能改善燃料代谢的分子要容易得多，这也许正是大自然在生化方面的怪癖。如果制药公司当真开始想办法了，我预测将有一大批旨在提高运动成绩的药品要求最佳的有氧代谢。硝酸盐或许就是这一革命的先驱？

虽然没有人批评在食品和运动饮料中使用不同的能量燃料的现象，但一些营养补充品的使用并非没有争议。那么问题是什么呢？辩护者的意见大致是，这些分子都是人体饮食的"自然"的部分，但是出售给运动员以提高运动成绩的药丸中肌酸和肉碱的含量，已经远远超出了饮食中所能自然达到的水平。在硝酸盐问题上也有类似的争论。那么凭什么针对脂肪氧化的自然分子（肉碱）被准许作为营养补充剂，而针对肌肉合成的另一种自然分子（睾酮）就被列为兴奋剂呢？将这些化合物区分开，实际上需要非常深入的生物化学辩论。尽管没有明说，但这观点好像是，参加大部分代谢反应，以较高浓度形式出现的营养补充品是没有问题的；控制这些反应的比率，以较低浓度形式出现的激素和其他信号分子则是禁止的。这条规则的例外是咖啡因。它完全适合归于低浓度信号类，甚至不是一种自然的激素，却始终得到体育组织的充分支持，被排除于所有禁止名单。咖啡因作为社会上的一种合法的软性药物，体育界已经放弃了规范其应用的努力，导致了这种异常。

目前体育组织本身对于推广这些营养补充品，没有丝毫的疑虑。例如，举世闻名的澳大利亚体育学院（Australian Institute of Sport）自 2000 年以来，就一直在推行一项针对运动员的营养补充品计划。营养补充品被认为只有一项风险：效益分析。咖啡因、肌酸和碳酸氢盐全都被列入 A 类，即获得全力支持的一类。

然而，有一种能够提高运动成绩的完全自然的营养补充品，本应大量供给，却被所有体育组织禁止了。那就是负责将氧气输送到我们全身的血液。在下一章中，我们会看到，当我们吃下的食物遇到我们呼吸的氧气时，会发生什么情况。

第四章

增强动力：氧气 *

"有氧运动"这个词是这样产生的，当健身教练们聚在一起时，他们说："如果我们想每小时收费 30 美元，我们就不能说这是'跳操'。"

——丽塔·拉德纳（Rita Rudner）

消耗更多的氧气，对我们所有人都有好处。然而，对你我来说，这只意味着想减几磅体重，而对优秀运动员来说，却是他们提高运动表现力的核心。本章探讨优秀运动员为提高有氧代谢能力，以最终改进其运动表现，将付出的非凡努力。

氧气由血液携带，心脏跳动将血液输送到全身。当血液到达腿部或臂部时，会通过一个小血管（毛细血管）网络，传送到肌肉细胞。血液会尽可能地接近这些肌肉细胞，然后释放氧气。当氧气到达线粒体时，就将结束其旅程，最终转化为水分子。就像

---

* 本章部分内容据下文改编：Cooper, C. E. 2008 The biochemistry of drugs and doping methods used to enhance aerobic sport performance. *Essays in Biochemistry* 44, 63-83 © Chris E. Cooper。

氧气可以辅助燃烧提供毁灭性的能量一样，每个线粒体也能"燃烧"氧气中的糖来提供建设性的能量；就锻炼肌肉而言，这就是提供举重、跳跃和奔跑所必需的驱动肌肉纤维收缩的能量。改进运动表现，方法之一是努力训练以加强心脏的力量，为全身输送更多的血液，并训练肌肉，将血液输送到需要的地方（见图8）。本章将不关注增加心脏排血量、肌肉血流量和线粒体含量所需的先决条件训练，相反，将探索旨在为这一艰苦训练提供额外补充的生理学和药理学技巧。

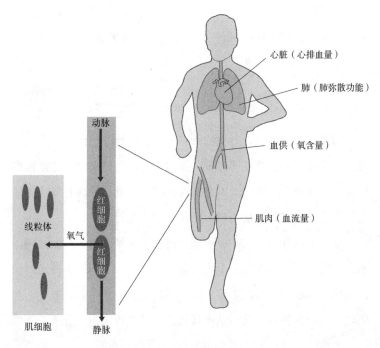

图 8　运动时能控制耗氧量的因素

氧气通过肺部进入人体，储存在红细胞中被输送到全身，然后通过毛细血管扩散到肌肉细胞内的线粒体中，在那里最终被消耗掉。这些过程中的任何一个（如图所示），都可以限制整个身体对氧气的消耗，从而限制有用的化学能的产生

血氧含量是否会限制有氧运动？

"Aerobic"（有氧）一词来自两个希腊单词，分别是"aero"（空气）和"bios"（生命）。18 世纪普里斯特利（Priestley）和拉瓦锡（Lavoisier）的革命性研究证明，空气中的氧气是维持生命的必要成分。那么，有氧运动的最大速率肯定就因此受到氧气的限制，这是显而易见的吗？这将把我们带进当今生理学中一些有争议的领域。尽管"有氧运动"这个术语的科学定义和公众定义大致相同，但我们仍然需要精确地定义术语，以解答具体问题。我的定义是：有氧运动是在血乳酸水平不变的情况下进行的运动，无氧运动是血乳酸增加时的运动。"乳酸阈值"（lactate threshold），即血乳酸开始上升时消耗的氧气量，被用作发动机启动的标志：有氧适能。正是这一阈值的提高，成就了兰斯·阿姆斯特朗在环法自行车赛上的神奇表现。

那么什么是乳酸，是什么使它的浓度增加？乳酸是当糖被用来产生可用能量以驱动肌肉收缩时，形成的中间体之一。形成的这种酸通过一种叫作糖酵解的过程，产生可用的能量。正常情况下，当乳酸在线粒体中转化为水时，储存在糖中的剩余能量会被释放出来——这被称为氧化磷酸化。然而如前所述，这个过程需要氧气。如果氧气供应不足，乳酸中间体就会积聚起来。为了获得等量的能量，身体会增加糖酵解的速率，以弥补氧化磷酸化的减少。这被称为"巴斯德效应"，以法国著名微生物学家路易斯·巴斯德（Louis Pasteur）的名字命名，他倡导了疾病的细菌理论。巴斯德注意到，在缺氧的情况下，酵母菌的发酵速度会加快。就酵母菌而言，发酵时产生乙醇作为副产品。幸运的是，我们的发酵产物是乳酸，所以我们缺氧时，至少不用担心醉酒，也不用担心疲劳。乳酸的生成速度非常快，可以为肌肉收缩提供极高的能量。

　　如果有氧气的运动是有氧运动，那么顾名思义，"无氧运动"就应该是没有氧气的运动。然而，尽管词典上对无氧的定义是"没有氧气而能生活的"，但当我们谈论无氧运动时，大多数情况下氧气仍在传输。氧气的流动最大限度地持续，并且氧气仍然被线粒体提取。然而，即使去除所有这些氧气（使肌肉无氧）也不能产生足够的能量。线粒体氧化磷酸化系统是"低能量／高效率"的，需要"高能量／高效率"的糖酵解系统的辅助，因此巴斯德效应开始发挥作用，乳酸水平会上升。这在短时间内没问题，比如 100 米短跑或举重，但从长期来看是不可持续的；通过无氧糖酵解而产生的低效能量，会导致细胞糖供应的快速消耗，以及肌肉和血液中酸的积累。

　　这和开车的情况是一样的。以每小时 70 英里的速度前往某目的地，会比以每小时 50 英里的速度更快。因此，在相同的能量消耗（行驶相同的距离）的情况下，时间减少了。功率等于能量除以时间；因此，时速 70 英里的汽车动力更大。然而，它的效率较低——为达到同样的距离，会需要更多的燃料。所以就像糖酵解一样，长时间来说是不可持续的。功率低，效率高。如果比赛中依靠一个油箱所能行驶的距离更重要的话，每小时 50 英里的汽车将赢得比赛。这就是伊索寓言《龟兔赛跑》故事的现代体育版。

因此，优秀的"有氧"运动员的目标是将线粒体耗氧量最大化，使高效率系统的利用达到最佳水平。增量运动试验中可获得的全身最大耗氧量，称为"最大摄氧量"（$\dot{V}O_2\,max$），是有氧适能的标志。选择两组人，一组健康，一组不健康，后者的最大摄氧量会更低。像保拉·拉德克利夫这样的运动员成功的核心要素，就是在不需要糖酵解来增加乳酸产量的情况下快速奔跑的能力。

那么，是什么在限制最大摄氧量并改变乳酸阈值呢？这是一个令人惊讶的争议性问题。一些团体声称，氧气输送和消耗的最大理论速率本身并非直接限制因素；相反，大脑发挥着"中央调节器"的作用，会停止运动以防脑损伤。它们的理论是这样的。大脑是一个随时都需要氧气的器官，身体永远不会允许肌肉从血液供应中窃取可以为大脑提供能量的氧气。因此，大脑会在这种情况发生之前向肌肉发出停止工作的信号，即使仍有潜在的可用氧气储备。优秀的有氧运动表现必须有一个中枢（大脑）部件，否则就不会产生心理影响，这显然是不合理的。然而，中央调节器理论更进一步，声称大脑是控制有氧运动表现的主要因素。用这样强硬的措辞来描述这一理论，就很少有人支持了。

不过，即使中央调节器只是运动表现的一个很小的部件，克服它仍将是每个运动员的梦想。一个持续存在的问题是中央调节器的机制（生理的，更不用说生化的了）仍不清楚。也许最好是将"中央调节器"假说视为一种生理—心理现象。我们在上一章探讨的构成氨基酸运动饮料基础的理论，就属于这一类。如果大脑血清素水平在运动过程中上升并引发疲劳——这种状态有可能通过饮用含有支链氨基酸的饮料来预防——这将是一种生化活动引发心理疲劳感觉的机制。

显然，关于运动诱发的疲劳，在神经心理学和神经化学方面还有丰富的领域有待探索。然而，生物化学方面的氧气输送和代谢研究，迄今证明对希望优化其有氧运动能力的运动员及其教练员来说，成果要多得多。将氧气输送到需要的地方——肌肉细胞内的线粒体——可以分解为许多阶段，图 8 给出了一个简化的说明。空气通常由 21% 的氧气（有用物质）及 79% 的氮气和其余物质构成。那么，能否通过增加空气中的氧含量——呼吸 100% 的氧气——来提高最大摄氧量？就体育而言这当然不易做到。一则气瓶很难隐藏起来，二则它们太重，无法随身携带。然而，理解为什么这对有氧运动表现不会产生明显效果，有助于以后理解究竟什么会有帮助。

我们从血液中获取氧气，血液从肺部获取氧气。血液由红细胞、少量白细胞、血小板和血浆组成。血浆将许多有用的分子输送到身体各处，比如激素，但血浆的核心，却是一种既甜又咸的水溶液。正如任何尝试在海里或喝一杯甜茶时屏住呼吸的人都可以证明的，尽管这样的水溶液对生命有许多奇妙的特性，但传输氧气并非其中之一。这是因为氧不太溶于水。分子的可溶性越强，能溶解在液体中的分子数量就越多。所以如果你往茶里加两勺糖，糖会完全溶解，但如果你试着加 200 勺糖，你就会发现杯子底部有一大块未溶解的糖。茶里的糖已经饱和了。

糖是固体。然而，气体，如氧气，也溶于溶液。不过氧气不能很好地溶解在水质的血浆中。幸运的是，红细胞中含有使血液呈红色的血红蛋白。血红蛋白通过直接与氧分子结合，使更多的氧气溶解在血液中（在与氧气结合的过程中，血红蛋白的颜色从紫红色变成鲜红色）。每出现 1 个血红蛋白分子，血液中就会多溶解 4 个氧分子。这确保了血液中绝大多数（98%）的氧分子都与血红蛋白结合运输，而不是自由溶解在血浆中。因此，增加血液中含氧量的唯一方法是提高血红蛋白的氧饱和度，即平均来说，它的 4 个氧结合位点中有多少是满的。血红蛋白已经进化成一种能够最大限度地从正常空气中吸收氧气的蛋白质。动脉血（即离开肺部的血液）95% 以上是氧饱和的。这就是为什么它是鲜红色的，而不像静脉里的血是深蓝 / 紫色的。呼吸纯氧并没有太大的改善空间。顺便提一句，本世纪初"氧吧"或"氧饱和"水饮料曾风靡一时，但很难看出它们对身体活动有什么好处，这就是原因。

不过，在运动过程中，或许肺部不会将所有氧气都转移到血红蛋白上。毕竟，随着你的心跳加快，血液也会流动得更快。一般来说，在正常海拔的地方进行运动时，动脉中的血红蛋白会保持完全饱和，因此使空气中氧气含量增加在很大程度上来说是多余的。然而，对于优秀运动员来说，血液在肺中通过的时间非常之短，以至于在一些个体中可能会出现运动引发的动脉血红蛋白饱和度下降；在这种情况下，可以通过提高空气中的含氧量来增强运动表现。在高海拔地区运动，情况就很不一样了。正如珠穆朗玛峰的攀登者可以证明的那样，山上的气压非常低，即使氧气含量与海平面相同（21%），每次呼吸的氧分子总量也要低得多。动脉血红蛋白水平就会变得不饱和，运动也就变得非常困难。这种情况下，呼吸纯氧显然是有帮助的。也正因此，大型体育赛事极少在高海拔地区举行——1968 年墨西哥城奥运会上长跑运动员的痛苦，就是一个引起重视的信号。

那么，如果不改变呼吸的空气，如何增加向肌肉输送的氧气呢？提高心脏功率（心排血量）和 / 或增加肌肉血流量，将增加毛细血管（包围肌肉细胞的小血管）中氧合血红蛋白的总量。氧气就在毛细血管中通过扩散，输送到这些细胞内的线粒体。心排血量、局部肌肉血流量、肌肉氧扩散和线粒体含量，原则上都能影响最大耗氧量。生物化学家和生理学家都有各自喜欢的机制。然而，一般来说，单一因素对一个生物系统具有绝对控制力，这种情况非常少见。相反，人们对多种影响都很敏感。[1] 上述所有参数的急性和慢性变化，都可能在一定程度上影响最大摄氧量——改变其中任何一个参数，都能在一定程度上提高有氧运动成绩。

其中一个因素有明确的证据支持——血液中的含氧量。20 世纪 70 年代开始的研究表明，降低或增加血红蛋白总含量（通过去除或重新注入红细胞），可以在实验室中对最大摄氧量，以及在野外对跑步成绩，产生本质上的直接影响。[2, 3] 无论是被大脑感知到，还是——更有可能——直接限制肌肉功能，氧气的绝对量都很重要。那么，运动员如何提高血氧含量呢？实现这一目标有合法手段，也有非法手段——这毫不奇怪。

提高血氧含量的生理学方法

迄今最流行的办法是高原训练。即使在关注化学反应的同时，我们也不应该低估，离开通常沉闷潮湿的环境，去一个充满异国情调的地方放松一下，所带来的心理裨益（至少对英国运动员来说），尤其是当有人告诉你此行会提高你的运动成绩时。然而，对运动成绩的助益还不是人们全部的想法。生活在高海拔地区能直接影响血氧含量，生理机制已被人们充分理解。[4] 空气中的低氧压力由细胞氧传感器感知，这就引发了如今臭名昭著的肽类激素促红细胞生成素在肾脏中的产生。促红细胞生成素调节红细胞的生成，即控制新红细胞发育的过程。一个人拥有的促红细胞生成素越多，产生的红细胞就越多。因此，身体为补偿与每个血红蛋白分子结合的氧气量的减少，就生成更多的血红蛋白分子：这办法很粗鲁，但是有效。对于通常生活在低海拔地区的运动员来说，到高海拔地区（2000 米以上）去，血红蛋白总含量每星期能增加约 1%。通常在高海拔地区训练获得最大收益，需要长达 80 天，但如果运动员能够忍受到更高海拔的地方，这个时间还可以减少。我们可以很容易地看到缩短身体自身生理调节的诱惑。

　　除需要的时间外，高海拔训练的另一个主要问题是，就其本质而言，它减少了身体组织对氧气的利用。所以在高海拔地区进行训练更为困难。人们一直有一种担心，海拔升高带来的任何积极影响，都可能被"减训练"效应抵消，因为运动员不得不降低训练强度，来弥补空气中氧气的缺乏。这导致了"高处居住，低处训练"的方法：运动员白天和夜晚的大部分时间都在高海拔地区生活和睡觉，但要转移到低海拔地区进行日常训练。这种缆车通勤的办法，已被证明比"高处居住，高处训练"的办法更能提高运动成绩。运动成绩的提高情况与红细胞数量的变化有关。[5]实际上，红细胞总量的增加（8.5%）几乎与最大摄氧量的增加（6%）是相匹配的。这证实了血氧含量的增加是高海拔训练的关键效果。

"高处居住，低处训练"也有替代办法，即在自己舒适的家居环境中人为地改变吸入氧压。20 世纪 80 年代，"便携式高度模拟器"得到使用，迫使运动员重新呼吸他们呼出的空气，从而减少吸入的氧气。然而，在此之前，东德、斯堪的纳维亚和后来的澳大利亚团队，就已经系统地使用了大型氧气剥夺舱。后来小型低氧帐篷出现，与大型氧气剥夺舱十万美元相比，价格低了许多，在一万美元以下，这时所有优秀运动员就都有能力随意模拟高海拔训练了。尽管这些设备在提高红细胞数量方面理论上的作用是明确的，但对运动成绩的提高却是有限的。这很可能是由于处于低氧状态的时间不足所致。相关研究者建议每天处于低氧状态的时间控制在 12 到 16 个小时，才能对提高运动成绩产生真正的效果。[5]单是使用低氧帐篷过夜不太可能产生效果。此外，去山间度假胜地旅行，在生理上和心理上也都是有益的。

提高血氧含量的生化方法

反兴奋剂组织就使用"氧气帐篷"（指的当然是低氧帐篷）的道德问题，展开了激烈的辩论。低氧帐篷最近的确被禁止进入奥运村了。然而，真正让权威机构恼火的是将一种外来化合物添加到人体内，尤其是通过注射的方式。这样的注射能够立即提高运动成绩，却不需要额外付出训练的辛苦和努力，这些技术稳居世界反兴奋剂机构的禁用榜单之上。罪魁祸首是"血液回输技术"（blood doping），这是一种用来增加红细胞含量的方法。就像正常的输血一样，人只需要躺下，向体内注射红细胞。然而，与治疗性输血不同的是，受血者一开始就有大量的红细胞，因此最终会获得超高浓度的红细胞，即使是最严格的高原训练机制也无法达到。细胞可以来自匹配的供体，在这种情况下，输血被称为同源输血。或者，运动员可以提供自己的血液，这种情况下称为自体输血。在后一种情况下，血液首先要提前很长时间（数周或数月）取出并储存在冰箱中。当有足够的时间使运动员的红细胞数量恢复正常时，储存的血液就可以重新注入。无论是同源血液还是自体血液，输血的效果都是一样的：立即提高运动成绩，且效果明显。[6]

同源血液回输需要匹配的供体，自体血液回输则需要运动员在首次抽血后恢复时承受一些训练损失。当促红细胞生成素成为一种可用的药物时，一个容易得多但作用较慢的替代办法出现了。像能够提升运动表现的大多数药物一样，促红细胞生成素的滥用也是源自医学研究。它被用于治疗身体失去自身产生促红细胞生成素能力的情况，如与终末期肾病和癌症、艾滋病化疗相关的贫血。它最初是从人类尸体上提纯的，和许多生物衍生药物一样，现在是通过细菌利用重组［基因编辑（Genetic Modification, GM）］技术制成的。基因编辑技术是一种更安全的生产方法，因为它能够保证不受人类病原体影响，还能极大地提高生产率。这使得这种药物的使用越来越广——运动员和教练员没有忽视这一事实。在赛外药检实施之前，重组促红细胞生成素曾被运动员广泛使用。这在环法自行车赛上最为引人注目，警方从车队后勤人员那里查获了重组药物。重组促红细胞生成素的效果是显著的，并且很容易超过使用缺氧帐篷；正如预期的那样，它们似乎是由红细胞含量和相关血氧含量的增加所介导的。

促红细胞生成素和血液回输通过增强人体正常的氧气输送机制发挥作用。然而，禁药名单上还有更奇异的化合物。这就是所谓的"血液代用品"——过去 20 年中一直处于临床开发阶段的一类化合物。甚至因为人们最近对吸血鬼的痴迷，它们在电视和电影业也声名鹊起。吸血鬼需要血液才能生存；如果它们能喝到人造血液，就能减少对人类血液的依赖，在正常的社区中与人类快乐共存。在娱乐世界之外，血液代用品是用来增强血浆携氧能力的分子（见图 9），而不是食物来源。人们希望它们能够在快速失血的情况下最终成为红细胞输血的替代。两种主要的分子已经经过测试——基于血红蛋白的氧载体（haemoglobin based oxygen carrier，简称 HBOC）和全氟碳化合物（perfluorocarbons，简称 PFC）。

毫不奇怪，基于血红蛋白的氧载体是以血红蛋白本身为基础的。然而，将纯血红蛋白置于血浆中，是没有用的。在红细胞外，这种分子会分解，并在通过肾脏时很快被清除出血液，或者受到免疫系统的攻击。生物技术的挑战是改变血红蛋白，使其保留在血液中。这通常是通过组合手段来实现的：一些化学物质将血红蛋白分子黏在一起，而另一些化学物质则包裹在表面，成为一种分子伪装。形成伪装的无毒分子叫作聚乙二醇。它们在我们的合成世界中有许多用途，少量分子进入了血液代用品、牙膏和泻药。

全氟碳化合物采取了完全不同的方法。这些不反应的分子最初被合成来处理制造第一颗原子弹所需的腐蚀性六氟化铀。然而，它们还有额外的特性，就是氧气容易在它们当中溶解。因此，如果用全氟碳化合物来替代血浆中的水，血氧溶解度会急剧增加。这是纯粹的物理效应，不涉及生物分子。利兰·克拉克（Leland Clark）对这种效应的展示最为显著。克拉克是一位美国

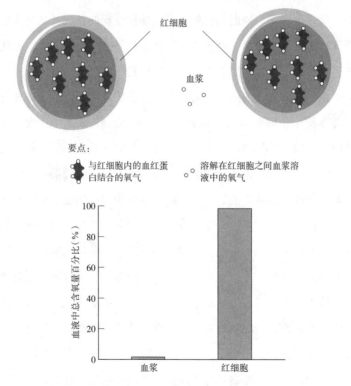

图9 血浆和红细胞中含氧量的比较

这个柱状图显示了与每个血红蛋白分子结合的4个氧分子造成的血液中氧含量的巨大增加

生物化学家，他率先开发了心肺机，并发明了现在被用于运动员耗氧量常规测量的传感器。然而，他一生的梦想是创造出人造血液。1966 年，他展示了有足够多溶解氧的全氟碳化合物溶液，能够让一只完全浸没在"水"中的老鼠快乐地游泳。[7]这只老鼠活了下来，而且健康长寿。

虽然作用机制极为不同，但临床研究表明，注射基于血红蛋白的氧载体或全氟碳化合物，都能增加血氧含量，从而增强氧气输送。因此它们都被列入了禁药名单。然而，在这些试验中，患者的确是生病了。他们起初处于氧气输送受损的状况，是治疗使氧气输送恢复了正常。至于那些一开始血氧水平正常的人，如优秀运动员，血液代用品能否增强氧气输送，如今还未有定论。

在一个健康人的体内，血红蛋白能够将身体所需的所有氧气聚合在肺中，即使空气中只有 21% 的氧气。全氟碳化合物在这种情况下输送氧气的能力很差。然而，与血红蛋白不同的是，增加空气中的氧气含量却对全氟碳化合物具有显著的效果。溶解在全氟碳化合物溶液中的氧气量，随着空气中氧气的增加呈线性增长。因此，在医院里，全氟碳化合物总是用于呼吸 100% 氧气的病人。但这对运动员来说，显然就成问题了。随身携带氧气瓶不可能不被注意到。在没有吸入氧气的情况下，使用全氟碳化合物后血液中的氧气只有少量的增加。而对于使用基于血红蛋白的氧载体的人来说，情况要乐观得多，有人体研究表明，这有可能可以增强锻炼效果。[8]然而，这些结果都不包括运动成绩测试。在红细胞的正常调节控制之外增加血氧含量可能是有害的，并且适当的现场测试是不可替代的。

即使基于血红蛋白的氧载体被证明能够增强运动表现，它们仍有许多毒性问题。一般来说，基于血红蛋白的氧载体是危险的，因为它们可以杀死好的自由基，产生坏的自由基。[9]好的自由基是一氧化氮。正如我们在上一章所看到的，它是血流量、血容量和血压的关键调节器。血红蛋白可以破坏一氧化氮。正常情况下，红细胞充当保护屏障，将一氧化氮和血红蛋白分开。然而，当基于血红蛋白的氧载体加入血浆中时，就没有这种保护作用了，一氧化氮会被迅速清除。这会导致血流量减少，对于一种旨在紧急增强全身氧气输送的分子来说，并不是一种好的副作用。

还有更糟糕的情况——基于血红蛋白的氧载体自身也能产生自由基。自由基是身体用来催化化学反应或者细胞信号传导的活性分子，但是如果过量了，或者放错了地方，它们就可能是有毒的。自由基是一种带有未成对电子的物质，电子喜欢成双成对地存在，所以自由基非常渴望电子。去除一个电子在化学上被称为氧化（源于氧本身有未成对的电子，故而它可以氧化其他化学物质）。因此，自由基在渴望配对时会从细胞分子中夺取电子。这就是为什么我们的身体会有抗氧化防御物，比如我们从食物中摄取（或者现在更依赖于从药片和软饮料中摄取）的维生素 C 和维生素 E。

尽管基于血红蛋白的氧载体可以被设计成避免与一氧化氮反应，但其他自由基的毒性问题，已被证明不容易解决了。作为一名从事这一领域研究的科学家，假如我的生命处于危险之中，我会服用这一血液代用品吗？毫无疑问。我会认为我在冒副作用的风险吗？会的。

全氟碳化合物的情况也并没有好多少。基于血红蛋白的氧载体中的血红蛋白分子被身体识别，而不是被免疫系统攻击。然后，像所有药物一样，它会被逐渐从体内清除。然而，许多全氟化合物都是惰性的——要记住，它们是被设计来抵抗铀的放射性衰变产物的轰炸的。所以它们能在人体内停留很长时间——其中第一代产品能停留很多年。此外，全氟碳化合物作为一种真正的外来化学物质，人们总是担心身体的免疫反应会将其颗粒视为"外来物"而予以排斥。因此，尽管经过了 20 多年的开发和临床试验，基于血红蛋白的氧载体和全氟碳化合物目前在美国仍被认为不够安全，无法获准用于患者。[10] 西欧也持类似观点，尽管在 2011 年，基于改良牛血红蛋白的产品 Hemopure 在南非和俄罗斯被批准使用。Perftoran 是一种全氟碳化合物产品，曾被苏联军队用于阿富汗战争，并于 1997 年在俄罗斯获批准用于临床。

比人工血液代用品更安全的一种潜在替代品，是在实验室中使用胚胎干细胞制造合成红细胞。[11] 从理论上讲，这些细胞应该与自然产生的红细胞相同。世界上有三个研究小组在这一领域处于领先地位。在苏格兰和法国，这项工作主要由大学和公共机构资助。然而在美国，由于 21 世纪早期对干细胞研究的政治限制，研究主要在私营部门进行。所有研究小组都成功地制造出了红细胞。困难在于制造出足够的量以供输血之用。

无论是制造完全的人造血液还是培育干细胞，主要问题都是产业化的生物技术。血液不同于其他药物，你只需制造出足够多的原材料。以前从细菌细胞中制造人造血的尝试，因所涉及的过程太过繁复而陷入困境。要培养足够多的细菌，需要啤酒厂里那般规模的发酵罐。在20世纪70年代具有开创性的电影《唐人街》(*Chinatown*)中，洛杉矶的犯罪和腐败最终引发了一场争夺水资源的斗争，而水资源是一个数百万人口的城市在干旱的环境中扩张所必不可缺的。同样的原理也适用于制造血液，你需要追逐水（还有钱）。这一领域的两个早期先驱，美国的索马奈蒂克斯(Somanetics)公司和英国的德尔塔(Delta)公司，分别位于科罗拉多河畔的博尔德和特伦特河畔的诺丁汉。我听到公司代表们打趣说，这些设施的选址很偶然，因为如果成功的话，他们需要从这些河流中收集大量的水，以制造足够的人工血液供全世界使用。

作为理想的干细胞来源的血液将可用于普遍捐献——实际上是一种超级 O 型血，没有受体免疫排斥的标志物。对于运动员来说，这就有问题了，因为这样的红细胞会立即被检测为"外来物"。原则上，从运动员身上克隆一个红细胞，并将其用作不可检测的兴奋剂血液供应，是可能的。但是，目前使用适应性更强的胚胎干细胞的技术还需要5—10年的时间，因此在短期内很难看到从成人来源生产红细胞的可能性。运动员将自己的一滴血送到实验室，然后等待快递员给他送来一瓶自己的红细胞，我们在可预见的未来，是无法看到这种情况的。

充分利用氧气

1. 从血红蛋白中获取氧气

增加血液中的含氧量并不足以增加线粒体的含氧量。氧气需要从源头（血红蛋白）到细胞，再到线粒体，此过程的第一部分是从血红蛋白中卸载氧气。这在最近引起了运动科学家的兴趣。血红蛋白已经进化到从肺部获取氧气，并尽可能多地将其输送到细胞。如前所述，在健康人的体内，分子能够从肺部获取100% 所需的氧气。当氧气传到优秀运动员的肌肉时，只剩下不到 15% 了。[12] 有没有办法从血红蛋白中卸载更多的氧气呢？

可以输送的氧气量是血红蛋白分子的氧结合特性的函数。血红蛋白需要足够紧密地结合氧气，以便从肺部的富氧环境中捕获所有氧气，但又不能太紧密，以免将其释放到肌肉的缺氧环境中。这是一种微妙的平衡行为。在兴奋剂禁用名单上有一种化合物能影响血红蛋白的氧结合特性，它被称为乙丙昔罗（efaproxiral）。

乙丙昔罗源于医疗用途，是设计用以给肿瘤输送氧气的。放射疗法通过产生氧自由基来发挥作用，这种辐射损伤需要氧气。因此，肿瘤中存在的氧气越多，放射治疗在产生有毒氧自由基方面就越有效。乙丙昔罗也被称为 RSR13（右移试剂 13）。"右移"指的是氧与血红蛋白结合的曲线。向右移动这条曲线，可以使血红蛋白在癌细胞含氧量低的情况下更容易释放氧气。其想法是，如果你能给癌细胞提供更多的氧气，放射治疗就会更加有效。

如果 RSR13 能让血红蛋白在癌细胞中更容易地释放氧气，那么它也能在肌肉纤维中这样做。这能为优秀运动员所利用吗？在动物研究中，RSR13 已被证明能增加电刺激肌肉的最大摄氧量。然而，有得必有失。RSR13 使肌肉中的血红蛋白更容易获得氧气，但在肺部则变得更难。如果血红蛋白分子与氧气的结合较弱，它可能无法从肺部获取足够多的氧气。在动物实验和癌症患者实验中，通过吸入 100% 的氧气，肺中的血红蛋白氧饱和度被人为地保持在高水平。[13] 对于呼吸正常空气的人类运动员，尚不清楚输送到肌肉的氧气增加是否会抵消从肺部获得的氧气的损失。然而，理论上的好处足以让它在所有体育运动中被禁止。

2. 将氧气从红细胞输送到肌肉

一旦脱离了血红蛋白，氧气仍然要到达肌肉线粒体。氧气在诸如血浆这样的水溶液中扩散得相对较慢。增加这种扩散可能是有利的。或许有一个办法，就是拥有一种能够快速结合和释放氧气的分子。至于应当如何运作，请想象一下老黑白电影中人们喜爱的经典场面——一排明星和群众演员组成了一条人链，把水桶从水泵传递到火堆上，费尽艰辛地扑灭一场大火。有一种分子已经在肌肉细胞内，扮演了化学版的这种人链。这就是肌红蛋白（myoglobin），一种与血红蛋白密切相关的肌肉蛋白质（myo-，来自希腊语肌肉）。肌红蛋白以高浓度存在于所有肌肉和心脏细胞中。氧通过与肌红蛋白分子结合再结合来扩散，比单独在细胞溶液中移动得更快。

同样的事情在血浆中也可能发生吗？很明显，氧在血浆中的扩散受到其在水溶液中扩散不力的限制。将一个快速扩散的氧结合分子放入这种溶液中，会加速氧在血浆中的传送。在这种情况下，像肌红蛋白一样，蛋白的主要作用不是增加血氧含量，而是增加氧气传送到细胞的速率。事实上，目前正在进行临床试验的一种基于血红蛋白的氧载体，Hemospan®，其在氧传送方面的优点，至少部分上要归因于拥有这些特性。[14] 低剂量基于血红蛋白的氧载体能否改善健康的优秀运动员的血浆氧传送，当然取决于在这些条件下这种扩散性对氧输送的限制程度；运动环境与血液代用品的临床试验环境是非常不同的。然而，这仍然是能够通过药物操作来克服的有氧运动中氧限制的另一个潜在来源。

现场证据？使用哪些技术来加强肌肉的氧气输送？

本书描述过的大多数技术，的确都被运动员在比赛中使用过。在合法的技术中，高原训练是涉长期耐力项目大多数优秀运动员的主要训练手段。供个人使用的低氧帐篷（或者更罕见的团体用房间）不太常见，但仍然会有。在目前被禁止的方法中，血液回输在上世纪70年代和80年代开始流行，芬兰和意大利运动员以及1984年美国奥运自行车队的成员，后来都承认使用过血液回输技术。血液回输当时并未被正式禁止，尽管这一情况的披露引起了相当大的不安。血液回输曾一度退居促红细胞生成素之后，但更敏感的测试显示，它并没有消失。历史上，使用同源血液做兴奋剂一直是首选，因为——与捐献自己的血液相反——在失血后的训练中不会有任何损失。一直有传言说，有"替身"被派到比赛现场，只是为了给优秀运动员提供血液。甚至有人猜测，团队中较弱的成员是被专门挑选出来参加精英比赛的，不是为他们自己出成绩，而是因为他们可以同时作为队内"带头大哥"的兼容献血者。

在2002年和2006年的冬季奥运会上，奥地利队被认为有用于输血的设备而被没收。2002年，奥地利滑雪联合会的辩解是，针头、针管和输血袋都是必要的，这样奥地利队就可以抽取血液，然后将其暴露在磁场和紫外线辐射下，再重新注入体内。[15]据称，这是一种有效的预防感冒的办法，在许多水疗中心普遍使用。权威机构对此并不买账。国际奥委会禁止奥地利队的教练、挪威人瓦尔特·迈尔（Walter Mayer）参加 2006 年和 2010 年奥运会。2006 年的故事值得拍成一部好莱坞电影，或者更恰当地说，可以拍成一部电视警察真人秀。奥地利队驻扎在意大利静谧的山城圣辛卡里奥（San Sincario）和布拉格拉托（Pragelato）。被禁赛的迈尔在这里被发现了。在随后警方对该队住宿地进行突袭时，有人看到装有使用过的注射器的袋子被扔出了窗外。一些运动员和教练员仓皇逃跑。迈尔在意大利阿尔卑斯山中撞进警方的路障时被抓住了。2007 年，6 名滑雪运动员被终身禁止参加奥运会；2011 年，迈尔因提供违禁品被判处 15 个月监禁。

还有一些其他案例。泰勒·汉密尔顿（Tyler Hamilton）是一名美国自行车选手。他的职业生涯似乎一直受到坏运气的困扰。在开始从事自行车运动之前，他在一次跳台滑雪事故中摔断了两根脊椎骨，在环意大利自行车赛上获得亚军时，他的肩膀又骨折了。他首次参加环法自行车赛时，角色只是在山地赛段协助队中的"带头大哥"兰斯·阿姆斯特朗。即使是他在巡回赛上的最大成功，也是在逆境中取得的。2003 年，他在第一赛段就摔断了锁骨。但他强忍疼痛，以 142 公里的单骑领先赢得了第 16 赛段的冠军，并最终获得巡回赛总成绩第四名。后来，他成立了泰勒·汉密尔顿基金会，资助多发性硬化症研究。该基金会通过让各种能力的自行车运动员穿越世界上最著名的一些山口——从阿普杜勒兹（Alpe d'Huez）到圣伯纳德山（Col St Bernard）——来筹集资金。

但泰勒·汉密尔顿也有另一面。在多个场合，他被发现体内的红细胞不仅仅是他自己的。事情要从2004年4月说起。在他的血液中发现具有高比率的老年红细胞与年轻红细胞，这表明他新近输注了红细胞或使用了促红细胞生成素。正常值为90，如果数值超过133，国际自行车联盟（Union Cycliste Internationale，简称UCI）就会对选手禁赛。汉密尔顿的数值是132.9。这个样本也显示有其他人的血液存在，但是这次检测结果当时并没有被官方认定有效。随后在8月，汉密尔顿取得了他个人最大的成功，赢得了2004年奥运会男子自行车个人计时赛的金牌。这时已经有了一种可靠的血液回输检测方法。在汉密尔顿提供的第一份血液样本中，再次发现有外来的同源血液。但他的备用样本冷凝了，无法进行检测。因此，尽管排名第二的俄罗斯运动员后来提出了抗议，他还是保住了金牌。

然而，到了9月，主管机构终于抓住了把柄。在西班牙的一场公路赛后，汉密尔顿的两份血液样本均呈兴奋剂阳性，他被禁赛两年。汉密尔顿极力声称自己是无辜的。他的律师甚至提出汉密尔顿是一个"嵌合体"，即他有两条红细胞系，是不同的合子在发育早期阶段与他的细胞融合的结果。这是导致其体内有明显外来血细胞的原因。不过就连汉密尔顿本人也否认他的律师那异想天开的理论，但他无法提供其他证据来说服主管机构取消禁令。2006年，他重返职业自行车赛场，仍然强烈主张自己的清白。三年后，他因服用脱氢表雄酮（Dehydroepiandrosterone，简称 DHEA）而被禁赛八年，这是一种类固醇前体，是他为对抗抑郁症而服用的补充剂的一部分。他从自行车赛场退役了。

然而，只挑一个人来说事，无论这个人多么高光，都是不公平的。说到自行车运动，血液回输是一种普遍现象。最著名的未解之谜是作为"港口行动"（Operación Puerto）的一部分查获的 99 袋血浆。这是 2006 年西班牙警方对欧费米亚诺·富恩特斯（Eufemiano Fuentes）医生涉嫌策划的血液回输行为的高调调查。尽管警方的调查在 2007 年停滞，没有提出刑事指控，但超过 50 名骑手卷入了这起丑闻。许多人被禁止参加 2006 年的环法自行车赛，包括夺冠热门扬·乌尔里希（Jan Ullrich）和伊万·巴索（Ivan Basso）。解开这起案件的关键是破译运动员血袋上的代号。破译代号并不容易，因为运动员们并非都像伊万·巴索那样用了自己家狗的名字比里洛（Birillo）。巴索后来承认他打算注射这些血液来作为兴奋剂，但他表示并未真正执行。尽管如此，他还是因为试图使用违禁药物或方法，以及"拥有违禁药物和方法"而被意大利自行车联盟禁赛两年。乌尔里希则相反，他否认与富恩特斯有任何瓜葛。德国自行车运动员约尔格·雅克舍（Jörg Jaksche）是为数不多承认参与其中的人之一。从他 2007 年接受《明镜周刊》（Der Spiegel）的采访中，可以一窥参与者的心态。

是的，我嗑药，但我从不过度服用。我从没用过人造血红蛋白之类的东西，那样会引起过敏性休克。你总会安慰自己说，一个健身的人每天要服用 16000 单位的生长激素，而我只是偶尔服用 800 单位以供恢复体力。然后你会想：嗯，毕竟也不多。[16]

注射促红细胞生成素避免了输血的储存问题。尽管促红细胞生成素的使用可能更早，却是在 20 世纪 90 年代末才开始引人注目的。所有优秀自行车队都有一个负责后勤的关键成员（soigneuro）——基本上是一个集杂役、营养师和治疗师于一身的人，他负责为骑手提供食物、衣服，甚至按摩。威利·沃特出生于比利时，是费斯蒂纳（Festina）车队的后勤人员。要了解这些事件充满戏剧性的全貌，沃特 2001 年出版的自白书《挣脱锁链》（*Breaking the Chain*，第一章文献 2）值得一读。东窗事发，始于沃特乘坐一辆环法自行车赛官方汽车前往比赛起点时，在加来（Calais）公路上被海关官员拦下。沃特担心被发现与"比利时混合剂"有关，那是自行车手使用的含苯丙胺、咖啡因、可卡因、海洛因、止痛药和皮质类固醇的一种强效混合物。让他更担心的是，为了在长途汽车旅行中保持清醒，他还随身携带了些。

实际上，海关官员们更关注的是沃特汽车后备箱中一个冷藏袋里的 234 剂促红细胞生成素。这一发现启动了相关机构对优秀自行车运动员使用兴奋剂情况的调查，此后调查力度几乎从未减弱。超过 50 名职业自行车运动员测试呈阳性，或者承认服用了促红细胞生成素以提高比赛成绩。由于大多数运动员都是在退役后很安全的情况下承认的，而且并不是所有自行车运动员在任何比赛中都接受了促红细胞生成素检测，因此可以肯定地说，实际违禁的人数是远高于 50 的。自行车运动员也不是唯一的违禁者。在 2000 年悉尼奥运会前，中国体育主管机构取消了一些赛艇运动员的参赛资格，因为他们促红细胞生成素检测呈阳性。从 2002 年 3000 米障碍赛的卜拉欣·布拉米（Brahim Boulami）开始，田径运动员也栽在了促红细胞生成素检测上。布拉米是 3000 米障碍赛史上跑得最快的人；尽管他否认使用过兴奋剂，但还是被国际田联禁赛两年，他的世界纪录也被取消。另外两名运动员郑永吉和李慧泉在 2003 年第五届中国城市运动会中被取消参赛资格，并被中国奥委会禁赛三年。

就像特制药物和类固醇一样，促红细胞生成素的合成衍生物也没有逃过运动员的注意。由于促红细胞生成素在临床上的重要性，无论是从事生物技术还是医疗保健的人，都对制造出成本更低或疗效更强的改良型促红细胞生成素产生了极大的兴趣。促红细胞生成素由一种与某些糖分子相关联的蛋白质组成。这种蛋白质和碳水化合物的混合物被称为糖蛋白。制作出一种含有改良碳水化合物的促红细胞生成素，使其在人体内保持更长时间，是有可能的。达促红素（Darbepoetin）就是这样一种合成分子，它在人体内的半衰期延长，因此效力增强，常用于治疗与慢性肾功能不全和化疗相关的贫血。许多运动员认为使用改良药物会无法检测，于是从使用促红细胞生成素转向使用达促红素。可叹的是，药物检测人员已经秘密地进行了测试。2002 年，越野滑雪运动员俄罗斯的奥尔加·丹尼洛娃（Olga Danilova）和拉瑞莎·拉祖蒂娜（Larissa Lazutina），以及西班牙的约翰·穆赫尔格（Johann Mühlegg）被国际滑雪联合会禁赛两年，而自行车运动员俄罗斯的法特·扎基罗夫（Faat Zakirov）和意大利的罗伯托·斯甘贝卢里（Roberto Sgambelluri）则被国际自行车联盟禁赛一年零六个月。

对促红细胞生成素的新近改良包含了化学聚合物和生物氨基酸的人工混合物。最先进入市场的是聚乙二醇。这种分子被称为连续红细胞生成受体激活剂（Continuous Erythropoiesis Receptor Activator，简称 CERA），比促红细胞生成素的持续时间更长，2008 年刚刚获得许可，用于治疗肾脏问题。在用于第一个病人之前，这种化合物就进入了兴奋剂的武器库。参加 2008 年环法自行车赛的四名车手，包括最初的第三名奥地利人伯恩哈德·科尔（Bernhard Kohl），在法国反兴奋剂机构发起的 CERA 检测中被查出。有了这项新的检测方法，2008 年北京奥运会采集的所有血样，随后都被重新进行了 CERA 兴奋剂检测。有五名运动员事后被抓。其中之一是自行车比赛银牌得主意大利的达维德·雷贝林（Davide Rebellin），他否认有不当行为，但在检测结果确认后，国际奥委会收回了他的奖牌。另一人是德国自行车运动员斯特凡·舒马赫（Stefan Schumacher），他在奥运会和之前的环法自行车赛中兴奋剂检测都呈阳性。他取得的荣誉令人怀疑。尽管他向国际体育仲裁法庭提出了上诉，但法庭维持了国际自行车联盟对他的两年禁赛。另外三人都在田径项目，其中最引人瞩目的是两届世界冠军拉希德·拉姆齐（Rashid Ramzi），他在蓝丝带项目*之一男子 1500 米跑中夺魁。像许多非洲优秀运动

---

* Blue Riband Event，指某个领域中最重要、最受瞩目、最高水平的竞赛。——译注

员一样，拉姆奇也改变了国籍，加入了一个盛产石油的海湾国家——2002 年，他由摩洛哥籍改为巴林籍。他一度获得了该国首位奥运金牌得主的荣耀，受到了皇室的赞誉。巴林国王哈马德·本·埃萨·哈里法（Hamad Bin Eisa Al Khalifa）说："这场胜利使巴林的国际体育地位变得神圣。"然而 2010 年，拉姆齐被巴林田径协会禁赛两年。购者自慎！ *

随着达促红素和连续红细胞生成受体激活剂临床试验的成功，新的化合物也进入了筹划中。其中一些与促红细胞生成素几乎没有共同之处，只除了能够结合和激活其受体。第一个完全合成的促红细胞生成素的这种模拟品被称为 Hematide，从 2010 年开始进入了治疗贫血最后的第三期临床试验。促红细胞生成素类药物在医学上的未来是光明的，但毫无疑问，兴奋剂和毒品测试者在可预见的未来，也将投入这场战斗。

事实证明，更奇特的氧气输送疗法对兴奋剂使用者的吸引力较小。没有证据表明血红蛋白改性剂 RSR13 已被用于体育运动。尽管有间接证据表明，曾有一些运动员可能试图使用血液代用品，但考虑到全氟碳化合物和基于血红蛋白的血液代用品的毒性，这些似乎都是微不足道的个例。1997 年，瑞士自行车运动员马里奥·贾内蒂（Mario Gianetti）被送进医院后，曾因服用全氟碳化合物——无论是有意还是无意——而受到调查。但后来并未对他提起任何指控。全氟碳化合物也是费斯蒂纳车队事件的一

---

* 原文为 Caveat emptor，是商店常见的告示语，意为货物售出概不退换，请买主谨慎。——译注

大焦点。1998 年威利·沃特被捕后，该自行车队的办公室也遭到了突击搜查。

但我最感兴趣的，却是关于 2001 年环意大利自行车赛的车手达里奥·弗里戈（Dario Frigo）的故事。警方在突击检查中，没收了他的两瓶血液代用品 Hemassist^{TM}，他被取消比赛资格并被车队开除。弗里戈承认他曾在网上购买过这种基于血红蛋白的血液代用品，但从未使用过。尽管他不知道这种化合物最好在使用前保持冷冻状态是可被原谅的，但它是无色的这一事实，却可能泄露了秘密。血红蛋白毕竟是使血液呈现红色的原因。弗里戈从未服用过的这种溶液，后来被证明是一种无害的盐溶液。

未来

血液回输未来会怎样？显然，这些方法能够显著地增强运动表现。因此体育历史告诉我们，在试图违反规则的运动员和试图抓住他们的药物检测人员之间，仍将会有持续的斗争。诸如 THG 这样并非源于临床医学的特制类固醇的出现，为整个反兴奋剂领域带来了新的挑战。基于氧的兴奋剂也不大可能逃避。除诸如更多的促红细胞生成素衍生物这样明显的目标之外，可能还有能影响红细胞发育的一整套化合物是我们还不知道的。

促红细胞生成素只是人体在对氧气做出反应时控制红细胞生成的信号通路的一部分。[17]人体内有一系列蛋白质能够首先感知到低氧，其中最典型的，是一种叫作低氧诱导因子（hypoxia inducible factor，简称 HIF）的分子。低氧诱导因子是由氧含量下降激活的。然后它会引发人体内的一系列活动，其中之一是促红细胞生成素的产生和随之而来的红细胞增加。因此，服用一种增强低氧诱导因子功能的分子，应该与服用促红细胞生成素兴奋剂具有同样的获利效果。低氧诱导因子是不稳定的，且被设计成自然分解和关闭其激活信号。但是医生热衷于创造能够稳定低氧诱导因子的分子，以防止为移植而储存的器官缺氧。

增强低氧诱导因子蛋白的作用，可以增强移植器官如肾脏的功能；军事上对此也有兴趣，因为低氧诱导因子激活可能可以帮助部队快速做好高海拔作战的准备。同样的低氧诱导因子激活剂能否取代促红细胞生成素作为体育兴奋剂尚不清楚。然而，我绝不会打赌说这不可能；由于医疗和军事方面巨大利益的完美重合，推进这一领域研发的资金应该不会短缺。对于普通公众（但可能不包括优秀运动员）来说，需要担心的一个问题是，低氧诱导因子在肿瘤中非常活跃，有助于肿瘤在低氧环境中生存。[18] 因此，激活低氧诱导因子可能会促进任何新生肿瘤的发展。这可能会阻止某种药物的临床开发，但对于优秀运动员来说，却可能是值得一冒的风险。

低氧诱导因子不仅能提高促红细胞生成素水平，它还具有广泛得多的功能。例如，它还可以促进血管的生长。低氧诱导因子激活就是肿瘤在其周围生长血管以输送氧气的方式。长期使用低氧诱导因子激活剂，可能会使运动员重新调整其血液供给，并向其组织输送更多氧气。这种身体条件上的好处甚至可能比免除药物更持久。这种由低氧诱导因子触发的新血管的产生，是由一种叫作血管内皮生长因子（Vascular Endothelium Growth Factor，简称 VEGF）的分子介导的。血管内皮生长因子本身因而便是改善肌肉组织血液供应的另一个潜在目标。

当你深入研究这一领域时，很快就会发现，目前被禁止的药物，只是作用于相同甚至完全不同的生物化学途径的多种可能化合物的一个子集。当我们转向运动辅助物的下一个分支——那些目标是力量而不是耐力的辅助物——的时候，这一点就会体现得更加明显。

第五章

把块儿练起来

不想再让人往脸上踢沙子？我保证让你在几天之内拥有全新的肌肉！

——查尔斯·阿特拉斯[*]

即使是在公园里散散步，我们的身体也需要消耗氧气。但使出一记重拳来把别人打翻在地的时候却不一样。这样爆发出来的力量来自肌肉产生的能量，而这些能量早已充分贮存在每个肌肉细胞中。要砸出一记重拳，你真正需要的是尽可能多的肌肉。在这种情况下，肌肉块头大小真的很重要。要论体积，肌肉细胞可以算是身体细胞中的巨无霸了。大多数人对细胞的印象是和显微镜有关的，只有在显微镜下才能看到。然而，事实并非总是如此。如在人体内（例如大脑中）快速传递信息的神经元细胞，有一些神经元细胞需要在很长的距离上传递信号。人体内最长的

---

[*] 查尔斯·阿特拉斯（Charles Atlas，1892—1972），原名 Angelo Siciliano，意大利裔美国著名健美运动先驱。他多次讲述其幼年时期因身体瘦弱遭受欺凌，被人往脸上踢沙子却无力还击的故事。

细胞有 1.5 米，是在脚趾到脊椎尾部之间传递电信号的感觉神经元。肌肉细胞，或者它们更常用的名字——肌纤维，虽然并未达到感觉神经元的长度，但也非常长了。比如缝匠肌（sartorial muscle）——得名于裁缝由它来确定新裤子的内侧缝长度——沿着整条大腿的长度延伸，含有长达 60 厘米的肌纤维。一块肌肉可以包含超过百万条这样的长纤维，它们共同协调肌肉的收缩和舒张，以产生旋转、伸展或弯曲的力量。

生长与分化——变得更强壮

热衷于提高自己力量的优秀运动员，自然会想到通过增强肌纤维的性能来实现。有两种办法：一种是增大单个细胞的尺寸，称作肥大（hypertrophy，源自希腊语 huper 和 trophikos，意思分别是过多和营养）；另一种是增加细胞的数量，这被称为增生（hyperplasia，源自希腊语 plasis，意思是塑形）。选择哪种方法在某种程度上取决于肌纤维的长度。

较长的细胞会面临特殊的问题。在示意图中，细胞往往被画成具有一个暗色的核，里面包含着所有的遗传物质 DNA。这些DNA 毫不懈怠，每时每刻都在工作以产生 RNA 分子，RNA 分子将触发新蛋白质的合成，使得细胞能时刻发挥其功能。但是，RNA 这样的分子不像电信号那样可以快速地移动，它的移动需要穿过整个细胞，这一情景就像我们往烧杯里注入墨水，然后观察到的缓慢扩散那样。应对扩散速度慢的问题，肌纤维的解决方案是产生数以万计的细胞核，这使得蛋白质可以在肌肉的整个长度范围内合成。然而，这些细胞核不能分裂。这意味着在成年人体内，肌纤维无法再生。肌纤维放弃了增殖能力来换取力量，肌肉细胞的数量在人出生伊始就定下来了。

但也有一些例外。鱼类的整个发育过程中都会有新的肌肉细胞产生；人类通过极限锻炼也可能诱导肌纤维发生分裂，让一个细胞变成两个。但这种细胞分裂方式通常被视为一种损伤，而不是生长。但是在小鼠和大鼠中，的确已经证实了锻炼会导致肌肉细胞数量增加 20%[1]。鸟类尤为显著，日本鹌鹑在肌肉拉伸之后，肌肉细胞内容物会增加 80%[1]。

该如何检验锻炼是否能够增加成年人肌肉细胞的数量呢？困难在于，肌肉样品不像血液或尿液样品那样便于取样检测。肌肉活检非常痛苦，人们完全不愿取出用以检验。加之根据主流理论，取出的肌细胞无法再生，因此，让精英运动员为了科学研究而捐献一点肌肉基本不可能。即使是在志愿者中，也只能采取橘子籽儿大小的少量样品。这导致人们在人类肌细胞研究的实证基础方面落后于动物研究。

动物实验与人类肌肉细胞增加之间有多大相关性也是值得商榷的。在上面描述过的鸟类研究中，实验体的翅膀被"拉伸"，相当于 35% 的总体重落在一侧翅膀上达 24 小时，同时另一侧翅膀保持松弛作为对照。但即使这样，也不能和人类在健身房中平均水平的训练科目相比。然而，实验确实证明了我们之前的设想，在增加肌肉力量方面，肌肉细胞不能分裂并非不可逾越的障碍。如果实验动物能够通过增加肌肉细胞的数量从而增加肌肉重量，那么或许通过正确的训练方法或药物刺激，人类也能做到。

训练效果

当前的力量训练课程，无论是否通过药物进行刺激，主要都是通过增加肌肉纤维的大小而不是数量来实现（是肥大而非增生）。大多数的生物细胞都是由发号施令的细胞核和环绕周围的细胞质组成，蛋白质、脂肪和碳水化合物在细胞质中自由浮动。而肌肉细胞中除了这些，还有长长的丝状阵列，主要由肌动蛋白和肌球蛋白两种蛋白构成。这些细丝通过从 ATP 得到的能量，彼此沿相反方向滑动，使肌肉纤维得以伸展或收缩。数百万长丝组合成的数千条肌肉纤维同时收缩，使得肌肉能够进行大幅动作，如举起杠铃或冲出起点。

我们都知道，力量训练能引起身体外观变化，这种肌肉组织的增长是细胞个体大小的变化，而不是总数的增加。[2] 肌细胞肥大可以通过两种不同方式实现。第一种是增加细胞中负责能量代谢的成分，包括细胞和线粒体中负责分解葡萄糖并将其转化为 ATP 的酶。细胞体积会膨胀以容纳这些额外的分子。如此细胞就"做好准备"，产生更多的能量更努力地工作。但是，如果没有产生新的肌动蛋白和肌球蛋白纤维就没那么美妙了。要让增大后的新细胞能够利用其所有的额外能量来做功，这些细胞内的骨架蛋白是必需的。因此，想让增大的肌肉细胞收缩更有力，肌球蛋白和肌动蛋白也必须随之增加。

我们可以认为运动员热衷的训练计划和 / 或药物能够优化细胞能量物质和增加肌球、肌动蛋白纤维，由此为肌肉细胞提供收缩所需的工具，并为收缩做功提供所需的能量。对于大多数运动而言，这是没错的。举重和短跑运动员们训练时会在短时间内凝聚力量以举起最大限度的重量，专业的健美运动员则倾向于用较长的时间来举较轻的重量。后者需要更多地利用有氧能量资源，由 ATP 的生产系统促进肌细胞增大，而不是依靠肌动蛋白和肌球蛋白丝。其结果就是，健美运动员们的肌细胞膨胀，看起来很壮硕，其实力量并没有那么大。如果锻炼只是为了好看，那么在沙滩争霸中很可能仍然会被人往脸上踢沙子而无力反击。

细胞层面的训练：生物信号的作用

强化训练效果的化合物必须能在细胞内的微观水平上起效。在肌肉的增长过程中，特定分子把关键信息传递给细胞，使之启动增长所需的一系列复杂进程。就像任何工程建设项目一样，这涉及材料铺设、项目管理、资源整合，以及施工本身。生长过程的图纸已经存在肌肉细胞内了。为了提高肌肉质量，运动员需要做的就是发出开始的信号。在力度和频率上强化这个信号，是进行优化力量训练的关键。

生物信号通过精密的"锁和钥匙"机制进行工作。靶标受体就是锁，需要精确匹配的分子钥匙才能打开。钥匙来自激素。激素是一类在身体某处产生的生物分子物质，能够影响身体另一处的反应。通常情况是，某个细胞释放出激素，经由血液流动来到另一个器官中的靶细胞中，典型例子如胰岛素。胰腺内特化的胰岛细胞监控着血液中的葡萄糖水平，如果血糖升高，胰岛细胞便释放胰岛素到其他细胞如肌纤维细胞中，吸收掉过量的血糖，使系统血糖水平立刻重新平衡，同时把糖传送到对其最善加利用的细胞中去。

激素信号就像列车轨道上的信号，可以向人体的新陈代谢发出启动、停止、转向，甚至全部反方向行进的指令。如此灵活有什么秘诀呢？正如我们在 ATP 和能量代谢中看到过的那样，这些机制主要依赖于磷酸盐化学。化学本质为蛋白质的酶控制着生化反应，这些蛋白质特定的氨基酸能结合磷酸盐，这被称为磷酸化过程。磷酸盐能改变这些酶的反应活性，使它们更快或更慢地催化相关化学反应。

这一简单的模型能够灵活控制我们的机体，原因有两个。第一，磷酸键容易被合成和破坏。正如在 ATP 中那样，磷酸键既不太强也不太弱，这是关键。这意味着，任何活性变化都不是单行道，信号可以关闭，也可以开启。第二，磷酸盐的添加和去除是通过酶来催化的，而酶本身也遵循磷酸化和去磷酸化的控制，这就使得信号能够大幅放大。一个反应可以轻易地以指数递增，也就是我们所说的信号级联放大。图 10 展示了这一过程。

有两个肌肉生长的关键信号通路，分别叫作 mTOR 通路和肌肉生长抑制素（myostatin）通路。二者的核心部位都有蛋白磷酸化位点。[3] 前一个 mTOR 通路发出增加蛋白质合成的指令，是"启动"通路，而后一个则发出减少的信号，是"停止"通路。这两个通路由各自的主要磷酸化蛋白而得名。肌肉生长抑制素 myostatin 一词来自希腊语"myo"（意为肌肉）加上"statos"（意为停止）。然而 mTOR 中的 m 并不代表肌肉。mTOR 是一个略为拗口的短语的缩写——哺乳动物的雷帕霉素（rapamycin）靶点

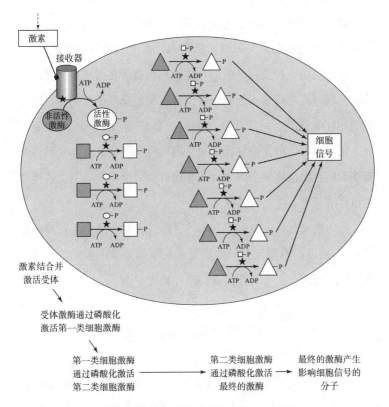

图 10　激素信号通过磷酸化级联反应而放大

★表示通过激酶添加磷酸基团，从而将酶从未激活状态催化转化为激活状态（加速反应进行）。激素经由血液到达并结合到靶标细胞表面高度特异的受体上。随后，一系列酶被这一过程激活，导致信号的放大。关闭信号时则相反，会发生一个去磷酸化的级联反应［使用另一套被称为磷酸酶（phosphatases）的酶来去除磷酸盐］

（mammalian Target of Rapamycin，mTOR）。

mTOR 是一个能够在许多不同类型的细胞中开启蛋白质合成的生化反应通路。因此，它并没有与某种特定肌肉有关的名称。其调节因子是抗生素雷帕霉素的靶点，由此来抑制细胞的生长。雷帕霉素是由一种真菌产生的，这种真菌首次在太平洋的复活节岛被发现。雷帕霉素用于防止移植器官免疫反应的药物中。通过抑制 mTOR 通路，可以阻止细胞合成新的蛋白质，由此抑制细胞生长，也可以阻止癌细胞分裂，因而具有抗癌能力。我期待着能够有机会提这样一个问题，请答题者说出健美运动员、癌症治疗和复活节岛石像之间的联系。

用药物来开启 mTOR "启动" 通路，或关闭肌肉生长抑制素 "停止" 通路，有望增进肌肉质量进而增强力量，因此这些通路值得仔细研究。兴奋剂使用者们已经抢先一步了。

mTOR 信号：启动按钮

mTOR 集成了多种通路的输出；所产生的信号如果足够大（"启动！"），就可以通知身体把氨基酸转化为蛋白质，这是肌肉细胞生长的必要前提。它就像是海边游乐场里推硬币的赌博机，不同的人把硬币推成不同的形状和大小，一堆硬币摇摇欲坠地堆在出口处不知花落谁家。这时，如果有足够多的硬币在正确的时间到达正确的地点，硬币堆就会翻倒并落入满怀期待的玩家手中。然后这一过程如是反复。信号通路的工作原理与此相似。

那么，输入信号是什么？图 11 描绘了 mTOR 通路。输入信号可被划分为内部控制机制和外部激素信号。内部控制机制是指身体从生理上"决定"是否需要肌肉生长；如果需要，是否有生化资源能满足这种需要。mTOR 通路可以感受机械压力、高氨基酸水平以及能量，并被其激活。基本上，如果身体过度使用肌肉，并且具备蛋白质合成所必需的组件（氨基酸）和能量（ATP水平），就会激活 mTOR。运动员们的力量训练就是通过加强肌肉锻炼，配以健康的食物能量完成的。mTOR 是力量训练的基本生物化学要素之一。

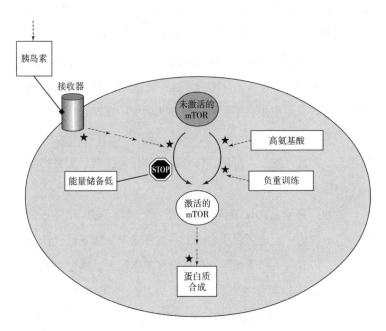

图 11　用于打开蛋白质合成的 mTOR 的"启动"通路

本图简要显示了细胞接收到激素信号之后，内部发生的导致蛋白质合成增加的一系列事件。★表示催化（反应速度加快）。"STOP"标志表示了一种自动的故障预防机制，当细胞中能量储备很低时，便不会再将能量投入蛋白质合成。虚线表示图 10 中的一系列复杂的信号 / 磷酸化级联。注意，由负重训练和食物（氨基酸）所激活的 mTOR 通路，不一定需要激素信号

基本上，这些生理和生化信号最终必须通过肌肉细胞内酶的活性变化来激活。因此，这些内酶是兴奋剂药物的潜在目标。然而，很难设计一种新药物，使其能够在肌肉细胞内部结合到特异的靶点。另一方面，激素却演化到足以从一个位置生产，然后移动到另一个位置起效。因此，特异性的人体激素能够进入肌肉细胞并激活 mTOR，这对兴奋剂使用者有很大的吸引力。一些激素可以经由体外人工合成后提供给运动员，以提升他们的激素水平。这些激素包括胰岛素和胰岛素样生长因子 -1（insulin-like growth factor 1，IGF-1）类似物。IGF-1 可以在实验室内进行胞内编辑，产生一种被称为 IGF-1EB 的新分子，在激活 mTOR 方面可能表现得更好。IGF-1EB 也因此获得了机械生长因子（Mechano Growth Factors，MGFs）这一更朗朗上口的绰号。MGF 能否在体内自然产生尚不明确，但在实验室中很容易合成。所有这些外部药剂——胰岛素、IGF-1 与 MGF——都有可能促进肌肉生长。因此，这三个分子在体育运动禁用药物名录上名列前茅就不奇怪了。

然而，关于 mTOR 通路的靶向有一个问题。mTOR 是一个在全身所有细胞中促进蛋白质合成的一般性通路，而不仅仅针对肌肉细胞，因此加入激素激活剂可能会有不良后果。通过雷帕霉素抑制 mTOR 可以阻止癌细胞的生长。相应的，用提高成绩的药物来激活 mTOR 则可能增加新的肿瘤生长。即使运动员愿意为增加肌肉力量这一短期收益而承受长期风险，许多激素激活剂由于功能复杂，仍有可能导致更直接的损害。我们已经知道胰岛素在控制葡萄糖代谢中具有关键作用，但 IGF-1 在身体其他部位也很活跃；它调节细胞的生长和发育，特别是神经细胞，并且能够控制细胞 DNA 的合成。也许对于兴奋剂使用者们来说，阻止肌肉生长抑制素这一停止通路或许更为适合？

肌肉生长抑制素：停止按钮

肌肉生长抑制素的发现，完全是现代分子生物学的奇迹。20世纪 80 年代，我在初次研究生物化学时发现一个新的激素信号通路，要对天然来源（通常是死亡动物的腺体）的分子进行艰苦的前期纯化和后期检测工作。肌肉生长抑制素作为生长因子家族的新成员，是通过简并 PCR（degenerative PCR）技术发现的。

PCR（聚合酶链式反应）是一种能够扩增细胞中的遗传物质（DNA）的技术。它广泛应用于现代分子生物学。没有它，人类基因组计划便无从谈起。PCR 技术在现代法医学中，是确定谋杀案嫌疑人的关键，并在法医考古学领域用于探寻那些早已灭绝的物种——如猛犸象——的 DNA。简并 PCR 是做得不好的PCR。人们不是追求扩增出已知的序列，而是尝试对序列稍作修改。通过这种方式，人们能够"发现"那些编码之前未被发现过的蛋白质的 DNA 序列。这些蛋白质与起始蛋白质相似，但又不完全相同。肌肉生长抑制素就是被一个研究转化生长因子 - β（Transferring Growth Factor-β，TGF-β）激素家族的团队发现的。

在我年轻的时候，人们一旦发现新的基因，便立刻着手尝试纯化其所编码的蛋白质产物，并在试管中进行研究，看看它可能有什么样的功能。然而，现代研究者的做法是直接从小鼠的基因中完全去除这个基因，寄希望于这些基因敲除的小鼠会丧失某些功能，以显现出该基因的作用。但这些简单粗暴的整体性的动物实验经常不起作用。缺失了人们感兴趣的某种基因的小鼠品系往往愉快地活着，全组的研究人员坐在小鼠前挠头，不知道接下来该怎么办。大自然经常有内置的冗余度，以在其他地方弥补缺失的基因。不过，小鼠离了你毕生研究的基因也能愉快生活，这是相当令人泄气的。

研究肌肉生长抑制素的团队发现了可能最好的结果。[4]敲除了肌肉生长抑制素基因的小鼠活了下来，但生物学特性改变了。结果清楚地显示出肌肉生长抑制素在体内的作用：这些基因敲除的小鼠肌肉质量是对照小鼠的2—3倍，其肌肉细胞数量和体积都增加了。通过遗传手段获得的"肌肉倍增"肉牛品种（比利时双肌牛 *，如图12所示）便被证明是由于肌肉生长抑制素缺乏导致的天然突变。[5]还有一个肌肉质量急速增加的5岁儿童，后来发现他的肌肉生长抑制素基因有缺陷。[6]肌肉生长抑制素被明确认定为肌肉生长的停止通路。移除或抑制它会使肌肉质量增加，即使没有过度的力量训练。

那么肌肉生长抑制素通路的细节是怎样的呢？是否为兴奋剂使用者们开发提高肌肉质量的药物指出了明显的位点？首先要注意的是，不同于mTOR，肌肉生长抑制素的信号是对肌肉特异的。对任何一个准备使用兴奋剂的人来说，这都是一个良好的开端，因为设计出能影响肌肉生长抑制素的分子，将能够靶定正确

---

* 也被称为比利时蓝牛（Belgian Blue）、比利时蓝白牛（Blanc Bleu Belge）等。

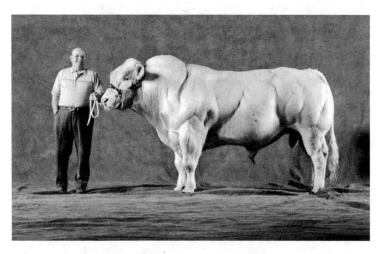

图 12　一头有遗传缺陷，肌肉生长抑制素合成减少的公牛（注意关闭停止通路后，肌肉的过度生长的效果）©Yann Arthus-Bertrand/Corbis

的位置。除肌肉生长抑制素本身以外，肌肉生长抑制素通路更有用，因为后者包括了一系列可能的兴奋剂作用靶点。肌肉生长抑制素要想令肌肉细胞起效，还需要其他蛋白质进行编辑。这些蛋白质属于蛋白酶，能够降解肌肉生长抑制素的一部分，使其达到活性所需的最佳尺寸。一旦被激活，肌肉生长抑制素便会与肌肉细胞表面的蛋白质结合，这些蛋白质原本是与 TGF-β 激素结合的。肌肉生长抑制素的结合激活了这些 TGF-β 受体，使名为 SMAD2/3 和 SMAD4 的两种胞内蛋白质磷酸化。这些磷酸化的蛋白质再移动到细胞核，结合到 DNA 的特定部位，并通过一个目前未知的机制关闭肌肉蛋白的合成（参见图 13）。

　　仔细看图 13 我们就会发现，如果要肌肉关闭蛋白质合成，必须确保很多事情不出差错。肌肉生长抑制素需要在细胞中表

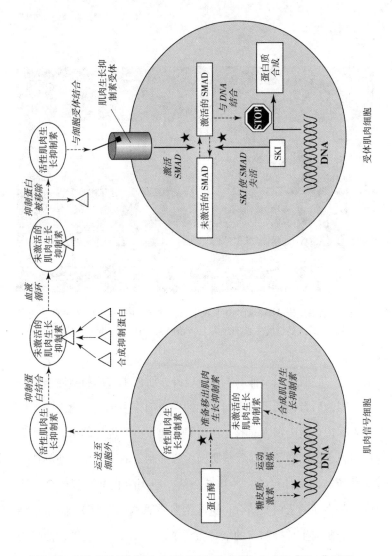

图13　肌肉生长抑制素——用于关闭肌肉蛋白合成的"停止"通路

通过肌肉生长抑制素关闭肌肉蛋白合成活动的简图。信号细胞接收到糖皮质激素（glucocorticoids，GC）——可能也包括运动锻炼——的信号，开始合成肌肉生长抑制素。随后，未激活的蛋白质先被蛋白酶剪短，然后被运送到细胞外。在细胞外的血液循环中，它由于结合了抑制蛋白而处于非激活状态。一旦这些抑制蛋白被移除，肌肉生长抑制素便处在激活状态，并结合到其靶标肌肉细胞上，并且引发磷酸化级联，导致最终产生与DNA结合的SMAD蛋白质，由此关闭肌肉蛋白的合成。然而，其他蛋白质，如SKI，可以使SMAD失活，从而阻止肌肉生长抑制素对蛋白质合成的抑制。即使我们尽可能将这一通路进行了高度的简化，其中也仍包含一些未知的分子和相互作用。改变其中任何一个因子都能显著改变肌蛋白合成功能的潜力，从而造成如图12中所示的肌肉增加

达，通过蛋白酶处理，之后在血液中运输，结合到受体上，受体活化后必须再磷酸化SMAD2/3和SMAD4，最后，磷酸化的SMAD2/3和SMAD4必须在细胞核中关闭肌肉蛋白质的合成。为了让事情更加复杂，细胞还生产了一些抑制蛋白。有的与肌肉生长抑制素结合以停止其工作，而其他蛋白质如一个名为SKI的，与SMAD结合以使其停止工作。

增补剂：在生物化学上对力量训练进行优化

可能你和大多数的运动员一样，更加关心实力，而不是身材。如果追求的不是完美的外形，而只是赢得金牌的话，那么花费时间训练是更好的选择。虽然有些药物确实能使肌肉在休息状态下提高质量，但那相比于力量训练所能达到的增幅是微不足道的。不要以为那些查出使用同化代谢类固醇兴奋剂的人，会在体育馆里少花哪怕一个小时。剧烈的力量训练是提高肌肉质量的关键。有没有什么生物化学手段可以帮助我们在体育中增强力量，却又不会触怒反兴奋剂机构呢？

肌球蛋白和肌动蛋白都是蛋白质，增加肌肉力量需要加强蛋白质的合成，这是否意味着我们需要在饮食中摄入更多的蛋白质？在有氧运动中，我们发现在大赛前控制饮食中的碳水化合物非常关键。要在力量运动中达到最佳表现，饮食中的蛋白质摄入是否很重要？在某种意义上，这只是部分正确。我们的代谢途径不能将储存的脂肪转化为蛋白质。因此，如果饮食中缺乏蛋白质，肌肉就无法增加。但是，我们是否需要在饮食中添加蛋白质补充剂来解决问题？

当前通行的理论是，新蛋白质的产生是在锻炼的各个环节中一点一点积累出来的。[7]肌肉代谢中没有什么长期的慢性效果，第四十次和第一次的训练效果几乎相同。这是否意味着你需要不断摄取额外的蛋白质来供养这种生长？健美和举重网站会让你相信这一点，因为这些网站上充斥着蛋白质混合饮料的广告，旨在最大程度地为新的肌肉细胞蛋白的合成奠定基础。然而，肌肉中蛋白质含量的增加多是由于降解率的下降，而非新蛋白质合成的增加。因此，虽然在力量训练时有必要改变饮食，但毕竟训练的目标是增加肌肉重量，单纯增加蛋白质饮料的饮用是不够的，把它们与碳水化合物甚至脂肪相结合更有效。在我母亲生活的那个时代，这被称为均衡饮食。撇开强化饮料对增强肌肉力量训练效果的大众营销不论，力量体育项目中并没有什么"速效"营养品能够与长跑运动员在赛前补充的碳水化合物或糖饮料的效果相比。用建筑打比方就是，增加蛋白质砖块的数量，并不能加快建造房子的速度。

那么"砖"的种类呢？有人认为某些来源的蛋白质比其他来源的更好。特别是动物来源的蛋白质，据称比植物来源的好。凝乳优于豆腐。运动员们能否借此将调整饮食带来的额外效果最大化呢？蛋白质是由 20 种不同的氨基酸按特定顺序串接在一起形成的。饮食中摄入的蛋白质，在胃和小肠中分解为氨基酸后被吸收。然后氨基酸被运送到身体各处，按照新的顺序，重新构成肌动蛋白和肌球蛋白丝，最终形成肌肉。

也许牛奶和大豆的区别在于其氨基酸本质就有差别？是不是

某种类型的氨基酸能更好地进入肌肉细胞？这样的观点尚无科学定论。迄今与此最相关的理论是，氨基酸从肠道进入血液的吸收率是个关键，而不是进入肌肉细胞的吸收速率。[8]同化代谢是把分子修建在一起，而异化代谢则是将它们降解掉。牛奶蛋白一般来说比大豆和小麦蛋白吸收得更慢，因此在饮食中增加的话，可以被身体平稳地吸收。如此一来，细胞便有时间调整其生理过程，增加的蛋白质能够顺利进入肌肉细胞。然而，人体对大豆蛋白的吸收较快。大豆蛋白分解后，血液中氨基酸浓度迅速上升，给身体发送氨基酸过多的化学信号。于是紧急信号通路启动，机体响应后，便会把氨基酸送至脾脏处理掉（异化代谢），而不是送到肌肉促进生长（同化代谢）。因此，由于乳蛋白吸收和运输较慢，这样就能有更多的氨基酸可用于肌肉的生长。

这种看法与碳水化合物的健康摄入方式相呼应。食物中的碳水化合物可在消化道中被迅速吸收，从而在血液中形成高糖水平。这些食物被称为高血糖指数（Glycemic Index，GI）的食物。据说高 GI 的食物如精米和法棍面包，比低 GI 的食物如糙米和全麦面包，更容易触发不理想的生理后果。对于碳水化合物和蛋白质两者而言，似乎缓慢消化对效率和健康来说是最关键的。

如果乳蛋白和大豆蛋白之间的差异在于肠道吸收情况，那么氨基酸的成分细节就是无关紧要的。一旦蛋白被分解成氨基酸，肌肉并不会关心 20 种氨基酸的相对比例。的确，如果代谢途径网络能够将体内大多数种类的氨基酸相互转换，那么蛋白质在氨基酸组成上相对较小的变化似乎不会对肌肉蛋白质合成产生显著影响。这样的必然结果是，没有什么神奇的氨基酸混合物可以迅速进入肌肉细胞，增强肌肉生长。蛋白质混合饮料只需要确保其中含有能被肠道缓慢吸收的蛋白质即可。

增补剂：穷人的同化类固醇——氨基酸？

因此，如果均衡饮食（可能需要稍微提高蛋白质摄入水平）就已经能够提供优化力量训练的营养需要，为何还有这么多声称能够提高训练成绩的"绝妙"混合饮品广告呢？网络和保健食品商店中也都充斥着能够增强力量训练效果的食品增补剂，其中一些是含有大量氨基酸单体的机能增进剂。有了关于蛋白质均衡摄取的知识，我们是否能不假思索地对这些产品嗤之以鼻呢？也许不行。大体上讲，这些产品不是试图巧妙地改变身体的氨基酸饮食结构，相反，它们是在试图黑掉细胞信号传导途径，类似于同化类固醇的效果。从生物化学角度来说，人们服用这些产品也是在试图寻找一条相同的捷径，使用高剂量的"天然"化合物，这些化合物既要比黑市上的类固醇便宜，也不容易被体育机构所禁止。制造商的说法令人印象深刻：不同的氨基酸能刺激激素的释放，激活代谢通路，以及减少肌肉蛋白质的自然分解速率；它甚至能改善免疫系统，所以，没有什么挡得住您前往健身房了。

那么，有没有证据能够证明这些特定氨基酸的效果？它们中大部分能够扰乱激素的信号通路。例如胰岛素，不仅控制着血糖水平，也能够增加肌肉细胞对氨基酸的吸收量。胰岛素和人生长激素已被认为是同化代谢（肌肉生长）的信号。因此，氨基酸补充剂可增进力量训练的效果，因为前者能特别"天然地"增加这些激素的体内浓度。这不是没有科学依据的。氨基酸中的精氨酸、赖氨酸和鸟氨酸全都可以增加脑垂体中生长激素的分泌。精氨酸还可以增加胰岛素的分泌。然而，科学实验所需剂量之高，只能通过静脉注射相应的氨基酸来满足。

以精氨酸为例，科学数据表明 30 克是必需的量。补充剂片剂的精氨酸含量通常是 1 克 / 片，建议每天最大用量为 2 克。当口服剂量达到 10 克时，人体就到了可忍受的极限，这种反应在科学论文中被委婉地描述为"肠胃不适"。然而，要促进激素分泌，10 克是不够的。[9] 尽管鸟氨酸可以比精氨酸释放更高剂量的生长激素，但每天 1—2 克的口服用量同样是不可能起效的。[10]

人体的胰岛素水平被控制得很好。即使通过高 GI 食物达到了血糖峰值，也可以很快地降到正常水平。结果就是，服用足量药物也无法使血液中的氨基酸水平达到科研中足以引发激素分泌的高度。对于生长激素来说，即使氨基酸补充剂服用的剂量非常高，60 分钟中等强度的运动也比服用任何补充剂释放的生长激素要多。

那么其他的氨基酸补充剂呢？我们在第三章提到过支链氨基酸，可在长距离的有氧运动中作为大脑疲劳的调节剂。最近的研究表明，它们也能促进力量训练的效果，但证据尚不充分。这项研究仅在体外把 BCAA 添加到组织提取物中，出现了蛋白质合成增加和分解降低的现象。仍没有人能够在人体中重现类似的效果。[11]

在我们结束有关氨基酸补充剂的讨论之前，有一个产品值得一提。它不是氨基酸，而是氨基酸的分解产物——β - 羟基-β-甲基丁酸酯（Beta-Hydroxy Beta Methylbutyrate，HMB），它在体内通过亮氨酸合成，目前还不清楚它在细胞功能中的作用。可以明确的是，每天口服 3 克会对肌肉力量有一定影响。目前还不清楚产生这些影响的深层机制。[12] 我们不知道，这是一个已经走到尽头的微不足道的小发现，还是一种会为增强力量训练效果带来曙光的新化合物。

增补剂：神奇药丸肌酸？

氨基酸补充剂已经谈得够多了。现在谈谈之前讨论能量代谢和有氧跑步时提到的那个分子。肌酸能够提高能量利用率，从而在驱动短时间内往复收缩方面具有积极的作用。但它似乎也能够通过增大肌肉来提高肌肉收缩的力量。力量训练计划与肌酸结合时，似乎能更好地起作用。同样，力量训练中用于肌肉冲动的肌酸剂量虽然安全，但也都远远高于我们能够在膳食中获取的量。其作用机制也仍是未知的。一篇科学综述中如是说："总之，多数研究表明，在耐力训练中，补充肌酸是一种安全、有效、合法的增肌和增加力量反应的方法。"[13] 在这一章中，我很欣慰，因为我终于碰到可以支持广告宣传的科学根据了。这非常不易。

肌肉力量是如何随增补剂增加的？

目前只有三种方法经过了良好的验证，可用于增加肌肉力量，又不至于惹毛反兴奋剂机构，即耐力（力量）训练加上热量摄取的均衡增加，补充肌酸，摄入 β - 羟基 - β - 甲基丁酸酯复合物。通过对 mTOR 和肌肉生长抑制素通路进行排查，能否找出这些方法得以奏效的机制？力量训练引起的肌肉肥大是一个非常局部的结果，在精英运动员和健美运动员中看到的极端肌肉情况可能更是如此。系统层面上的一般性的信号过程不太可能会像肌肉自己的信号过程那么重要。

锻炼对肌肉行之有效，那么它是如何影响 mTOR 通路的呢？让我们复习一下这一通路（见图 11）。mTOR 的激活过程中似乎包含了一个直接的机械效应，而不需要胰岛素或类胰岛素样生长因子。由于是机械作用，这种效应便很自然地只限制于肌肉细胞中的 mTOR。运动也能够增加脑中生长激素的分泌，这就进一步促进了整个身体中 IGF-1 和胰岛素的产生。胰岛素和 IGF-1 都能激活 mTOR 通路，那这种由激素激活的方式如何能被单独靶定到肌肉上呢？ MGF，一个有些难以捉摸的肌肉特异性的特殊生长因子，很可能是关键。

那么肌肉生长抑制素的停止信号是怎样的呢？这里同样存在着一些不确定性。显然抑制肌肉生长抑制素将提高肌肉质量。有研究表明，在力量训练后，肌肉生长抑制素有所下降，但这种效果并不普遍，可能与人体局部信号通路研究困难有关。局部的通路需要局部的样本，这就需要进行肌肉组织活检。许多人体研究本身就限制活检样品的数量。然而，肌肉生长抑制素的任何形式的增加都一定是有时间限制的。升上去的总会降下来。因此，由于不知道上升和下降的速度，只在单一时间点采样，就可能会出现样本过早或过晚的问题，无法观察到一个可量化的效果。

解决办法是多个时间点采样。2007 年，在一项颇具英雄主义色彩（特别指志愿者）的研究中，印第安纳州波尔州立大学（Ball State University）的斯科特·特拉普（Scott Trappe）研究了肌肉基因对运动锻炼的响应。[14] 研究采集了 8 份肌肉活检样本：运动即将开始时，运动刚刚结束后，以及运动 1、2、4、8、12 和 24 小时后。在这一过程中，研究者发现肌肉生长抑制素有明显的降低，最大降幅出现在第 8 小时。这种降低可能导致肌肉蛋白合成的增加。

有趣的是，其他的研究表明，在运动间隔的休息中，肌肉生长抑制素水平实际上上升了。[15] 这与本章介绍过的早期研究工作的结果相符：休息中的肌肉没有长期的慢性代谢效果，关键时期是运动刚刚结束后。合成新蛋白是每一次锻炼的直接结果。

总之，当前数据表明，力量训练既增加了肌肉细胞生长的启动通路，也减少了其停止通路。那么肌酸和 HMB 呢？肌酸无毒，价格便宜，因此在科学研究中方便使用。令人吃惊的是，我们几乎完全不清楚肌酸的作用。补充肌酸已被证明能迅速提高举重成绩和训练量，但其积极作用远超于此。

理论上，肌酸通过增强细胞能量储备或修改信号通路起作用。虽然肌酸是参与能量代谢的分子，但让人想不通的是，如果肌肉细胞中缺少 ATP 就会限制肌肉的生长能力，尤其是在停止锻炼后的增长。另一方面，2010 年伊朗科学家 Saremi 的研究认为肌酸能够降低血液中的肌肉生长抑制素水平[16]，这意味着肌酸影响蛋白质降解中信号通路的可能性。

思考 HMB 的作用可能会更有价值。它可增加胆固醇的合成，这是肌肉在高强度训练之后进行修复时必需的过程；它也可以通过激活 mTOR 启动信号，或者与肌肉生长抑制素停止通路的替代机制"泛素通路"相互作用，来影响细胞通路。mTOR 的机制也许是最引人注目的。HMB 促进了小鼠肌肉蛋白的合成。如果加入名为雷帕霉素的分子来抑制 mTOR 通路，就能阻止这一促进过程。[12] 这个简单的实验表明，HMB 通过影响 mTOR 通路发挥作用。

兴奋剂如何增加肌肉的力量？

在下一章中，我们将详细探讨这个问题。但是，趁我们还能清楚地记住肌肉的生长机制，有必要在这里提前预热。首先可以明确，科学家正在研究大量有关关键信号通路的知识。除了 mTOR 和肌肉生长抑制素，还有其他一些我未能来得及详细描述的，如泛素系统、FOX/forkhead 通路、NF-KB、整合素（integrin），以及钙调磷酸酶（calcineurin）等。这些都为兴奋剂使用者提供了可能的目标。正如我们在前面的章节中学到的那样，社会在这些领域的科学研究中投入的资源，很大程度上取决于它们在人类疾病中有多重要。肌肉损伤和萎缩是一系列疾病的关键，如肌肉萎缩症（muscular dystrophy）、运动神经元疾病（motor neuron disease）、周围神经损伤（peripheral nerve damage），当然还有衰老过程本身。因此，新药研制有望受到商业的驱动。

谈到靶向通路，大多数药物是酶抑制剂。停止一条通路比启动一条要容易得多。启动一条通路，需要激活许多不同的酶系统。否则，你只是把通路中的一个瓶颈转到了另一个瓶颈上。例如，当我们开始跑步时，激活多达10种酶，肌肉耗氧量增加了将近20倍。相反，只要一种抑制剂就能阻断耗氧导致死亡，例如剧毒的氰化氢。与氧的消耗有关的，很可能也与肌肉的生长有关。在肌肉生长抑制素通路中，任何障碍都会阻止蛋白质的分解；好在该途径是肌肉特异性的。多种蛋白质在正确的时间出现在正确的地点，才能保持肌肉生长抑制素的活性。在这个复杂的相互作用的网络中，只要打断其中一个环节，就有可能促进肌肉细胞增殖。

接下来，兴奋剂服用者可能会瞄准肌肉生长抑制素。[17] 或许除了打听在哪里能弄到肌肉生长抑制素抑制剂，你根本无法和一个健美运动员在网上聊天。在深入研究新的"智能"药物之前，我们应该首先回顾下老方法。任何有关兴奋剂使用方法的讨论都不能避谈同化类固醇。现在是时候了。

第六章

类固醇及其他

女性短跑运动员使用类固醇，能够使其百米成绩缩短大约 0.4 秒，或者（在同样时间内）增加 4 米；男性运动员可以缩短 0.2 秒，或者增加 2 米。

——维克托·康特

类固醇是什么？

我们现在谈谈所有兴奋剂中最臭名昭著的一类：同化代谢类固醇。在化学结构上，类固醇由四个环构成（参见图 14）。这些环的化学性质以及环上结合的基团，决定了类固醇分子的生物学活性。分子结构上的微小细节极其重要，细微的化学结构差异在效果上就会产生明显的变化：只要移动一个氧原子和氢原子，就能把雄激素睾酮转变为雌激素雌二醇，携带的激素信号也会从提高肌肉质量、令嗓音低沉和毛发浓密的信号，转换成降低肌肉重量和促进乳房发育的信号。

这种化学结构上的相似性对人体是有益的。与其演化出完全

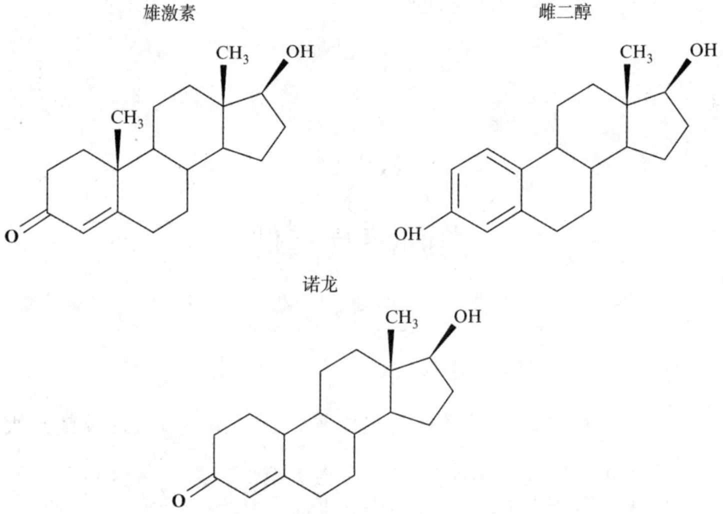

图 14　雄激素（睾酮）和雌激素（雌二醇）的区别

雄激素和雌激素的结构差异。只需要芳香化酶一个酶就可以将前者转换为后者。人工合成的同化类固醇——诺龙，在化学上与雌二醇联系得更紧密一些。主要的差别是在该结构底部左侧的氧原子上添加了一个氢

不同的通路来分别生产雄性和雌性性激素，不如在现有的通路上略做修改来满足要求。基于上一章中所描述的细胞信号的工作原理——"锁和钥匙"原理，这种做法是可行的。人体乐于使用相同的材料来制作各种"钥匙"。如果只需在外形上做出小小的改动，就能确保为每座房屋都配上单独的"钥匙"的话，为什么还要采用不同的材料呢？同样，在生物化学中，基本结构相同的中间体可以很好地在细胞内共存，而只有具有精确形状的分子才可以打开"锁"，并引发正确的反应。因此，类固醇也用于性信号之外的其他许多细胞过程中。

　　第一个在体内合成的含四个环的类固醇结构分子是羊毛固醇

（lanosterol），所有的类固醇都来自这一分子。在纸上画一个分子结构很容易，但在现实中要实现必要的化学变化可不容易。将羊毛固醇转化为胆固醇这种大家都很熟悉的类固醇分子，需要19步化学反应。在实验室进行这种合成需要数周的辛苦工作，很可能还需要高温或极端的酸碱条件。而人体内的酶在室温和中性pH条件下，几秒钟内就可以完成转化。

大多数人知道胆固醇是因为它的代谢产物总是在动脉壁上异常沉积，由此产生的"结垢"缩小了血管的内径，增加了心脏病和中风发作的风险。然而，胆固醇在维持细胞膜流动性中也起着关键作用。例如，脑内信号的传导需要富含胆固醇的绝缘鞘，以使电信号的传输更有效率。如果这个胆固醇质的鞘分解，脑信号就会变得不稳定，同时对人体的作用效果也会减弱，就像在多发性硬化症（multiple sclerosis）之类的疾病中发生的那样。

胆固醇还可以被转换成许多有用的化合物。肝脏把胆固醇转化为胆汁盐，储存在胆囊中。在我们就餐后，这些盐就被释放到肠道中，帮助消化食物中的脂肪。这一过程无须分子发生化学变化，纯粹是物理反应。类固醇是疏水分子，它们厌水，不与水相混合，但可以与油性的脂肪类分子混合。因此，胆固醇能够溶解我们吃进去的脂肪（专业术语称为"乳化"），并使其被身体高效地吸收。这就是为什么一旦切除了胆囊，就要留心饮食中的脂肪含量了：由于缺乏胆汁盐，食物中的脂肪在肠道中无法与水相溶，这将导致吸收不良。

除具有重要的结构功能之外，胆固醇也可在生理信号传导中发挥作用。胆固醇分子可与一类有关肢体发育的蛋白质相结合并对其进行编辑。这些蛋白质是在果蝇中发现的，缺失对应的基因会导致果蝇的胚胎外表出现很多小的刺突，因此这类蛋白质被命名为"刺猬"（hedgehog）。人类有三种刺猬基因，分别根据三种刺猬命名：动物中的"沙漠"刺猬和"印度"刺猬，以及依照视频游戏角色命名的"索尼克"（Sonic）。胆固醇在其中的作用是与索尼克刺猬蛋白结合并把它输送到身体各处。然而，这在胆固醇的信号传导角色中只是一小部分。重要的是，胆固醇是所有的类固醇激素的直接前体（参见图15），这些激素在人体内具有多种功能。

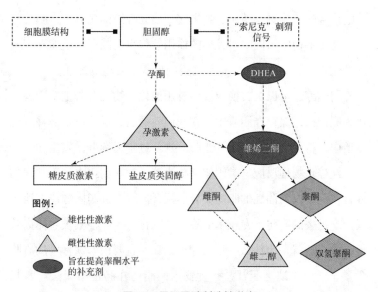

图 15　用胆固醇制造性激素

真实的代谢途径在本图中已进行了简化，用箭头代表。请注意雄性和雌性性激素的生产过程是如何紧密联系着的。男性和女性体内确实都同时存在着一定水平的孕酮和睾酮，当然，"正确的"性激素水平要高得多。对于运动员来说，问题在于如何影响雄性激素水平而不影响雌性激素

糖皮质激素（glucocorticoids）参与了应激反应和血压控制，并影响着免疫系统。最知名的糖皮质激素是天然皮质醇（cortisol）。治疗皮肤过敏的药膏中就含有皮质醇。人工合成的皮质醇［例如泼尼松（prednisone）］可用于治疗哮喘。皮质类固醇（corticosteroids）无论是注射、口服还是吸入，在奥运会项目中都是被禁止的，除非是出于医疗原因如治疗哮喘。然而，这项禁令并不是出于皮质类固醇宣称的对肌肉力量的效果。事实上，正如我们在上一章中看到的，糖皮质激素实际上促进了肌肉生长抑制素的产生，所以很可能会关闭肌肉蛋白质的合成。然而，如我们从严重哮喘的病例中可以见到的那样，口服大剂量的皮质类固醇，将会对情绪变化产生深刻的影响。反兴奋剂机构所要限制的正是这种可能会出现的心理上的获益。

盐皮质类固醇（mineralocorticoids），如醛固酮（aldosterone），控制着人体的盐代谢和血压。盐皮质类固醇从未被禁过，然而有趣的是，这一血压控制系统在生物化学上与 ACE 基因有联系，而 ACE 可以改变人的运动成绩。

接下来我们还剩下三类性激素，包括两种雌性激素［**孕激素**（progestagens）和**雌激素**（estrogens）］和一种雄性激素［**雄激素**（androgens）］。孕激素，如孕酮（progesterone），主要负责维持妊娠。雌激素，如雌二醇（estradiol），参与女性第二性征如乳房的发育等。有趣的是，尽管男性的雌激素水平比女性偏低，他们还是必须有一些这种所谓的雌性激素来维持正常的性功能。迄今还没人发现雌性激素能提高哪项运动的成绩，因此不必担心它们会被当作兴奋剂使用。

但雄性激素却并非如此。更具体地说，兴奋剂检测机构感兴趣的是蛋白同化雄性类固醇（Anabolic Androgenic Steroids，简称AAS）。这种类固醇激素控制男性性功能，并具有把小分子组装成大分子（同化作用）的能力。同化代谢是专门增加肌肉蛋白质的过程，能够产生更粗大、更重的肌肉。因此，任何形式的同化类固醇——无论是天然的还是人工合成的——都会被禁用。

有五种常被论及的天然促雄类固醇。在人体发育过程中，睾酮（testosterone，或称睾丸素）负责建立男性的主要性特征（生殖器官），双氢睾酮（dihydrotestosterone）与男性第二性征的发育（胡须等）关系更加密切。这些化合物都会促进同化代谢，可以增加肌肉重量。第三个是睾酮的衍生物——表睾酮（epitestosterone），它不进行同化作用；实际上它会表现为睾酮活性的抑制剂。剩下的两种分别为雄烯二酮（androstenedione，俗称"雄酮"）和脱氢表雄酮。与主要产生于睾丸的睾酮不同，雄烯二酮和DHEA大多产生于肾上腺。虽然后两种雄性激素的促雄作用已经很清楚，但是还不清楚它们是否同样能够引发同化作用（构筑肌肉）。雄烯二酮和DHEA多年来一直备受争议，它们目前仍在禁用药物清单上。

睾酮作用的细胞机制

睾酮是如何增加身体力量的？又是如何通过大剂量服用来使人体更强壮的？图16显示了主要的细节。类固醇激素通常产生新的信号传导蛋白，而不是通过对已有的信号进行磷酸化编辑。它们是如何做到这一点的呢？正如我们已经知道的，所有的蛋白质都是通过从 DNA 上读取遗传密码来制造的。而类固醇激素决定应该读取哪些代码，从而合成什么蛋白质。它们通过直接结合到细胞核中的 DNA 上来实现这一点。考虑到生物化学中没有什么是简单的，所以或许应该更确切地说，它们会结合到能与DNA 结合的介导分子上。

　　这种介导分子是睾酮的受体，它们在所有的细胞中都存在，但只有在与睾酮结合的时候才会被激活。睾酮和受体结合之后，

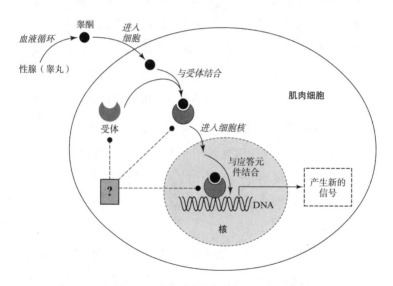

图 16　类固醇激素是如何工作的

睾酮产生于性腺（睾丸），然后在身体各处旅行寻找它的靶细胞——在我们的讨论中就是肌肉细胞。进入细胞后它会遇到一种受体（并与之相结合）。睾酮/受体复合物可进入细胞核，然后结合到激素应答元件（HRE）上，这时，它便能影响那些能控制细胞功能的化合物的合成。对于 HRE，以及其他任何可以破坏受体或影响受体与睾酮结合能力的蛋白质（在图中用？表示），我们仍不清楚它们的具体的作用细节。对于如何使用兴奋剂增强睾酮效果来说，这些都是有潜力而尚未为人所知的领域

便会把受体带到细胞核。在细胞核里是编码了体内约 20000 种蛋白质的 DNA，但只有特定的 DNA 位点才可以结合活化了的睾酮受体。这些特定的 DNA 位点被称为激素应答元件（Hormone Response Elements，HRE）。

一旦睾酮受体结合上了 HRE，相应的基因便会被激活。这个被激活的基因，反过来又制造了一个可以改变细胞活性的蛋白质。因为多种不同的激素应答元件都会在不同程度上对睾酮受体有所响应，所以一种激素可以在细胞中有多重影响。确实，激素在不同的细胞中可以有不同的效果，这取决于激素分子能否接触到 DNA 上的 HRE，以及是否有其他的不同激素对此造成阻隔。有时候生物化学看起来似乎在编织着错综复杂的网络，当然，对于这种复杂性，也有一种应对方法。如果不想让睾酮在任何老化的细胞中激活蛋白的合成，可以通过多种手段进行阻止，例如阻断细胞对睾酮的摄取、不合成其受体、编辑其激素应答元件等。相反的措施则会加强睾酮对蛋白质合成的作用，而这正是兴奋剂使用者们想要做的。随着科学家对这些激素应答元件的工作机制的了解更深入，体育运动中的兴奋剂使用者也有更多选择了。

那么，睾酮的 HRE 控制的是什么样的蛋白质，它们和上一章中描述过的肌肉生长调控通路是如何相互作用的呢？事实上，要得到这个答案出奇的困难。科学文献的长卷是由医学研究和随之而来的相关基金资助所织就的。大多数研究资金被用于探测前列腺的睾酮靶点，因为睾酮会促进前列腺癌的生长，而对肌肉中的睾酮靶点则鲜有关注。事实上，前列腺癌的初步筛查方法就是检测一种由睾酮结合前列腺中的 HRE 后被活化的蛋白质。这种蛋白质被称为前列腺特异性抗原（prostate specific antigen，PSA）。在美国，PSA 筛查是一项面向所有中年男子的常规检查，测量其血液中的 PSA 水平能够显示前列腺中睾酮的异常活性。

据推测，与在前列腺中相比，睾酮在肌肉细胞中激活不同的 HRE。毕竟男性的前列腺要做很多事情，但并不包括在体育锻炼后增大自身体积。在肌肉细胞中，激活了的睾酮 HRE 会导致一种新的蛋白质产生，从而发出细胞生长的信号。对增补剂制造商们来说，获得一份他们认为可能会在肌肉中对睾酮应答的生长因子的备选名单并不难。我们之前见到过的 IGF——胰岛素或者机械生长因子调控着 mTOR 通路，成纤维细胞生长因子（Fibroblast Growth Factors，FGFs）可能在生成"卫星细胞"以供养肌肉细胞生长中起到了重要作用。但是其他生长因子，譬如神经生长因子（Nerve Growth Factor，NGF）、上皮生长因子（Epithelial Growth Factor，EGF），以及结缔组织生长因子（Connective Tissue Growth Factor，CTGF）似乎并不能增进肌肉生长。

除兴奋剂之外，生长因子在护肤产品中也大有可为。生长因子可以进入细胞内发挥作用，据称可以恢复受损的皮肤细胞。

很少有能够确凿证明上述任何生长因子是由睾酮激活的证据。在这方面只有极少的数据表明一个 DNA 上的睾酮结合位点能够激活 IGF-1 的表达，这似乎能作为线索。尽管还没能证明在肌肉细胞中 IGF-1 同样能够被激活，这一发现仍然令人着迷。在上一章中，我们看到，IGF-1 激活了 mTOR 通路。这表明，睾酮是在激活肌肉生长的启动通路（mTOR），而非抑制停止通路（肌肉生长抑制素）上。[1] 除了试管中的证据，是否有任何人体实验来证明这个论点呢？

睾酮有效吗？

长久以来，人们在提高睾酮水平的尝试中，获得了各种各样的成功。睾酮，顾名思义，主要由男性睾丸产生。人们早已知道，除去睾丸——去势，对雄性特征具有巨大的影响。对于人的阉割，最早的记录是亚述人，但由于这一技术在食物生产和动物行为上的重要性，它与动物的驯化过程几乎是并肩发展的。亚里士多德（前384—前322）便谈论过对人（使他们变成太监）和鸡（把公鸡变成阉鸡）的阉割。在20世纪20年代，美国著名的邮购公司西尔斯公司（Sears，Roebuck & Co.）甚至出售过家庭阉鸡套装，并带有全套图解——令人宽慰的是，顾客被告知应首先在死禽身上尝试。

人们认为阉鸡的肉比公鸡的肉更加鲜嫩多汁，有些人甚至喜欢它更甚于母鸡。造成这种差异的原因是什么呢？这里有一份标准的亚里士多德式表述。"问题：阉鸡为什么比公鸡好吃？答：因为阉鸡不会因跟母鸡踩背而损失它的体液。"[2] 但这一表述不太站得住脚。现代的观点则较为平实。阉鸡的味道与从没见过母鸡的公鸡相比，也是不同的。运动和锻炼并不能带来好的口感。阉割导致行为改变，从而降低运动量。这增加了阉鸡的脂肪含量，使得鸡肉更加多汁。

　　肉类生产行业希望饲养性格温顺、体肥肉嫩的动物，而运动和健康行业想要做的事正好相反。如果切除睾丸能使动物变得温顺，那么增加睾丸能否让它们变得更富活力？这能否应用到人类身上？由于对通过手术增加有功能的睾丸数量这种做法缺乏相关知识，人们便先尝试了更简单的方法。在东方美食中，动物睾丸至今仍十分常见，而现代的睾丸美食节已经如雨后春笋般在美国涌现。虽然通过这种方法获得的睾酮水平升量是微乎其微的，但它还是有一定科学价值的。睾丸的确可以产生能影响男性功能的化合物。[3]18 世纪，苏格兰的外科医生约翰·亨特（John Hunter）在这方面进行过开创性的工作，但是第一个公开发表的实验发生在哥廷根，由德国科学家阿诺德·贝特霍尔德（Arnold Berthold）完成。1849 年，贝特霍尔德成功地在阉鸡的腹部移植入睾丸。令人惊讶的是，移植使许多阉割所带来的影响发生了逆转。令科学家们震惊的是，即使没有与神经系统达成物理连接，这种影响依然存在。移植的器官一定产生了神奇的分子，在生物体内四处旅行。由此，有关激素（内分泌）的科学诞生了。

　　到了 19 世纪末，科学家们做出了正确的判断：整个睾丸只包含了少量的具有活性的化合物，它们有可能会被消化过程破坏掉。因此，他们开始就把某种"雄性化合物"直接导入身体中去展开了认真而努力的尝试。[3] 在 1889 年，一名法国医生，夏尔 -爱德华·布朗 - 塞加尔（Charles-Édouard Brown-Séquard）把狗和豚鼠的睾丸提取物注射到了其他动物体内（包括他自己）。据说所有这些措施都成功恢复了实验对象的健康和活力。有些人甚至声称发现了永葆青春的奥秘。正如 1929 年格劳乔·马克斯

（Groucho Marx）在音乐剧《椰子》（*The Cocoanuts*）中唱的那样，"如果你老得跳不动舞，那就给自己来杯猴腺 *"[4]。为人注射睾丸提取物的家庭作坊开始兴起。1920 年，出生于俄国的法国外科医生塞尔吉·沃罗诺夫（Serge Voronoff）走得更远。他模仿贝特霍尔德的实验，把黑猩猩睾丸的薄片移植进了人的阴囊。运动界也不能幸免。还记得第一章中在讨论 1939 年英格兰足总杯决赛，伍尔弗汉普顿流浪者对阵朴次茅斯队时提到的猴腺提取物吗？负责此事的化学家孟希斯·夏普（Menzies Sharp），据说就是沃罗诺夫的弟子。

腺体和注射腺体提取物的想法最终黯然落幕，因为效果并不如所炒作的那样。人们需要更有效的产品。搜刮活性化合物需要大量的初始原料。[3] 弗雷德·科赫（Fred Koch）有现成的高活性制剂来源——臭名昭著的芝加哥牲畜饲养场，它生产的肉类占当时美国肉类消费的 75%。20 千克的牛睾丸经浓缩 100 万倍纯化后，可制成 20 毫克的活性激素提取物。在欧洲，为了不被同行赶超，阿道夫·布特南特（Adolf Butenandt）正忙着从德国警察的尿中纯化人类激素——确切地说，布特南特从 15000 升尿液中回收到了 15 毫克。在工业规模上获取能够注射入人体的高纯度化合物是一个挑战，但这能赚大钱。在 20 世纪 30 年代，欧洲三大制药巨头——瑞士的汽巴（Ciba，现诺华制药）、德国的先灵（Schering）和荷兰的欧加隆（Organon）展开了竞争。在随后的

---

* 原文为 monkey gland，指一种兴起于 20 世纪 20 年代的鸡尾酒，由金酒、橙汁、石榴汁、艾碧思调制，其得名于下文塞尔吉·沃罗诺夫在人身上所进行的猩猩睾丸移植工作。——译注

二十年中，类固醇生物化学领域得到了飞速发展，天然类固醇睾酮、雄烯二酮和脱氢表雄酮相继被发现。但是，一旦有机化学家们发现对这些基本的类固醇骨架进行人工编辑是多么容易，他们就不再止步于这些天然产品上了。新的分子意味着新的专利，也就意味着更多的钱。被运动员们用作兴奋剂的类固醇产品，便是这些欧洲制药公司开拓工作的直接结果，对体育界的"贡献"仅仅是这些公司在医学研究过程中的小插曲。

　　既然所有的同化代谢类固醇都是由睾酮而来，那么，纯化了的睾酮提取物是否真正有效？重要的实验都在 20 世纪 30 年代末进行，注射纯化睾酮被证明对阉割的狗产生了同化作用。一些人不幸由于基因异常而成为天阉，当对他们进行睾酮注射实验时，也得到了相似的结果。在人类行为表现方面的第一项研究开展在1944 年，有六位美国老人使用了睾酮。[5] 对他们进行的力量测试，无论是在程度上还是在坚持时间上，都比安慰剂组有所增加。特别是，这是一组年龄较大（50 岁以上）的被试者，已经到了容易疲劳的年龄。这些结果很明显对激素疗法市场的发展是个好消息，但是对于体育运动呢？睾酮能否对年轻的男子健美运动员起作用呢？当然，可能起作用的说法已经传开了。这段历史疑云笼罩。尽管早期有关纳粹士兵用药物提升体质的故事已不可信，然而并没有人知道第一批类固醇的使用者究竟是谁。是开始于 20世纪 40 年代加州的健美运动员，还是 20 世纪 50 年代苏联的举重运动员？但可以肯定的是，20 世纪 60 年代，同化代谢类固醇在很多国家被广泛应用于体育运动的力量项目中。

　　人们普遍认为，由于研究证据已经比较清楚地表明睾酮在激素缺陷或老龄人群中有效，因此它们应该能使所有使用者受益。正如我们之前已了解到的，在涉及提高成绩的药物研究中进行对照实验非常困难。1991 年发表的科学文献中仍有"尽管传闻和理论都认为同化代谢促雄类固醇对于增进机能特性有积极的作用，但实验证据是模棱两可的"[6] 这样的话，这令人惊讶不已。要知道，这是本·约翰逊在 1988 年奥运会 100 米短跑中使用禁药后的第三年，写在一篇经由同行评议过的科学文章中。本·约翰逊真的是白折腾了吗？

洛杉矶威尼斯海滩上的健身运动员们最早开始滥用类固醇的时候，洛杉矶的科学家如能对其进行仔细的研究，或许会找到更加合适的方法。为了解长久以来多数人梦寐以求的到底是什么[7]，沙兰德·哈辛（Shalender Bhasin）博士对 43 名年轻男性进行了研究。大剂量的睾酮注射，使正常男性增加了无脂体重，肌肉的体积和力量。但该机制仍然难以捉摸。使用者们坚称类固醇能使他们训练时间更长，训练量更大。然而，哈辛的研究结果表明，睾酮即使在不训练的时候也会有效果。在他的研究中，运动和睾酮相结合，力量增加得最多。但是只使用睾酮，也和锻炼一样有效。显然，即使你不进行力量训练，类固醇的增补效果也是存在的。

睾酮如何工作？

所以，补充睾酮是有作用的。在正常人群中，超生理剂量的睾酮确实提高了肌肉在质量上的发育。在生化水平上发生了什么呢？有趣的是，这种效应似乎依年龄而不同。在年轻人中，睾酮促进了新的蛋白质合成，但是对于降解作用很小。[8]在年长一些的人中间却观察到了相反的效果。降解减少了，但是合成并未受影响。[9]不同效应最终导致了相同的结果——增加肌肉蛋白合成。这也体现了睾酮临床研究的困难：专注于类固醇激素替代疗法的研究有可能不缺研究资金，但很少有身材健美的年轻男性愿意为科学研究而自愿摄入睾酮。当然，我们并不知道优秀的男性运动员与普通的健康青年男性的表现有什么不同。

即使存在着上述困难，睾酮的工作机制仍已开始显现，虽然在细节上仍有待完善。我们在上一章了解到，力量训练是靠降低肌肉蛋白分解起作用的。相反，同化代谢类固醇似乎是通过促进这些蛋白质的合成来起作用的。这大概就是为什么即使对一个足不出户的宅男，类固醇也会发挥作用；而如果肯开始锻炼的话，它们会更好地发挥作用。促进蛋白质合成（类固醇效应）和降低蛋白质分解（训练效果），两者协同作用，提升了用于肌肉纤维生长的蛋白质水平。

随着研究的开展，分子层面上的细节逐渐浮现。我们已经注意到睾酮激活了激素响应原件，IGF-1。[1]这与我们之前提到过的一个概念很好地吻合了，即睾酮激活了蛋白质合成的启动通路。但也可能伴有其他效应发生。比如睾酮并不仅仅是增进了IGF-1的合成（见图17）。睾酮使肌肉细胞能够更有效地使用氨基酸，使氨基酸不会从细胞中逃离，而是保持在可利用的状态，准备新蛋白质的合成，以供肌肉生长所需。[8]这一作用背后的机制仍然是未知的。

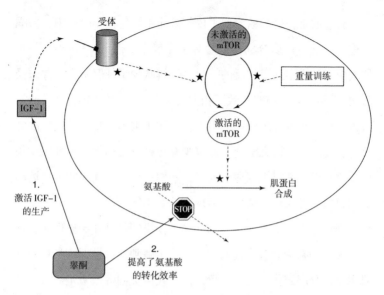

图 17　睾酮如何促进肌肉的生长

我们目前的知识都指出了睾酮能够激活肌肉蛋白质合成的启动（GO）通路。它激活了激素响应元件 HRE，升高了 IGF-1 水平，然后 IGF-1 继续激活 mTOR，从而达到激活启动通路的效果。然而，睾酮还通过一个未知的机制，阻止了氨基酸离开肌肉细胞，这提高了氨基酸转化为蛋白质的效率。上图显示了重要的两点。首先，它证实了睾酮在重量训练中独立发挥作用的观点。其次，更重要的是，睾酮可以通过许多不同的通路发挥作用，每一条路都具有增强肌肉细胞生长的潜力。如果我们能对相关通路的分子细节有任何了解，这将成为一片潜力巨大的兴奋剂产出的沃土

　　在试图把睾酮增补剂转化为更好的运动成绩时，应时刻保持谨慎。我们仍然不知道类固醇增补剂究竟是能够让运动员更容易达到最佳状态，还是达到那种如果不使用类固醇就很难达到的极限状态。也就是说，是不是运动员在赛事中达到的世界纪录，训练时加上类固醇都会被刷新？对我来说，这仍然是个悬而未决的问题。可能存在一个肌肉生长最优程度的极值，类固醇可以让人更容易达到这个顶峰，但是任何人训练得足够刻

苦的话，都可以达到相同的顶点。另一方面，有的运动员可能生来就有某些基因，这就意味着他们不需要额外的睾酮就能够达到最佳的力量配比。

类固醇和女运动员

虽然很难说世界上跑得最快的人用了类固醇后能跑得更快，但在跑得最快的女人身上很容易下这个结论。有些科学常识（以及生活经验）浅显得无须用统计来检验，尽管这可能会使科学纯粹主义者们感到震惊。我们不需要数学家来告诉我们，男子运动员比女子运动员跑得更快，投得更远。所以给女子运动员更多的男性特征应该能使成绩明显受益。如果这发生在生命的早期，可能会对个体产生巨大的影响。

如果在青春期前期或中期摄入类固醇的话，便能够改变人体天然的发育路径。因此，发育成熟的成年女性并不一定需要为了获得正面效果而继续进行摄入。只要能在童年时期正确地多次进行注射，类固醇的效果便可持续终生。这里讨论的是注射睾酮（性），合成代谢类固醇。这种事对于我们这些看着 20 世纪 70 年代体育比赛长大的人来说非常熟悉，其中典型的事例当然是东德由国家资助的用药计划。虽然久有传闻，但直到 1989 年柏林墙倒塌后，这一行径才被正式揭露。一位从东德逃往西方国家的运动员，布丽吉特·贝伦东克（Brigitte Berendonk），披露了兴奋剂的系统性使用。在东德期间，她曾作为铁饼运动员参加过奥运会。然而，她著于 1991 年的《兴奋剂档案——从研究到骗局》（ *Doping Dokumente. Von der Forschung zum Betrug* ），比她参加奥运会的运动生涯更加意义重大。1997 年，一篇题为《激素类兴奋剂使用和运动员的男性化：德意志民主共和国政府的秘密计划》（第一章参考文献 8）的论文为布丽吉特的这本书进行了补充，论文作者维尔纳·弗兰克（Werner Franke）是一位细胞生物学教授，布丽吉特的丈夫。

这些报告发人深省。当柏林墙倒塌时，超过 150 份绝密报告被从碎纸机上抢救下来，另有一些则是由兴奋剂使用者自己卖给报纸的。前东德顶级运动医生曼弗雷德·霍普纳（Mannfred Höppner）便是其中之一。2000 年，在柏林一家法院中，霍普纳被裁定为蓄意造成包括未成年人在内的 142 名女运动员身体伤害的从犯。霍普纳在斯塔西的代号为 Technik（即德语“技术”），从运动员的角度来看，这无疑与冷峻的技术剥削相呼应。在 1977 年一份发给斯塔西的报告中，“Technik”写道：“目前同化代谢类固醇被应用在所有的奥运体育赛事上，以及所有的国家队中……除了帆船和体操（女子）项目。”该报告还补充说，“根据我们迄今所取得的结果，可以做出如下结论，女性可从同化激素治疗中获得最大的运动成绩的提升……在第一次同化激素给药后，成绩的提升效果会特别高，尤其在青少年运动员中”（第一章参考文献 8）。

从典型的力量项目“铅球”中，很容易看到同化代谢类固醇使用效果在性别上的差异。在 1970 年至 1988 年期间，男子和女子项目都存在使用类固醇泛滥的情况。那段时间里，女子铅球的最好成绩中，有一名女子运动员的成绩比男子成绩提升显著很多

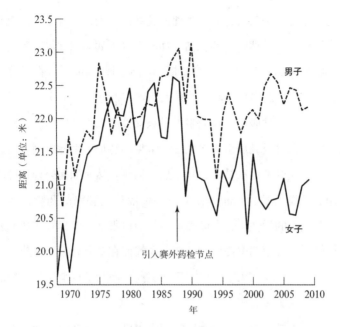

图 18 男子和女子铅球的世界最好成绩

1968 年是东德女运动员使用同化类固醇的开始。1989 年,(有限制的)比赛外药检的引入,
使在比赛前使用类固醇更加困难了。女子的成绩曲线显示了一个倒 U 形,这表明在 1975 年到
1988 年之间的成绩受到了显著的影响;这段时间中世界上最好的铅球成绩也都出自东欧国家。
要注意的一点是:由于男子铅球较重,所以男子和女子运动员的铅球成绩是具有可比性的

(见图 18)。运动员往往在赛季前的闲暇时间训练中使用类固醇,
仅在比赛前停药,以此来避免药检出现阳性。针对这种做法,相
关机构在 1988 年引入了赛外药检。此后,女子成绩的增长便出
现了下滑,但是对男子成绩的影响很小。

除了赛外药检,还有一个因素也减少了同化代谢类固醇在女
子运动员中的使用。没有人能够做到把类固醇激素在促雄性特征
(决定性别)和同化代谢(肌肉塑造)两方面的作用区分开来,

尽管理论上似乎是可行的。因此，这些激素的效果并不只是提高肌肉质量，其长期效果还包括增加心血管疾病和癌症风险等副作用，特别是肝癌和肾癌，而短期影响则因性别而异。在男性体内，人工类固醇可以被转化为雌激素雌二醇。因此看上去很矛盾的一点是：男性服用雄性激素可导致女性第二性征的形成。男性出现乳房发育或乳房组织增大是最常见的特征。因此类固醇使用者，尤其是健美运动员中，一个焦点话题自然是如何处理这种副作用。他莫昔芬（Tamoxifen）是一种治疗乳腺癌的药物，能够减少雌激素的活性。它在健美运动员中也很常用，尽管成功率各不相同。体育运动中使用的药物，和我们在变老时需要吃药的方式是一样的。我们为了对抗疾病而服药，而为了抵消这些药物的副作用要吃更多的药。

然而，雄性类固醇对女性的副作用更多，包括声音低沉，月经失调，阴蒂肥大，面部和阴部须发过度生长，以及男性式的谢顶。这些副作用在减少女子运动员使用同化类固醇的作用上，丝毫不亚于赛外药检；另一方面也促使用药者去尝试其他能够达到同化效果，而没有雄性激素副作用的化合物。

哪种类固醇是最好的？

睾酮能够被制成片剂，但这样会迅速被肝脏代谢掉而失去活性。可以通过编辑睾酮分子而使它被人体代谢的程度降低，从而使其效果更持久，但这样一来又必须通过注射给药。最好是找到某种编辑方法，使编辑后的睾酮分子能够在口服时仍具有活性。

人们早已清楚编辑睾酮的化学原理。这并不令人惊讶，因为睾酮的研发，原本就是由有机化学公司在争相将睾酮分子药物化的尝试中演变出来的。随着时间的推移，制药公司已经开发了一系列或长效或短效的膏剂、片剂、针剂等产品。兴奋剂使用者们充分利用了这一点，根据自己需要的效果来调制各种类固醇产品。正如我们之前已经注意到的那样，对医疗保健感兴趣的公司已经制成了大多数的化合物。除了用来治疗睾酮水平低的患者或帮助性别转换者等用途，同化代谢类固醇还用来刺激红细胞的形成和改善童年发育迟缓，它们也被用作慢性消耗性疾病如癌症的试验性治疗方案。

在许多情况下，临床使用的同化代谢类固醇已被其他激素所取代，如促红细胞生成素和儿童生长的人生长激素（Human Growth Hormone，简称 hGH）。这两种激素疗法也都禁止用于运动员。同时，新的医疗替代物投入使用带来的后果是，大的制药公司不再继续当前的类固醇项目了。当然，我们不能肯定是否还有政府背景的项目——即使是在高度机密的东德文件中，也仍然包含了一些用代码来指代的保密内容。但更大的可能性是，运动员和教练员们如果想要新的类固醇，就只能自己解决了。

运动员们还有一个理由去使用医药公司不会启用的新分子——他们并不需要更有效的分子，他们需要的只是一种同样有效但是在药检中不会被检出的分子。这就是合成类固醇 THG——或"清白药物"出现的原因。THG 的发明者，帕特里克·阿诺德在很大程度上是一个自学成才的化学家。与跨国制药公司相比，他只能使用相对廉价的资源来开展工作。毫无疑问，他并不是那种昙花一现的天才。对于一个水平够格的化学家来说，如果想要观察新的类固醇编辑类型，总是能够获取足够的信息的。他要做的只是在标准的科学文献中进行简单的搜索，或者在过期的专利中仔细查找那些没有达到标准的分子就足够了。分子一旦选定，可能只需要基础的化学专业知识就足以在实验室中进行合成。至于摸索出有效的制作工艺，为运动员生产出浓度高到能够发挥作用的片剂或针剂产品，就有些挑战性了。然而，个人设计者的类固醇产品避开了药物公司在研发中的必然成本——动物和临床试验，尤其是后者。因此，我觉得个人自行设计的同化代谢类固醇编辑物，是兴奋剂使用者可以无须搭医疗和科研机构的便车，就可以有效地制造出成品的少数领域之一。如果市场上没能迅速大量涌现这类产品，我倒会有些惊讶。它们应该已经出现在市场上了吧？

纠结各种同化代谢类固醇之间的细微差别并没有太大意义，它们的核心结构和睾酮是相同的。它们结合的受体相同，进入细胞核后激活的基因（据推测）也相同。研究各种非类固醇体促进肌肉生长的途径更有意思，但在那之前，我们还需要探讨一些与类固醇化学家帕特里克·阿诺德有关的化合物。它们就是激素前体药物。

类固醇前体药物

图 15 展示了与同化代谢类固醇的生物合成通路直接相关的两种分子——雄烯二酮和脱氢表雄酮。人们希望这些药物被用作

兴奋剂使用时，能够在身体内部转换成睾酮，因此，它们被称为前体药物。值得注意的是，它们也有可能转换成出乎意料的雌性性激素雌二醇。

DHEA 是由肾上腺分泌的，在 20 世纪八九十年代被大肆进行营销，其宣传力度毫不逊于 30 年代医药公司尝试销售睾酮的努力。在营销宣传中，DHEA 的治疗范围几乎涵盖了包括哮喘、糖尿病、疟疾、病毒性脑炎在内的大多数疾病。人们期望 DHEA 能够像睾酮那样，用于提高运动成绩和抗衰老等方面。如今的科学证据可以让人冷静清醒一下。DHEA 确实有益于健康，但前提条件是，使用者处于疾病状况下，自身不能合成足够的 DHEA，如在阿狄森氏病（Addison's disease，即原发性肾上腺功能不足）中。

雄烯二酮，也许因为它在代谢途径上"更靠近"睾酮（参见图 15），更受运动员们关注。它最早在东德使用，帕特里克·阿诺德将其进口到美国之后，在西方也受到了青睐。随后，它在美国顶级运动员中流行起来，最有名的是棒球运动员马克·麦奎尔（Mark McGwire）。1998 年，有人发现他的更衣柜中有一瓶雄烯二酮，而就在这个赛季，他打破了本垒打纪录。当时，尽管雄烯二酮在奥运会属于禁药之列，但并不被美国主流的职业体育项目禁止。总之，完全不清楚为什么麦奎尔当时要为一个类固醇前体药而费神。他后来承认在他破了纪录的 1998 赛年中服用了真家伙（也就是同化代谢类固醇）。也许他采取了"双保险"的方式来使用兴奋剂。

这些前体药物真的对提高运动成绩有效吗？答案几乎是确

定的"没有"（第五章参考文献7）。不仅在成绩方面效果并不明显，也没有证据表明它们可以提高睾酮水平——至少在年轻人中间是这样的。这并不令人意外，人体对激素水平有着严格的控制，如果睾酮水平升高，就会有控制机制介入，降低其合成或者促进其降解过程。偶尔服用甚至有规律地服用前体药物，很可能没有什么效果，除非服药的同时能够针对这些控制机制进行抑制。

需要注意的是，大部分研究都是在男性运动员身上进行的，这是毫无疑问的。有一项短期研究发现，女性服用雄性激素也出现了睾酮的升高效应。[10] 但出于伦理原因，并没有接下去进行长效的控制实验。我的猜测是，即使在女性体内，身体的控制系统也最终会像男性那样将睾酮的水平降低。毕竟睾酮在正常女性体内也存在，只是水平比男性低，因此她们很可能具有类似的控制机制。

类固醇释放剂

有一类化合物虽然不直接对肌肉细胞起作用，但可以通过触发其他激素的释放间接发挥作用。理论上，这些化合物可能与作用于肌肉细胞的激素一样有效，甚至更有效。其中最主要的兴奋剂是已被禁用的促性腺激素释放激素（Gonadotropin-Releasing Hormone，GnRH）。这种分子产生于大脑，顾名思义，它控制着促性腺激素的释放。促性腺激素，如黄体生成素（Luteinizing Hormone，LH），由大脑发出前去刺激性腺（性器官）。不同的激素以复杂的路径在人体中活动。促性腺激素释放激素产生于下丘脑，它来到脑下垂体激活黄体生成素的合成；然后黄体生成素再来到睾丸激活睾酮的生产，最终睾酮影响肌肉细胞的生长。

黄体生成素是在男性的睾丸和女性的卵巢中激活睾酮合成的。尽管促性腺激素及其释放因子只在男性运动员中被禁，这并不意味着它们一定不能帮助女性运动员提升成绩。然而，对女性进行兴奋剂检测是非常困难的，因为月经周期和妊娠会使正常的促性腺激素水平发生很大变化，这使检测人员很难对异常的水平进行定义。被控使用促性腺激素的运动员中，最引人注目的是美国棒球本垒打种子选手——曼尼·拉米瑞兹（Manny Ramirez）。2009 年，拉米瑞兹因服用违禁物质被职业棒球联盟（MLB）禁赛 50 场。尽管美国职棒联盟对调查结果的细节保密，但报道广泛认为该物质是人绒毛膜促性腺激素。[11, 12]拉米瑞兹本人只是说，他的医生因为某种未说明的个人健康原因而给了他这种禁药。

这看起来似乎有点奇怪，兴奋剂使用者竟愿意支付如此高昂的费用来尝试这些高科技的兴奋剂，甚至在没有证据表明这些促睾酮释放的化合物会有帮助的情况下。如果不能成功提高睾酮水平，使用者就不会有任何成绩提升；如果成功了，又会在药检中显示睾酮阳性。所以为什么不把中间环节去掉，从一开始就冒着风险注射睾酮呢？

这个问题的答案可能是，兴奋剂使用者们试图打破身体的控制系统。频繁注射人工的同化代谢类固醇会调低人体自身的睾酮合成水平。当人体感应到有过多的类固醇的时候，就会降低自身天然类固醇的生产，以此试图返回到之前的平衡状态，这样就导致使用者的天然睾酮低于正常水平。运动员们希望同时服用促睾酮释放化合物和促睾酮释放化合物来抵消这种效应，从而同时获得正常的和外来的类固醇的增益效果。这样，就可以使天然睾酮的水平保持在正常范围内而不被检出，同时获得兴奋剂的效果。

人生长激素

人们在变老时肌肉功能会下降。每一代人都有他们的神奇抗衰老药，试图制止这一自然过程。20 世纪 50 年代是睾酮，20 世纪 90 年代则是 DHEA，而 21 世纪第一个此类药物则是人生长激素。在搜索引擎中输入"人类生长激素的健康效益"，你会马上看到从性功能到记忆力和视力等各种所谓的增益效果。如果你发现这些夸下的令人瞠目的海口并没有证据支持，也不必太惊讶。你应该惊讶的是，大多数声称出售人生长激素的网站（隐秘或公开的）并没有真的那样做。它们只会出售一些氨基酸和草药，里面含有微量的号称能够提高身体自身生长激素释放的化合物。

它们采用这种迂回策略有两个原因。首先，如果只是使用几乎等同于顺势疗法的低浓度化合物，再辅以营销炒作，便可以用最小限度的药物副作用来最大限度地发挥出安慰剂效应。不过，原料供应也是一方面原因，真正的人生长激素历来是很难得的。糖尿病患者可以使用从猪的胰腺纯化得到的胰岛素。但与胰岛素不同，动物生长激素对人体是无效的。因此，有效的生长激素的唯一获得途径就是死亡人类的脑垂体。脑垂体位于大脑底部，只有豌豆大小。天生有合成缺陷的病人很难找到获取人生长激素的途径，死亡人体（捐助者）是唯一的来源。但是，有一种命运比生长缺陷还要糟。1985 年，在从尸体中获取生长激素的人群中发现了一个 vCJD 病例（variant Creuzfeldt-Jakob Disease），这是疯牛病的人类形态。由于脑垂体的尺寸很小，加上激素制备困难，很多脑样品会被"合并"起来制成产品。这就增加了因交叉污染而使药物终端产品中含有致病因子的概率。

那该怎么办呢？我们就要见证大概是基因编辑技术获得的最大成功的故事了。胰岛素和人生长激素都是蛋白质，编码这些人类蛋白质的 DNA 被提取并转移到大肠杆菌中——这是一种不会引起食物中毒的安全的实验室菌株。另外一个 DNA 片段被插入在生长激素基因的前面。这第二段 DNA 给生长激素基因发出连续激活的信号，如此便把细菌转变成一个全力生产某种蛋白质——人类激素——的工厂。由于这一遗传技术过程将来自人类和细菌的 DNA 进行重组，因此产生的蛋白质被称为重组蛋白质。

因此当我们说起重组生长激素（rhGH）或重组红细胞生成素（rEPO）等术语时，都是指该蛋白质是以这种方式生产的。然而，蛋白质本身不是细菌和人的混合体——它们同人体中产生的蛋白质具有相同的氨基酸组成和功能。现在激素终于可以更便宜、更安全了，这对于遗传因素导致的生长激素缺乏症患者来说是一个真正的福音。

每一代的抗衰老神药——睾酮、DHEA、hGH——也都被吹捧为能够增强年轻人肌肉力量的灵丹妙药。在 1985 年 rhGH 制备成功之后，它很快就变成兴奋剂使用者们的备选。运动员希望 hGH 可以提供力量增长而不会带来性激素的副作用。生长激素可以增加人体内的 IGF-1 水平。兴奋剂使用者深受 IGF-1 能够激活蛋白质合成的 mTOR（启动）通路这一事实的吸引（如在前一章看到的）。但是，这种想法也有问题。首先 hGH 在 IGF-1 缺陷人群中可显著促进增加 IGF-1 的生成。其次，或者说最重要的是，mTOR 启动途径不是特异地发生在肌肉中的。诱导全身的蛋白质合成是没有好处的，要尽可能地把效果限制在肌肉细胞中。

有一些证据表明，hGH 能增加韧带强化所必需的胶原蛋白[13]，更强的韧带可能会对尝试提高肌肉质量的人很有用。然而 hGH 自身并不能增加肌肉蛋白质的合成或者肌肉的力量[14]，使用它所获得的任何增重效果的主要原因似乎是体液潴留。它也并非没有其他副作用，比如关节僵硬、肌肉痛和高血压。为什么人们还要继续使用呢？我推测有两种可能。第一，在黑市里任何需要一年花上 2 万美金的东西，肯定会对你有好处——这是运动员购买药物的思维；第二，从科学发展的角度讲，我们现在所处的位置就像我们在 20 世纪 80 年代面对睾酮时所处的位置一样。可能就像后来证明使用兴奋剂的教练和运动员们是对的那样，hGH 真的有效。我们的科学家只是还不够聪明，没法设计出合适的符合伦理的实验来揭示其效果。我个人感觉科学家是正确的，兴奋剂使用者们是在浪费自己的钱，当然也必须说，如果将来事实证明我错了，我也不会感到非常惊讶。

外源药物和肌肉兴奋剂的未来

本章提到了大部分已知的被运动员用来提高力量的药品。但是，人们深化对相关生化通路的认识，如何能向我们揭示未来的发展方向呢？使用药物提高体育成绩的相关领域中，如果能够发生颠覆性的突破，那么这种突破很可能是来自学术界和药物实验室的化合物。肌肉生长抑制素受到了健美人群的密切关注，只要看看那头双倍肌肉的牛你就能理解他们的动机了。如果遗传导致的肌肉生长抑制素降低造成了肌肉质量的增加，那么运动员能否通过服药来抑制肌肉生长抑制素达到相同的效果？

此外还有一个候选药物——卵泡抑素（follistatin），这是一个似乎可以抑制肌肉生长抑制素功能的天然蛋白质。提高肌肉质量或可用于多种肌肉力量减弱的疾病的治疗，如肌肉萎缩症。有一段时间，一些大型制药公司确实对此很感兴趣。21世纪的医药行业竞相开展肌肉生长抑制素的研发，以求能够治疗肌肉萎缩疾病。这是否会像20世纪30年代医药行业竞相生产睾酮及其衍生物那样产生相同的结果？或许发令枪已经打响，但还没有人到达终点。以卵泡抑素为例，它本身会与体内其他很多物质结合，无法用作外部给药。所以要取得成功，可能要从增加自身卵泡抑素的产量来入手。而副作用可能很严重——卵泡抑素不仅仅存在于肌肉细胞中，还存在于身体的所有细胞中并具有功能活性，而我们并不完全清楚它的生理作用。

那么有没有新的肌肉生长抑制素的抑制剂呢？惠氏制药的确做出了这样的产品。这种产品被命名为myo-029，已经初步在临床试验中用来治疗肌肉萎缩。像目前其他许多药物一样，它是一种人造抗体。抗体是人体产生的蛋白质，会紧密地结合到入侵的细菌和病毒上，并把它们标记为需要摧毁的目标。药物公司利用这一生物特性来生产新的抗体分子，使它能紧密地结合到任何靶标上——比如肌肉生长抑制素。这样，myo-029 抗体能够让血液中的肌肉生长抑制素降至零，使其难以表现出活性。

然而，这样做的效果还不足以保证进一步生产药物。虽然药物本身似乎安全，而且从一些使用者体内分离的肌肉纤维来看，似乎也表现出改善的迹象，但并没有患者表现出力量显著增加的效果。虽然惠氏公司随后声称，他们将寻找其他方法来阻断肌肉生长抑制素，但由于惠氏最近被制药巨头辉瑞公司收购，这很可能已经导致了该研发线的终结，因为辉瑞公司在肌肉萎缩等消耗性疾病方面并没有兴趣。有意思的是，这次医药企业并购，在缩减向运动员输送新的肌肉生长药物渠道上的效果，很可能会比任何反兴奋剂机构发起的运动都更有效。

是否能够从其他地方寻找下一代肌肉生长药物呢？考虑到我们对前面说过的生化通路细节的了解是多么有限，所以还是有那么一线希望（或绝望，取决于你的观点）的。我们对细胞内调节睾酮受体的蛋白质，或者细胞核中睾酮结合的激素响应原件的本质都知之甚少。未来一定会有能够在这些位点上发现机会的智能药物，只是进展可能会很慢。虽然现代生物学非常善于识别蛋白质之间的相互结合，但是在证明其相互作用是否具有生理上的相关性方面并不擅长。至今有超过 100 种蛋白质经证实能与睾酮受体相互作用 [15]，但人们尚不清楚这些相互作用对人体来说究竟重要在哪里。获取这些知识所需要的投入之巨会令人却步。假使有一种能够诱发肌肉萎缩的致命病毒突然出现，那么制药公司肯定会涉足其中，如此一来，无数种新的兴奋剂药物便会出现。按照现在的情况，虽然有些疾病涉及肌肉细胞的生长缺陷，如肌肉萎缩症，但由于这些病多为罕见病，因此能够吸引到的研究资金也相当有限。

与肌肉萎缩症相反，与细胞生长失控有关的疾病很常见。上述两家公司合并时，辉瑞公司的抗癌事业部很可能比整个惠氏公司的产出都大。正如我们之前谈到的，睾酮增加了前列腺癌的风险，因此，大量资金被用于阻止睾酮细胞生长功能的实验上。如果这些尝试能够获得成功，将对运动兴奋剂的发展产生显著影响。如此我们将进一步认识睾酮在分子水平上的工作原理，这将带来更为深远的影响。任何能够使睾酮停止工作的疗法都意味着能够找到一种合适的反向疗法，来让睾酮的工作更加有效。目前已经有这样的事例了，如我们之前提到过的，GnRH 与受体分子结合来发挥效用，增加了睾酮的产量。因此，作为前列腺癌的治疗方案，阻止 GnRH 与它的受体分子结合就可以降低睾酮的产生。[16]

相反，如果一个分子结合到 GnRH 受体上并激活它，至少在短期内，很可能会增加睾酮的产生。在开发有疗效的治疗性化合物时，人们已经合成了上千种这样的促效剂。就像在 20 世纪，人们广泛制造的人工合成睾酮衍生物那样，这些 GnRH 类似物在结构和功能上与天然激素相似，很多时候还更有效，它们都能提高睾酮水平。当然我们也都知道，与抗癌药物作用相反的药物本身就可能有致癌性。而正如我们已经了解到的，增加未来患上癌症的风险，并不太能减弱人们在当下使用兴奋剂的热情。

通过在分子层面上分析肌肉细胞生长信号通路，人们能够发现大量可能影响肌肉质量的分子存在。同化代谢促雄类固醇是其中最有效的分子。理论和实践都证明，它们都是有效的，尤其是对女子运动员。使用者服用肌酸——可能还有 HMB——之后，可以看到些许效果。然而，许多其他提高成绩的药物是不靠谱的，既缺乏生物化学理论预测，也缺乏研究证据支持。然而由于我们对于力量训练生理基础的认识十分有限，以及存在着海量的尚未发现的潜在分子靶点，我们这一章中的很多细节恐怕难以经受时间的考验。

第七章

精神兴奋剂

> 唉，我可怜的公主。我回来后会热烈地吻你，把你喂得
> 胖胖的。如果你乐意，你会看到谁更强壮，是一个胃口欠佳
> 的柔弱女子，还是一个体内充满可卡因的高大莽汉。
>
> ——西格蒙德·弗洛伊德写给未婚妻的信

目前为止我们详细探讨过的药物，基本上只有体育界人士感兴趣，而接下来要讨论的兴奋剂则是在社会上广泛应用的。据目前估计，大多数国家有80%—90%的人使用过精神兴奋剂。谁一辈子没尝试过某种精神兴奋剂，那才是稀奇事——我写这些文字的时候就正在饮用一种合法的精神兴奋剂。社会和体育药物之间的关系，远比我们讨论类固醇或EPO（促红细胞生成素）时模糊。很多精神兴奋剂类药物禁止运动员使用，主要因为它们是非法的软性毒品，而不是因为它们能提高成绩。

写到本书中精神兴奋剂提高运动成绩的作用时，我是感到有点讽刺的。我想起了《挣脱锁链》一书中，威利·沃特在环法自行车赛上服务法国顶级自行车手理查德·维兰克（Richard

Virenque，第一章，引文 2）的章节。在一个关键的计时赛马上就要开始前，维兰克要求沃特为他注射从对手团队听来的"特殊"调和药物。威利·沃特虽然对使用兴奋剂并不陌生，却也对使用缺乏了解的药物十分担忧。不过，他最终还是给维兰克注射了。维兰克完成了人生中意义重大的计时赛，"上帝，我感觉很好！这东西真是惊人，我们必须抓住这个机会"。事实上，沃特为精英选手注射时十分谨慎。在维兰克几场最重要比赛前的一个小时，沃特把"魔法药剂"换成了糖溶液。他说："没有什么可以替代自信。最重要的一点是，对于理查德来说，没有什么药物比观众的支持更有效。观众的喝彩'加油！理查德！'注入他的周身血管，观众的欢呼提升了他的疼痛阈值，观众的崇拜让他觉得自己不可战胜。"

这就是我们在本章中试图区分事实与虚构时将要反复遇到的障碍。精神兴奋剂通过作用于大脑来提高成绩[1]，然而大脑也是安慰剂效应的靶点。当你认为有些东西会提高你的成绩时，有很大的可能是这个想法本身就有积极的影响，因此把安慰剂效应从精神兴奋剂的真实效果中区分出来是很难的。还有其他问题。精神兴奋剂的意图是让我们"嗨"起来，从而获得最佳表现，但是精英运动员们刻苦训练就是为了身体能在关键时刻发挥最大功效，为什么他们仍需要精神上的"增强"？就算他们需要，我们又如何确定某种精神兴奋剂有直接效果？理查德·维兰克的经历告诉我们，运动员们之间流传的坊间传言并不可信，与其他药物比起来，精神兴奋剂甚至更是如此。

在临床试验中，安慰剂效应一般由双盲法来进行控制实验：

患者和医生都不知道他们得到的是药物还是对照组的安慰剂。但即使是随机双盲实验这一"黄金标准"也存在问题，比如志愿者有时能分辨出他们拿到的是药物还是安慰剂。由于有些药物的副作用十分明显，以至于受试者能够区分自己是在实验组还是在安慰剂组，许多双盲临床试验就是由此而变成"非盲"的。精神兴奋剂存在着同样的问题。受试个体可能会通过心跳是否加速来分辨自己服用的是不是精神兴奋剂。如果知道自己服用的是精神兴奋剂，他们就会获得强安慰剂效应——认为自己能表现得更好，一般也确实能够做到。所以提高成绩的是不是一定是精神兴奋剂？

我们在有关精神兴奋剂在运动方面表现的第一例试验中，可以看到一个有关这个问题的绝佳事例——这里兴奋剂效应因为实现了实验者的一点愿望而增强了。也许有些令人吃惊，案例的主角不是别人，正是西格蒙德·弗洛伊德。我由一个专注于行为心理学而不是精神分析的母亲养大，所以总是对弗洛伊德保持警惕，加之他在很多电视节目和电影中的形象都是一个口音糟糕的浮夸的奥地利伪科学家，被比他更为浮夸的精神病专家们像在电视节目《欢乐一家亲》（*Frasier*）里那样追捧。因此，当我发现第一批定量的运动科学实验是由弗洛伊德完成的时，感到有些吃惊。当然，弗洛伊德选择了一个有争议的药物——可卡因。对于弗洛伊德来说，可卡因确实意味着激情，无论是从科学方面还是从性的方面来讲，正如本章开篇的引言所说。他在科学实验中注意到了可卡因对他的感知的影响："第一次我服下了 0.05 克可卡因，不一会儿，我就经历了突如其来的愉悦和轻松。"[2]

但是否有任何力量上的效果呢？与我对弗洛伊德的刻板印象相反，他选择不去相信自己的意识，对于观察到的效果，要"通过测量使之客观"[2]。果然，在 1885 年，他发表了一篇论文，表示在服用了可卡因之后，手的握力提升了。[3] 如果不是他后来创立了精神分析法，弗洛伊德是否会在运动心理生理学领域有所建树呢？也许并不会，因为后来的研究未能重现可卡因增进力量的效果，至少在健壮的未感疲劳的运动员中没有。

那么，精神兴奋剂是什么，如何能提高运动表现呢？与类固醇激素不同，精神兴奋剂的定义不是基于它们的化学结构，而是基于它们的功能。与普通人在日常生活中的看法广泛一致，精神兴奋剂就是让事情进行得更快的药剂——从科学上讲，这往往涉及中枢神经系统。要理解精神兴奋剂如何工作，我们首先要知道信号在大脑中是如何开启和关闭的。

神经系统中的关键细胞被称为神经元，主要由电信号激活（见图 19，a）。但电信号是由化学物质传递的。初始的电压变化会触发一个神经元从末端释放出一个神经递质，这个神经递质可与附近神经元表面上的受体发生反应。信号可以是正（兴奋）或负（抑制）。如果有足够的正信号被送出，就会触发第二个神经元发出电信号。于是，信号便完成了传递。多个神经元彼此间可以形成多个连接，所以这种路径可以相当复杂。但是，基本的生物化学过程总是相同的。

体内产生的激素，可以作为神经递质直接作用于大脑，也可间接地通过编辑其他神经递质的活性来起作用。以肾上腺素为例，它产生于肾脏上方的肾上腺中，可作用于中枢神经系统，激

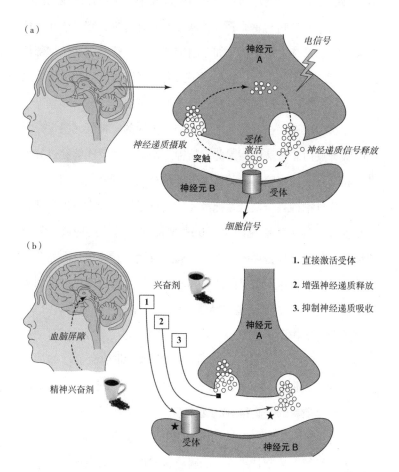

图 19　精神兴奋剂和大脑信号

神经递质把电信号转换为细胞间的化学信号（a）。信号形成的量依赖于神经递质在神经细胞（神经元）间的突触上的释放和吸收平衡。大脑刺激物（b）通过三种方式起作用来增加神经递质的活性：1. 直接激活受体，如模仿神经递质的活动；2. 增强神经递质的释放，使更多信号产生；3. 抑制神经递质的吸收，使信号的持续时间更长

活能够提高心率、增加肺部吸入氧气以及增加全身血液流动的通路。肾上腺素是制药企业喜欢仿制的一种化合物，它能够在人体自身的控制系统中搭便车。如今精神兴奋剂、镇静剂和抗抑郁药的产值可达数十亿美元，它见证了人们生产通过开启和关闭大脑中信号从而影响中枢神经系统的分子的尝试。

那么，精神兴奋剂是如何影响神经传导的？神经元浸没在无色的脑脊液而非血液中，因此，精神兴奋剂首先要能够穿过分隔供血和脑脊液的血脑屏障。这决定了精神兴奋剂必须是相对小的分子。一旦精神兴奋剂抵达神经元，便可通过三种方法提高细胞刺激受体的能力（参见图 19，b）：增加神经递质的释放，阻止神经递质重新被细胞再度收回，或通过直接与受体结合而完全绕过神经递质。临床上常见的药品和软性毒品可通过这三种机制起效。迷幻药会增加神经递质释放，可卡因抑制神经递质的吸收，而咖啡因直接作用于神经递质受体。一些药物甚至可以同时通过多种机制起效：苯丙胺（amphetamine，即安非他命）增加神经递质的释放，同时抑制神经递质的吸收，而麻黄碱（ephedrine）增加神经递质释放并直接刺激受体。

事情并不总是如此简单。可卡因和抗抑郁药氟西汀（fluoxetine，商品名百忧解）抑制神经递质的吸收，然而它们的生理效应有很大不同，这种区别可能在于受影响的神经递质的生化本质中。以三种重要的神经递质——多巴胺（dopamine）、血清素（serotonin）和去甲肾上腺素（noradrenaline，也称为 norepinephrine）为例，去甲肾上腺素和可卡因都可以作用于这三种神经递质，而氟西汀主要影响血清素。精神兴奋剂如利他灵（methylphenidate，或称哌甲酯）则在可卡因和氟西汀之间，它可以增加大脑中的多巴胺和去甲肾上腺素，但对血清素的影响有限。

理论上，我们应该能够通过了解神经递质的作用对象、作用机制来预测精神兴奋剂的作用。在实践中，我们对大脑的了解并不足以使我们采取适当的做法。大多数制药公司仍然主要靠代价高昂的试错法继续开发着新的精神兴奋剂。尽管我们已能精确地预测人口变化，但大脑对我们来说仍是复杂的器官。事实证明，对药物在个体上的效果进行预测是非常困难的。因此，正如我们把曾经在病人或健康志愿者身上进行的研究，扩展到在优秀运动员身上来推测效果时那样，我们对成绩的影响进行的研究会遇到同样的问题。

史上著名（臭名昭著）的精神兴奋剂盐酸哌甲酯就是一个极端例子。盐酸哌甲酯于 1944 年被发现，在 1954 年被认定为一种兴奋剂。作为一种大脑兴奋剂，它被用来治疗诸如发作性睡病、嗜睡症和抑郁症等也许并不令人意外。它名声大噪主要是因为在汽巴－嘉基（Ciba-Geigy）旗下成为商品名为利他灵（Ritalin）的药物。利他灵对儿童注意缺陷多动障碍（attention-deficit hyperactivity disorder，简称 ADHD）的镇定作用广为人知。一种让人平静下来的精神兴奋剂？从药物作用来说，可能没有其他例子能比这个更清楚地说明这一问题了。关键在于服用者是谁，什么时间服用。目前尚不清楚利他灵的作用机理，但一种看法是，利他灵通过提升大脑中多巴胺的水平，增加了 ADHD 儿童专注于特定任务的能力。因此，刺激大脑中特定功能使其兴奋将导致整体上的行为改变，而这在外行眼中看来，则可能会误以为是兴奋性的降低。

不过，我们应时刻保持谨慎，避免简单地将任何结论外推到体育运动上，对于精神兴奋剂可能尤其如此。精神兴奋剂一般在比赛开始前被使用（滥用），存在争议的一点是运动员在精神上和普通人差别巨大。优秀运动员在起跑线前都是高度集中注意力的——这可能和多动症患者完全相反。

制药行业在精神兴奋剂和抗抑郁药上投资的钱远比在同化代谢类固醇上投的钱多。但是，在体育成绩方面，研究活动压倒性地集中在两种药上——并且的确被运动员广泛使用——苯丙胺和咖啡因。两者都曾经在一定时期被自由和合法地向社会和体育界供应。现在，它们在各自领域内，以及监管上面临着截然不同的待遇。因此，对有关苯丙胺和咖啡因的增补作用机制进行详尽的比较，应该能为精神兴奋剂给体育运动带来的益处、缺陷和未来的可能性等方面提供一般性的理解（第三章参考文献 14 ）。

苯丙胺

苯丙胺是一个激素直接作用于神经递质的例子。许多软性毒品便是通过对苯丙胺分子结构进行较小的编辑，以期能达到类似的效果。苯丙胺的主要作用是提升神经递质去甲肾上腺素和多巴胺的水平，这将产生一系列的生理后果（见图 20 ）。去甲肾上腺素可触发"战斗或逃跑"反应，从而增加心率以及肌肉中的血流量，理论上这种反应能够提升成绩。另一方面，正如在多巴胺水平降低的帕金森病患者中所表现出的那样，多巴胺可以在大脑中控制运动功能。因此，苯丙胺有可能直接在脑中（经由多巴胺）发挥控制运动功能的作用，以及在心脏和肌肉中（通过去甲肾上腺素）发挥辅助作用。

然而，多巴胺也有改变情绪的微妙效果，这和它控制运动的作用一样重要。多巴胺作用于大脑中被称为中脑边缘通路的区域[4]，这是当大脑出色地完成工作时，负责给予大脑奖励的部位。激活该通路可能是苯丙胺具有短期情绪提升作用的原因。这些情绪影响是否真正提高了成绩是另外一个问题。

苯丙胺的任何提高运动成绩的作用，都可能是肾上腺素和多

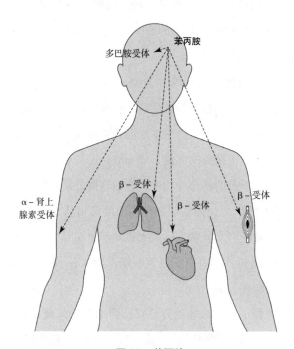

图 20 苯丙胺

苯丙胺在大脑（通过释放多巴胺）和其他器官（通过释放肾上腺素）中的作用通路

巴胺受体活化的结果（图 20）。这些受体也因此成为兴奋剂使用者的潜在目标。

肾上腺素受体

去甲肾上腺素和肾上腺素主要作用于肾上腺素受体。不同组织中存在不同受体，人体中共有九种不同类型的肾上腺素受体，每种受体都能引发激素信号的磷酸化级联反应。在肌肉生长的情况下，对于抑制和激活这些下游通路的药物研发仍存在很多空白，蕴藏着无尽的机会和巨大的商业利益。肾上腺素受体是一类称为 G 蛋白偶联受体分子中的一种，目前有 40% 的处方药物是直接靶向这类受体的，剩下的 60% 中，有一部分靶向下游步骤的磷酸化和去磷酸化反应。

肾上腺素受体主要有两种类型。第一种叫作 α - 肾上腺素受体，主要分布在皮肤中，激活后可限制血液流动。原始人从剑齿虎面前逃跑时并不需要让很多血液流向皮肤，这时候最好把能量保存在那些真正重要的部位，如心脏、四肢和肌肉。然而，在如今这种较为平稳的社会环境中，激活这些外周受体仍然有它的用处。药物激活 α 受体能限制外周血液流动从而减少体液的损失。当鼻腔肿胀引发鼻塞，以及大量地流鼻涕时，你需要的就是在鼻子、喉咙和鼻窦中引发血管收缩反应。α 受体激活剂就是用来缓解这些症状的。

这也解释了为什么非处方感冒药会用到麻黄碱、伪麻黄碱、去氧肾上腺素和苯丙醇胺这样的精神兴奋剂。一般来说，像这样的精神兴奋剂可以被看作廉价的苯丙胺，它们很难穿过血脑屏障，对多巴胺代谢的影响也有限，因此对大脑的影响很小——人们很难从非处方感冒药中获得某种"激爽"。更糟糕的是，减少皮肤血流量在体育运动中会产生不幸的后果。在炎热天气条件下比赛时，良好的皮肤血液循环对于降低血液和身体的温度非常必要。因此，激活 α 受体会引起体温过高的问题。在 1967 年的环法自行车赛中，英国自行车选手汤米·辛普森倒在了旺图山的爬坡途中。这可能是苯丙胺滥用致死的最出名的事例之一。

第二种肾上腺素受体被称为 β–受体，它能被多种药物直接激活[5]，如抗哮喘剂，包括沙丁胺醇［Salbutamol，代表药物为 Ventolin（万托林），又名 salbutamo（舒喘宁）］。沙丁胺醇作用于肺部的肾上腺受体，以打开支气管气道，患有哮喘的运动员持有医疗豁免（medical exemption）后，可以不受沙丁胺醇禁用的限制。然而，沙丁胺醇仍然不能摆脱成为兴奋剂的嫌疑，其中部分原因在于医疗豁免的申请数量。最近的研究表明，优秀运动员中被确诊为哮喘的比例并不比普通人群中高。[6]然而根据一份问卷调查，1996 年亚特兰大奥运会中有 20% 的美国参赛运动员曾因哮喘或具有与哮喘类似的症状接受治疗。四年之后的悉尼奥运会上，有 10% 的运动员具有医疗豁免，被允许使用吸入性药物。在一些运动项目中，哮喘症状在运动员间的流行程度似乎过高了，这无法被归于偶然的因素。在 20 世纪 90 年代的美国奥运会选手中，超过 60% 的越野滑雪运动员和 40% 的长途自行车运动员"患有哮喘"[7]。体育锻炼的确可以诱发哮喘样症状，因此这可能是呼吸困难高发的一个原因。但是从过往的记录上来看，一些在报道中出现的高发病率是因为那些运动员试图把手伸向沙丁胺醇。

尽管如此，哮喘吸入剂的使用似乎不太可能在体育界中被严格限制。正常情况下，我们很难察觉到健康个体如何能够真正从中受益，提高运动成绩。然而，令反兴奋剂机构担忧的是，β受体激活剂并不都是吸入剂，它也可以以药片的形式高剂量服用。B型肾上腺素受体同样存在于心脏和骨骼肌肉中，因此，高剂量的激活剂能直接提高心率和增加肌肉中的血流量。而一种口服的活性药物克伦特罗（clenbuterol，即瘦肉精），除抗哮喘作用之外，也表现出了同化代谢（肌肉生长）的效果，就像是一种同化代谢类固醇一样。有鉴于此，不像其他大多数的抗哮喘药物，克伦特罗完全被禁止在体育运动中使用。

药物可以专门针对开启或关闭生化信号来进行开发。β受体阻滞剂是一类抑制β肾上腺受体作用的药物[5]，它们在心脏里特别有效，被广泛用于治疗心力衰竭、高血压、心律失常和心绞痛。不过，它们也被列入了体育运动禁药名录。1984年奥运会中，整个意大利射击队借助医疗豁免使用了β受体阻滞剂。这一丑闻引发了对β受体阻滞剂的禁令——人们要么相信心力衰竭与精准射击之间存在某种惊人的相关性，要么相信是团队在试图获取不公平的优势。

为什么这样的兴奋抑制剂能提高运动成绩？事情的关键在于β受体阻滞剂控制心脏跳动和震颤的能力，这能够提高手枪射击类运动员的成绩。中靶的关键是能够敏锐精准地控制身体，优秀的运动员甚至会训练自己在心脏跳动的间隔中扣动扳机。因此，对于射击运动，β受体阻滞剂可以是一种有效的辅助剂。由于能够快速降低心跳，它也可能被用于冬季两项全能运动中。

在运动中，参赛者必须先完成 5 公里滑雪，并射击 5 个目标；每脱靶一次，都会以时间的形式被扣分。因此如果完成滑雪后能够迅速降低心跳，就可以在射击项目中表现得更好。但问题是，β受体阻滞剂将减慢滑雪的速度，因此通过降低心率所获得的射击优势，依然将会在接下来的滑雪阶段丧失。

有时候，防止人们通过摄入 β 受体阻滞剂而获得比赛优势的措施有些矫枉过正了。现代五项的奥运项目惯例包括击剑、射击、马术、游泳和跑步。这意味着，理论上为射击项目服用的β 受体阻滞剂有充足的时间离开运动员的身体，而不会降低第二天的跑步成绩。比赛组织者为此改变了项目顺序，射击之后紧接着就是跑步项目，杜绝了运动员借时间差获得优势的机会。但首先这是否会成为一个问题尚不能确定，而且即使赛程时间进行了变动，运动员也可以通过服用其他代谢更快的药物来解决问题。不过，β 受体阻滞剂必须在比赛期间服用才能确保效力，因此任何获胜者只要使用了 β 受体阻滞剂，他的药检都必然会呈阳性。如此一来，对 β 受体阻滞剂的整个防备过程就像是平添许多忙乱去解决一个并不存在的问题。

斯诺克项目在谋求成为奥运会项目时做了很多努力，其中就包括禁止在斯诺克比赛中使用 β 受体阻滞剂。这项禁令带来了一个悲伤的故事。事实上，它取得的唯一成果不过是断送了一个人的职业生涯。加拿大斯诺克选手比尔·温本纽克（Bill Werbeniuk）患有遗传病——特发性震颤。比尔需要大量饮酒才能控制球杆动作，在世锦赛期间他差不多每天要消耗 20 品脱（约 11.4 升）酒。经医生建议，他用 β 受体阻滞剂代替了部分酒精。但在斯诺克项目开始采用奥林匹克反兴奋剂的名录后，他不得不放弃使用 β 受体阻滞剂。

在射击和斯诺克中，β 受体阻滞剂能够提高运动成绩尚有一个强有力的理由，尽管针对温本纽克的情况，被表述为保证成绩更为恰当。然而，对于跳台滑雪、雪橇和无舵雪橇这样的运动，这种理由就缺乏说服力了。在这些项目中被禁止的理由似乎是，药物可以减少焦虑，使人们更放松地在这些高风险的运动中进行比赛。我能理解为什么我会需要 β 受体阻滞剂（也可能是酒精），因为这样我才能说服自己躺在一个不过算得是个茶盘的雪橇上从一座山峰上猛冲下来，但我不太相信，这会对一位骨灰级无舵雪橇玩家产生影响，就像 2010 年温哥华冬奥会上女子俯式雪橇项目的金牌获得者，英国人艾米·威廉姆斯（Amy Williams）。

多巴胺受体

苯丙胺是通过促进脑中多巴胺的分泌来起作用的。那么，有没有其他分子以类似方式起作用呢？多巴胺及其前体化合物如 L-DOPA，主要用来治疗人体自身多巴胺水平下降的疾病，比如最为常见的帕金森病。考虑到多巴胺在脑功能中具有关键性的作用，研究人员开发了大量化合物来调节它的效果，包括多巴胺受体激活剂、多巴胺受体抑制剂、多巴胺运输抑制剂、多巴胺运输激活剂和多巴胺活性增强剂。它们大多在某些大脑功能障碍的治疗或被作为软性毒品的使用中找到了用武之地。目前鲜有证据表明这些化合物在体育运动中被滥用，而关于它们是否真正有效的证据也很少。只有那些已经被用于临床的少数化合物才经过测试，比如用于治疗多动症的多巴胺摄取抑制剂——利他灵。但是，并无证据表明它们能在正常情况下提高体育成绩（第二章参考文献 3）。

苯丙胺能提高体育成绩吗？

你自己知道你什么时候服用了苯丙胺，那当然是毫无疑问的。运动员们总是会有这种感觉：如果他们"充满了电"，他们的表现就能更好。自行车运动员保罗·基马吉（Paul Kimmage）在他的书《坎坷的骑行》（*Rough Ride*）中描述了他第一次服用苯丙胺时的感觉。

> 我感觉到了效果。我感到了效果，爬坡时呼吸的急促，但是没关系，因为精神上我是如此强大。我的心已经被激发，由苯丙胺所激发。我相信我是不可战胜的，所以我就是不可战胜的。[8]

然而，就在这本书中，我们发现他也不得不承认很多"纯粹是心理作用"。后来他决定不再靠兴奋剂来比赛，结果在一场他认为自己和其他选手"水平相当"的比赛中，仅获得了第八名。后来，他发现这场比赛中，除他之外每个人都服用了苯丙胺。在第二年他再度清白参赛时，因为知道自己赢不了，所以他不再为此烦心，最终反而很好地完成了比赛。

当然，"纯粹是心理作用"在科学上是一种不大严谨的表述。

作为一名生物化学家，我认同心理学通过改变大脑中的化学物质来发挥作用的观点。这并不意味着我们可以用化学物质来"解释"心理学，但确实意味着任何可以量化的心理学效应都伴随着神经化学的变化。因此以"纯粹是心理作用"排除某些事物是在回避实质问题。服用精神兴奋剂和认为自己服用了精神兴奋剂，都会影响大脑中关键化学物质的平衡。

关键问题是，精神兴奋剂能否让你达到不服用药物便无法企及的运动巅峰？这一点还没有明确的科学解答。在一篇 2002 年的综述中[9]，罗恩·布沙尔（Ron Bouchard）总结了 13 项关于苯丙胺或相关化合物对运动员成绩的影响的研究，其中涵盖了游泳、自行车、跑步和投掷等运动项目。在 13 项研究中，只有 4 项表现出积极的效应。剂量大小、运动类型与苯丙胺是否改善了运动表现之间并无明显的联系。比如，那些表现出显著变化的研究中都包括了跑步和游泳两项，而其他的研究中则没有观察到效果。

在如何理解对成绩的影响方面，自 2002 年以来没有太大的改变。我可以容易地找出一篇最近的文章显示有积极效果，然后再找出一篇显示没有效果。苯丙胺的证据基础肯定是远远弱于我们讨论过的其他药物如 EPO 和同化类固醇的。如果真的有某种独立于安慰剂效应的、直接的机能增进效果，那么它一定是微弱的。如果苯丙胺确实有效，很可能是因为它影响了身体的意识控制过程。近期一项研究提出了这样一种机制[10]：自行车运动员被要求在骑行时尽可能长时间地保持在"努力"和"非常努力"的程度之间。那些使用苯丙胺的选手会"选择"在更努力的节奏上骑行，即使他们自己并没有意识到这一点。苯丙胺似乎战胜了大脑中限制运动表现的控制机制。

如果这种观点是正确的，那么要理解苯丙胺为运动员带来的益处，就需要对运动表现的心理限制有深刻的理解。我们为什么选择慢下来，为什么选择停止跑步？我们是确实有意识地做出了停止跑步的决定，还是只是后来被解释为有意识的？这让我想起我曾对一名热心研究的学生说过的一番话，当时他正在研究"对努力程度的感知"会如何影响运动表现。虽然他的实验操作运用的是心理学而非药学的技巧，但他面对的问题与上文的问题是相同的。我不知道如果不首先了解意识是如何工作的，他该怎样设计这项研究。可他似乎并不认为这是一个严重的问题，尽管我暗示过这对于一个为期三年的项目来说有点不切实际……

科学研究中偶尔会遇到这些拦路虎。正如我建议学生的，在这种情况下要记得彼得·梅达沃（Peter Medawer）爵士的一句格言：如果政治是可能性的艺术，那么，科学就是解决方法的艺术。[11] 这句话的意思是，有时你需要找出科学难题的软肋，而不是生硬地解决。如今对意识进行研究就需要进行脑成像，无论是通过正电子发射断层扫描（Positron Emission Tomography，简称 PET）或是更为普遍的机能性磁共振成像（functional Magnetic Resonance Imaging，简称 fMRI）技术。大脑中血流的变化往往伴随着特定脑区域的活化，这类工具能对这些变化成像。可惜这两种技术都要求把身体置于一个大的磁体中，头部保持静止。很难想象一项目标是让实验者的身体工作到筋疲力尽的运动研究，该如何在如此限制活动的条件下开展。因此，虽然有数以百计的

fMRI 研究来观察苯丙胺滥用对脑功能的影响，但并没有哪项研究是着眼于苯丙胺在运动上的短期作用的。

一种解决方案是看看有没有更便携的非侵入性脑成像技术。我自己研究的着眼点是把光投射在大脑上，观察神经元激活后的血流变化。[12] 这使我在人们进行活动的时候也能对大脑功能进行研究。然而，即使是这种技术也很难适用于激烈的运动，因为激活大脑通路所导致的细微血流变化会被全局效果所掩盖。特别是在运动中，氧气的消耗和二氧化碳的产生会发生变化，这将直接影响脑血流量，遮盖住那些由大脑的意识操控或疲劳感知所产生的微妙效应。

在这些问题解决之前，我仍会在评价那些确实不够完善的科学文献时坚持自己的偏见——或者说我更愿意称之为科学直觉。我的观点与本章开始时陈述的差不多：苯丙胺有可能会对人体化学和生理产生强烈的效果，但不大可能改善一个为重要比赛竭力准备的运动员的表现。

长期来看情况会发生改变。运动员无法总是处于巅峰状态，心理上的失落也很常见。例如，我观看了 2010 年的伦敦大奖赛的田径赛事。英国田径队在两周前的欧洲锦标赛中表现完美，这本应是一次光荣的凯旋。可获奖者满载着群众的盛赞，迅速地输掉了接下来所有的赛事。这已经是在为期两周的休整之后了，通常这类赛事只需很短的恢复期。疲劳肯定是心理上的，而不是生理上的。对于这种心理疲劳，精神兴奋剂如苯丙胺可能是有效的。在这种情况下，用药物刺激来克服心理的疲劳是可能的。

我并不是在怂恿运动员们在特殊情况下服药，但是有些赛事要求运动员无论体力还是精神都要保持巅峰状态。环法自行车赛需要车手在三个星期内每天都保持或接近自己最佳状态。无怪乎在环法自行车赛引入药检之前苯丙胺是运动员的常备药物。

咖啡因

在研究兴奋剂对体育运动的影响时，一个分子脱颖而出。很多更好的控制实验表明，咖啡因比其他任何精神兴奋剂都表现出了更好的正向效应。[13] 需要注意的是，这些研究多数并非对运动员展开的。但咖啡因仅在比赛期间禁止使用，因此可以在比赛淡季对优秀运动员展开相关研究。奇怪的是，咖啡因在赛前完全不被禁止，却没能成为运动员赛前准备的主要摄入品。咖啡因可以改善运动员在任何持续时间超过 5 分钟的运动中的表现，在较短距离项目中的影响则较有争议。在跑步或自行车中，咖啡因可将体力耗尽的时间推迟 20%—50%。

这种神奇的药物是如何工作的呢？咖啡因在实验室环境下对很多种生化过程起作用，以至于很难确定它在人体内真正重要的效应。除了调节神经递质，咖啡因还可以扰乱代谢或改变肌肉信号传导，在大脑以外直接起作用。

问题的关键是，在运动员饮下几杯双倍浓缩咖啡或其他高咖啡因饮品后，人体内有哪些机制会受此影响。图 21 显示了实验室中已经发现的和咖啡因可能有关的所有效果。有一些机制起效所需要的咖啡因剂量水平，相当于用双倍浓缩咖啡持续进行肌肉注射。如此高的剂量水平即使能够达到，也开始对人体显露出毒

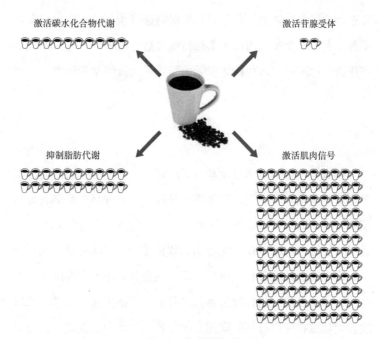

图 21　咖啡和代谢

图中显示了干扰人体内不同生化通路所需要的咖啡因剂量（假设一杯咖啡含 0.1 克咖啡因，
这可使每升血液中的咖啡因浓度达到 2 毫克）

数据来自 Jones，G.，2008，"Caffeine and other sympathomimetic stimulants：modes of action and
effects on sports performance，" Essays in Biochemistry 44，109–123 中的图 4

性。虽然可以通过设计药物，使之能够在较低的无毒浓度下激活
这些生化反应机制，但这种"设计出的咖啡因"肯定会立即被反
兴奋剂机构以用非天然方法提高成绩为由禁止，因此这些机制可
以排除。

　　这就回避了一个问题——为什么咖啡因没有被禁止。事实
上，起初咖啡因曾被列为违规的兴奋剂，但有点诡异的是，被禁
止的剂量要高于人们认为能够提高成绩的剂量。然而，这一禁令

自 2004 年解除，现在在起跑前喝杯咖啡是没问题的——前提是服用者为人类，给赛马喂咖啡仍是被禁止的。这种规定所依据的逻辑假设是，咖啡因被视为人类饮食中的正常组成部分，而马并不会出现在星巴克消磨时光。最近，由于有运动员开始服用咖啡因药片，人们担忧咖啡因的禁令会被再度颁布。虽然这些药在提升咖啡因水平的能力上并不比喝上两三杯极浓咖啡更有效，但是人们对服用药片这种做法始终抱有负面的看法。2010 年 7 月，世界反兴奋剂机构主席约翰·费伊（John Fahey）在讲话中说到，服用药物是违反体育精神的。[14]

那么咖啡因是如何工作的，以及为什么它在提高成绩方面会比苯丙胺好很多？越来越多的人在这一问题上达成共识，认为关键在于咖啡因是一种能在低浓度水平起效的大脑精神兴奋剂（第三章参考文献 14）。咖啡因与苯丙胺相反，它影响的并不是肾上腺素水平，而是一类被称为腺苷的信使分子。咖啡因与脑中原本用来结合腺苷的受体相结合。在饮用一两杯富含咖啡因的饮料之后，很容易就能达到这种结合所需的咖啡因浓度。通常情况下，这些受体与腺苷结合后可抑制神经递质释放。然而，当受体结合咖啡因后，就无法结合腺苷了，这样，抑制神经递质释放的受体仍然保持未激活的状态。对抑制性受体进行抑制，增加了神经递质的释放，负负得正，于是咖啡因便使神经通路兴奋起来了。

咖啡因最重要的作用似乎仅集中在大脑基底神经节这一区域中的某类特定腺苷受体上。该区域影响着那些与生理活动和与情绪状态相连的运动功能的控制能力。就像在肌肉合成中表现出的

"启动"和"停止"两种相对立的信息一样，在大脑这一区域中也有两条通路。其中一个刺激运动神经的兴奋，另一个则抑制这一过程。多巴胺是这些通路中的关键神经递质。它与抑制通路中的受体结合来关闭通路。在正常情况下，腺苷会发挥限制多巴胺功能的作用，而当咖啡因存在的时候，腺苷就不能正常工作。咖啡因和多巴胺协同生效，可以关闭大脑中限制运动激活信号的通路。这是提高成绩的最可能的原因。

总结：对抑制剂进行抑制，可使抑制性通路的抑制剂被激活——这也许是大多数人放弃生物化学的原因。但是，如果我们把自己当作一个多巴胺分子，也许有助于理解这里涉及的生物化学过程（见图22）。我们的工作是保持肌肉工作，这种系统类似于火车上的驾驶失知制动装置，驾驶员需要一直向下压住把手，否则制动装置就会启动，使列车停下。试想一下，我们作为多巴胺就像司机在把手上保持压力，但是火车（身体）不能永远跑下去，有的时候它会获得一个停车的信号。这是如何进行的呢？正常情况下，腺苷信号会去除多巴胺，从而放开把手，来告诉大脑身体已经累了。咖啡因的加入解除了腺苷的作用，这使我们能够一直"把手压在把手"上，所以制动不会启动，我们会永远地跑下去——或者像在实际情况中那样，直到下一个保护机制开始起作用，但愿这是在我们已经赢得金牌之后。

咖啡因能够影响运动控制区域，人们仍然不清楚这一过程中下游信号的确切细节，只是它似乎与磷酸化级联有关。在这个通路中，有一个关键的启动蛋白，它有个"朗朗上口"的名字——"分子量为32的多巴胺和环磷酸腺苷调节磷蛋白"（dopamine-

对多巴胺敏感的"失知制动装置"阻断了抑制通路,使人体持续地跑下去

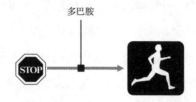

腺苷移除多巴胺,启动了抑制通路,从而使人停止运动

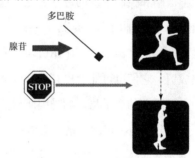

咖啡因可以除去腺苷,阻止了抑制通路的启动

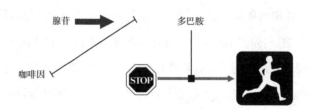

图 22 咖啡因如何让你持续地奔跑

"敌人的敌人就是朋友。"咖啡因和多巴胺共同作用。咖啡因抑制了抑制了抑制了阻止运动的
抑制通路的多巴胺的腺苷

(抑制通路阻止运动,多巴胺抑制了抑制通路,腺苷抑制了多巴胺,咖啡因抑制了腺苷)

and cyclic AMP-regulated phosphoprotein with a molecular weight of 32)，它更常被称为 DARPP-32。相关的研究很可能用不了太久就会获得资助——并非因为可用于运动兴奋剂，而是要解决软性毒品使用的问题。咖啡因在大脑的基底神经节激活 DARPP-32，而鸦片制剂如海洛因能在大脑中与药物成瘾病理有关的其他区域激活 DARPP-32，这是医学研究人员感兴趣的区域。[15]

在分子水平上理解生化通路中的细节，可以使我们深入认识生物化学通路和控制系统的奇妙之处。这再一次证明了提高成绩的化合物——咖啡因无疑是其中一种——只是我们可预见的各种各样化合物的冰山一角。DARPP-32 磷酸化的抑制剂可能会阻止药物成瘾，它们也可能会提高运动成绩。腺苷受体拮抗剂是药理学中点石成金的金手指。咖啡因所激活的特定受体类型（称为 A2A）与帕金森病、焦虑、情绪失常，甚至阿尔茨海默病中的记忆丧失有关。A2A 受体与阿尔茨海默病中记忆受损症状之间的联系，确实已使人们发现了咖啡因可以部分地改善记忆丧失的情况。[16] 这很可能将导致已经在大量使用的腺苷 A2A 受体拮抗剂的种类进一步呈指数增长。由此（备选种类过多），如果体育界的兴奋剂使用者们没有狂热地盯上这一新兴的医药市场，也是可以理解的。有些想法在我心头挥之不去，就是相对于苯丙胺来说，咖啡因对一个准备充分、处于最佳心理状态的运动员所能产生的积极影响可以说是无关紧要的。然而，在这种情况下我并不太确定，因为咖啡因关闭了一个抑制通路。一般来说，关闭抑制通路的方法似乎是在不损害系统功能完整性的同时，延长或增强一项活动的最佳途径。伟哥以同样的方式起效，它关闭一个抑制通路，延长了性兴奋状态。我也没有忘记抑制肌肉合成关闭通路所导致的强大效果——还记得那个肌肉生长抑制素水平降低的肌肉牛吗？

通过对咖啡因和苯丙胺的详细对比，我们可以得到一些宽泛的结论。苯丙胺能诱导一系列系统性的效果，这些效果都可能对运动员的成绩产生微小的影响，尤其是当他们在运动开始时已经处于疲劳状态的情况下。苯丙胺对大脑的直接作用似乎弥散并缺乏针对性，其主要效果是影响情绪从而对运动成绩产生某些不确定的影响。然而，虽然咖啡因在脑中靶向了同一神经递质——多巴胺，但它是靶向脑中控制运动功能的特定区域来起作用的。这似乎能够远超像苯丙胺那样的一般性的成绩加成。服用苯丙胺，你会觉得自己可以跑得更快，服用咖啡因，你实际上就会跑得更快。笼统地说，苯丙胺动动嘴，但咖啡因跑断腿。

其他被禁的精神兴奋剂

此外还有很多被禁的精神兴奋剂，如果在赛前服用它们很可能会提高成绩。如本章早先所讨论的三种消肿剂——伪麻黄碱、去氧肾上腺素和苯丙醇胺，它们通过作用于 α 肾上腺素受体起作用，但同时它们也会对心率、血压和新陈代谢有一定影响。运动员尝试使用比正常临床剂量高一点的剂量，以便充分发挥这些副作用带来的好处。三种药物中，只有伪麻黄碱仍作为一般性的常用药，对于去氧肾上腺素和苯丙醇胺，人们对其副作用仍有一定的担忧。在美国，如果想获取大剂量的任何一种化合物都是很困难的，伪麻黄碱也是这样，因为它们可以被用来制造苯丙胺这样的非法药物。这对于希望获得更好成绩的普通人来说无疑是难上加难。最近的研究表明，一名体重80千克的男性需要200毫克才能获得较好的效果。即使是在更加自由的英国，你所能买到的最大包装的药片也只有这个量的1/3。

这种精神兴奋剂已经导致了很多有争议的处罚，运动员们——或者更糟，还有他们的教练——由于没有核对某些药能否在比赛期间服用而被取消了比赛资格。例如，林福德·克里斯蒂在1988年奥运会上险些因麻黄碱而失去银牌。然而，最出名的事例是，16岁的罗马尼亚体操运动员安德里亚·拉杜坎药检阳性事件。2000年悉尼奥运会上，罗马尼亚女子体操队在比赛中将奖牌一网打尽，其中拉杜坎获得了金牌。然而，拉杜坎随后的检测呈伪麻黄碱阳性，因此国际奥委会收回了她的金牌。这一药检结果是一次流行感冒治疗所引起的，这场感冒击倒了很多罗马尼亚体操队队员。体操队的医生在所开的处方中使用了含有伪麻黄碱的止痛药布洛芬。在尿检时，伪麻黄碱有一个被允许的最低水平，这一标准不会随体重而进行修正。拉杜坎是被登记在册的体操队员中超标最少的；她的队友西蒙娜·阿玛纳尔（Simona Amanar）获得了亚军，也检测出伪麻黄碱呈阳性，但是低于被禁水平。阿玛纳尔被授予了金牌，但是她拒绝参加颁奖仪式，并声称拉杜坎才是真正的冠军。

我们可以主观假设拉杜坎并没有试图通过服用布洛芬来提高自己的成绩，但有其他人已经试过这招。伪麻黄碱于2003年被从兴奋剂禁用名单中移除，而在2010年又被重新列入，因为后来的药检中，在越来越多的运动员尿液里发现了高浓度的伪麻黄碱。有趣的是，这可能对全社会，尤其对关于毒品非罪化的提议方面来说也是一个教训。至少在体育运动中，将某种特定药物"合法化"会明显增加该药物的使用，而禁止则会减少使用。对丢失金牌的担忧似乎是一个真正的阻碍因素，但是服用伪麻黄碱是否真的能够获得某种好处？科学研究的结论是比服用苯丙胺多那么一点好处，但并不大。问题是，许多最有力支持正向效果的研究都是在与咖啡因进行组合，所以就很难具体指出，有效的到底是哪些因子，或者这种组合实际上是否存在着协同效应。然而有一些证据表明，麻黄素可以在短期内提高肌肉的耐力，伪麻黄碱在短时间的自行车运动中可提高输出功率，以及减少跑一英里所花费的时间（第三章参考文献 14）。

提升心智

到目前为止所讨论的兴奋剂都只涉及某种特定类型的运动表现。我能不能跑得更快？我能不能坚持得更久而不感到疲劳？除 β - 阻滞剂在手枪射击中的例子外，它们往往不涉及提高技艺本身的表现。但提高自己的精神和身体技能也是社会目前正高度关注的领域。在 20 世纪 80 年代，顶级律师可能会服用可卡因，使他们能够在社交派对上更长时间地保持状态。如今，这些人很可能会服用莫达非尼，以使他们在工作中表现得更聪明。即使是学术界也不能幸免。2007 年 6 月，泰晤士高等教育副刊上发表了一篇题为《药物为学术提供脑力爆发》[17] 的文章，声称学者们——以及学生们——正在为了提高成绩而使用所谓的"聪明药"。当然，这是有历史渊源的。咖啡因长期以来就是学生的"药物"选择之一，并且在关键时刻还会增加剂量。但是，这主要是为了能赶在论文提交日期之前熬通宵，而不是为了从本质上提高作文本身的质量。

第一种聪明药的作用方式可能类似于咖啡因，因为即使身体已经在告诉大脑需要睡觉了，它们仍可以让使用者保持清醒。这种药物的例子是莫达非尼，它在临床上是被批准用于治疗发作性睡病这样的睡眠障碍的。它也会作为处方药，用于一些以疲劳为主要症状的疾病，如多发性硬化。军方也对它很感兴趣，因为据称它能够长时间剥夺人类睡眠，同时副作用较小。然而，在最近几年，莫达非尼在普通人群中的使用也如雨后春笋般涌现。部分原因是"处方外使用"的结果。就是说，医生可以根据自己的临床判断——如果他认为符合病人的最佳利益时，便可以为病人开具某种在一些条件下可以治疗另外一种病的药。这就是莫达非尼如何用于多发性硬化症的。然而，制药公司并不认可此类未经测试的疗法。

在莫达非尼的情况中，制造商并没有完全放任不管，他们尝试将其限制在有临床许可的领域使用。2002 年，瑟法隆（Cephalon）公司承认了其不恰当地推广使用莫达非尼的行为。[18]莫达非尼是经美国食品和药品管理局（FDA）批准，可被用于治疗与"发作性睡病有关的白天过度嗜睡"，但瑟法隆公司在商标上注明它是"一种用于治疗白天嗜睡、疲劳、缺乏活力、精神不振和疲劳"的药物，即不只是针对那些少数由发作性睡病导致的疲劳的病人。此次和解协议——包括其他被瑟法隆公司错误标注的药品——使该公司支付了超过 4 亿美元的费用。

莫达非尼这样的聪明药物是如何工作的？我们之前见过的被认为是聪明药的利他灵，是通过增强大脑中的多巴胺和去甲肾上腺素来起作用的。莫达非尼完全具有更神奇的作用方式[19]，它与多种神经递质的水平升高有密切的联系。这不只包含那些本书中我们已经讨论过的物质，如去甲肾上腺素、血清素和多巴胺，而且也包括了我们还没有遇到的如组胺（histamine）、谷氨酸盐（glutamate）、GABA［γ-氨基丁酸（gamma-aminobutyric acid）］和食欲肽（orexin）。它甚至被认为可能直接作用于产生能量的细胞器——线粒体来起作用。总之情况一片混乱。那些自以为了解情况的人——包括药品营销人员——根本不知道实情。我的猜测是，要么是有一种由多种大脑传输通路产生小幅增加而导致的复杂相互作用，要么是我们仍然缺少一些关键性的研究发现。

最热门的一类脑力增强剂的目标比剥夺睡眠要远大得多。它们据称能改善阿尔茨海默病和帕金森病人的认知功能。安帕金（ampakines）通过增强神经递质谷氨酸，激活了脑中与记忆和学习有关的受体而发挥作用。高剂量的谷氨酸具有脑毒性，因此显然最好是提高它的使用效率而不是增加用量来达到"增强记忆"的功能。因此，这也是制药公司的兴趣所在。

在这里需要暂停一下，让我们来看下现代药物筛选方法在鉴定候选药物的时候所能达到的精细程度。一个名为 CREB 的蛋白被证明能够影响从短期记忆到长期记忆的过渡。简单的化学筛选检测到了 1800 个能够激活这一基因的化合物，并至少可能在理论上增强记忆的功能。[20] 这就是现代药物的研发方法能够为不择手段的兴奋剂使用者们提供的机会。

然而，正如任何制药公司的高管都会告诉你的那样，从鉴定出一个有潜力的化合物到开发出有效和安全的药物疗法之间，是一条漫长而昂贵（约十亿美元）的道路。所以，我们距离开发出记忆增强药和聪明药，以及提升普通人群的健康水平还有多远？大众媒体声称我们正处在由利他灵、莫达非尼和安帕金的突破性进展所引领的、大脑功能革命的风口浪尖上。也许在瑟法隆公司那些非法的营销战略中真的有些干货？就像阿司匹林可治头痛那样，利他灵会让你正常的孩子在学业上表现得更加聪明，而莫达非尼将会让他们能够进入顶尖大学。然而，据我们从这本书中了解到的，最高成绩和消除障碍是完全不同的两码事。

莫达非尼和利他灵显然是治疗临床上表现出疲倦或过度活跃的人的良药，但在一般人群中，它们的效果远比炒作中所提到的要弱。2010 年，一项对所有科学研究的分析表明了效果相当有限。[21] 利他灵确实有轻微的记忆增强的效果，莫达非尼也成功地帮助经过充分休息的人保持清醒，但并没有发现更夸张的"大脑增强"的效果。事实上，莫达非尼在维持大脑长时间工作上是不成功的，受试者觉得自己可以克服睡意，但实际的表现仍然不佳；而在军事用途中的过度自信更令人十分不安。安帕金则是更加实验性的。目前，还没有证据表明这些化合物在功能受损的患者中有效，更谈不上能指望它们在强化健康大脑方面会有效果。

那些"天然的"脑力增强剂并没有比人工药物表现得更好。

保健食品店里的招牌精神兴奋药物——银杏制剂——最近也栽了跟头。2007 年的一篇科学文献综述 [22] 的结论是，"对摄入银杏提取物后的随机临床试验中，无论是急性给药还是长期给药，并无令人信服的证据能够表明，该处置对健康年轻人的认知功能的任何方面存在有利的正面效应"。

　　长话短说，我们并不想看到一个由药物增强的超人新品种，大学也不会急于在他们的入学考试中引进药检。但对于运动呢？聪明药被禁止只是因为它们被列为人工精神兴奋剂，并且因此在比赛中被禁止。理论上，运动员通过使用聪明药能够提高训练中的学习能力，从而有助于提高成绩。根据记录，莫达非尼是我们所知的唯一一被用过的聪明药。在前文中，我们听说过意大利手枪射击运动员中间在流行心脏病。2003 年，类似的发作性睡病狂潮似乎席卷了田径运动员们。最著名的例子是美国短跑名将凯利·怀特（Kelli White）。在 2003 年巴黎田径世锦赛上赢得100 米和 200 米冠军后，她的药检呈莫达非尼阳性。起初，她声称自己是因为发作性睡病而服用莫达非尼的。然而，大多数观察家认为，这只是一个借口，她还是为了试图获得使用非法精神兴奋剂的好处。这些怀疑被证明是正确的，后来怀特向美国反兴奋剂机构承认，她确实在比赛和训练期间采用了一系列提高成绩的药物。2004 年美国反兴奋剂机构将她禁赛两年，并且剥夺了其2003 年获得的金牌。

　　为什么怀特要用她的职业生涯冒险来服用莫达非尼呢？并没有真正的证据表明莫达非尼能比其他的精神兴奋剂效果更好，而且这似乎不太应该是一种在短跑冲刺时使用的药物。选择它的理由很可能是兴奋剂使用者惯用的"双保险"策略。它价格低廉，副作用有限，可以在不比赛的时候使用，而且那时候它也被认为是在比赛期间无法被检测到的。所以，反正凯利·怀特自己当时也正在服用类固醇和 EPO，不妨一不做，二不休，把莫达非尼也添加进来。人们把怀特与湾区实验室联系起来，因为后者也在向其他运动员供货。事实上，维克托·康特在赛前为英国田径运动员德韦恩·钱伯斯开出了以莫达非尼作为"促清醒"药物的处方，以期在 100 米短跑中降低疲劳和增加精神警觉性以及反应速度（第一章参考文献 9）。这似乎冒了很大的风险——如果它确实有效，也必须在比赛前一小时给药，这很容易在药检中被检测到。

在少数几种运动中，那种大学生们想尝试用来提高认知能力的聪明药是有意义的。比如说，定向越野运动需要在体力透支的时候仍具备读地图的能力。但是，定向越野运动很少会带来令人难以抗拒的名利回报——至少在它的故乡斯堪的纳维亚腹地之外的地区是这样。在其他运动项目中，运动员和教练都不大可能因"'促清醒'有可能提高成绩"这样的糊涂观念而有所动摇。任何观看过短跑比赛的人都会毫无疑问地确信运动员们是清醒和警觉的。一个百米短跑选手要花大量时间来试图平息他的神经，而不是让它更加紧张。然而，如果药物可以提高运动控制能力和缩短反应时间，药物的增强有可能帮助使用者成为最快冲出起跑线的人或顶级射手。我想这并不是一个不可能的梦想——或者噩梦，这取决于个人的看法——但是我们还有很长的路要走。

结　语

　　关于精神兴奋剂，最后有一点是必须强调的。无论是在运动还是日常生活中，少量使用会有好处，量大却未必更好。所有与受体结合并启动信号级联的分子都有收益递减的规律。身体逐渐适应新的状态后，就会开始进行负调控。这就是为什么在科学研究中，实验对象在检测之前必须至少提前一天戒断咖啡因的摄入。这也是在很多研究中，那些每日都摄入咖啡因的人在日常表现和警觉性上与不摄入的人相比并没有差异的原因。所有的差别都在变化中。第一次服用咖啡因，你会出现一个短暂的兴奋，并让你警觉起来。离开咖啡因会令人昏昏欲睡（也可能会出现头痛等戒断反应）。但是，在日常生活中分辨谁摄入咖啡因谁没有摄入咖啡因几乎是不可能的。对于运动成绩来说可能也是如此，这就是精神兴奋剂只是在比赛中被禁止，在训练中使用并不会招致任何制裁措施的一个原因。

　　在本章前面我们知道汤米·辛普森在阿尔卑斯山路上中暑死亡的例子。我们或许应该关注类似的警示性的事例。那些能够帮助克服心理极限来实现改善运动成绩的精神兴奋剂的后果有可能是什么？有些运动心理学家和生理学家采取了极端的观点，认为这些调控机制是用来自觉或不自觉地阻止身体发生灾难性系统故障的，它们大多数所处的位置是深渊前的最后一站。所有的观点在涉及干预大脑的控制机制时，都是带着强烈的不安的。

　　就拿最近的一个例子来说，已经证明抑制多巴胺和去甲肾上腺素吸收的药物真的能够提高成绩（第二章参考文献3），但前提是，运动是发生在高温下的［研究中用作对比的两个温度分别为 18℃（64 ℉）和 30℃（86 ℉）］。服药者的体温随他们的成绩一同升高，超过了 40℃（104 ℉），但是，他们在感知上并没有差异。用了药的运动员在更高的体温下，并没有感到比不使用药物运动时更不舒服——他们只是觉得运动时间更长和更有力。其中的一种受测药物是利他灵。[23] 考虑到使用了利他灵的合法儿童的数量，以及将其作为兴奋剂自己暗中使用的成人，你不禁会感慨，历史总是以不同的方式重演，另一个汤米·辛普森的事故可能会再次发生。

最后，我们可以再想想两类不同的精神兴奋剂，看看它们的区别。一方面，我们有苯丙胺这样的药物，它与软性毒品有很多联系，能够影响我们的情绪，以及让我们在跑、投、游等运动中自我感觉更加良好。这可能是大多数人所认为的精神兴奋剂。虽然这些药物似乎的确能够在运动员们每天都要忍受过度疲劳时，提高他们的成绩，但是在大多数情况下，它们是不太可能影响个人的最佳成绩的。如果它们的效果不错，很可能是因为它们关闭了人体的天然防御机制并且已经开始变得危险。另一方面，我们有咖啡因这样的精神兴奋剂。咖啡因除一般的社会性用法之外，还对大脑表现和运动成绩有很专一的效果。咖啡因可以让一个学生跑得更快，也可以让同一个学生（或熬夜写书的教授）彻夜写论文时保持清醒，但这两者的机制完全不同。

在下一章中，我们将看到一个比精神兴奋剂炒作得更厉害的领域，而且，与精神兴奋剂相比，效果有极大可能会有大幅提高。腊肠犬与灰狗的大部分基本基因相同，但后者跑得更快。我们能否模仿育种者的做法来改变我们的基因，让我们变得更像黑神驹，而不是骡子玛芬＊？

＊ 黑神驹是英国作家安娜·休厄尔（Anna Sewell）于 1877 年完成的小说《黑神驹》（*Black Beauty*）中的角色；骡子玛芬是英国广播公司（BBC）于 20 世纪 40 至 50 年代推出的提线木偶剧《骡子玛芬》（*Muffin the Mule*）中的角色。——译注

第八章

基因兴奋剂

我们就是为此而生的。……我们只不过就是为了身体素质而生的。

——李·埃文斯（Lee Evans），1968 年奥运会男子
400 米金牌得主
1971 年 1 月 18 日《体育画报》（*Sports Illustrated*）

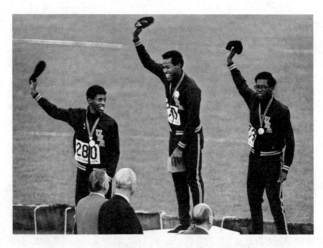

图 23　埃文斯在颁奖仪式上挥舞黑豹贝雷帽的照片
©AP/Press Association Images

血统的问题

基因很重要。在人生中的大部分事情中，如果你想获得成功，一个不可控但关键的点就是要选择正确的父母。音乐天赋、健康、长寿，这些都有很强的遗传性，体育方面的表现也不例外。板球和足球运动员中的丹尼斯·康普顿（Dennis Compton）和莱斯利·康普顿（Leslie Compton），网球运动员中的维纳斯·威廉姆斯（Venus Williams）和塞雷娜·威廉姆斯（Serena Williams），以及 F1 赛车手中的拉尔夫·舒马赫（Ralf Schumacher）和迈克尔·舒马赫（Michael Schumacher），无疑都证明了基因遗传的重要性。不过，这些运动员都身处相同的环境，这也是重要的。从你身处子宫中的第一个小时起，到你在养老院中的最后几分钟，你的基因都在和环境相互作用着。只用著名的运动世家会出优秀运动员这一事实，作为证明体育运动中遗传因素的证据并不能具有完全的说服力。

取得成功所需的遗传和环境因素是出了名的难以区分。也许有人会认为同卵双胞胎的研究能给出答案。但关键性的研究——那些双胞胎从出生时就被分开，养育在不同环境中的研究——都集中在心理和健康的身体特征上，而不是体育运动上。完全控制环境无论如何都是不可能的。以埃里克·贝德斯（Eric Bedser）和泰德·贝德斯（Ted Bedser）为例，这对同卵双胞胎被认为终生都无法区分。他们衣着相同，都既是板球运动员又踢足球，属于相同的板球队和足球队，就读于同一所学校，并在 1939 年的同一场比赛中作为职业板球运动员首次亮相。他们同时成为比赛的优秀投球手，他们可怕的投球能够极大地震慑对方。然而，当他们加入萨里郡（Surrey）板球俱乐部后，为了在同一支球队里能继续保持成功，他们决定走多样化的路线。他们接下来抛了硬币。埃里克输了，他不得不将自己此前进攻性的快投改为慢速的旋转球。这可能没什么问题，毕竟就像一个老谋深算的直球投手投出的慢速球也能够打败目光最锐利的棒球重击手一样，很多著名的板球选手采用诸如左臂旋转投球、变向曲线投球或假动作投球等旋转球技巧。然而，恰巧当时萨里郡板球队有两名著名的旋转球投手吉姆·雷克尔（Jim Laker）和托尼·洛克（Tony Lock）。由于投球机会有限，埃里克不得不专注于击球。他的命运在英格兰选拔赛中被封印了，吉姆·雷克尔成为他比赛中的对手。雷克尔表现出色，以至于埃里克一方所有的击球手没能获得哪怕丝毫的机会。事实上，当时雷克尔创下了前所未有的八次击倒三柱门而只让对手得到两个跑分的记录，这一壮举甚至被《纽约时报》（*The New York Times*）报道。[1]

由于在预选赛中受挫，埃里克再未能代表英格兰队比赛。而泰德代表他的国家参加了 51 场比赛，他的孪生兄弟在海外比赛的过程中忠实地陪伴着他。这个故事说明了两件事情：我们的基因所处的体育环境变幻无常；以及相反但同样关键的，我们的基因所能够创造的环境。因缘际会，贝德斯兄弟各自所处的环境发生了改变，并由此最终对他们在体育上的成就产生了深远的影响。

除双胞胎研究之外，还有别的办法可以考量遗传因素在体育成绩中的贡献。那些可以影响运动成绩的生理基础，如耗氧量、心脏的血液输出量、肌纤维类型等的遗传程度并不比其他的人类特征低。不同性状的遗传程度差异很大，有的性状由 20% 的先天遗传加上 80% 的后天影响，而有的则看起来几乎 100% 由遗传决定。[2] 具体的细节取决于分析的方法，但一般来说，"力量"特质似乎比"耐力"特质更多地依赖遗传，而后者更容易通过训练获得。本质上讲，肌肉更多地受控于出生时的偶然因素。比如，快肌纤维（冲刺）和慢肌纤维（耐力）的比例就主要由遗传控制。

能否通过改变基因来提高运动成绩呢？要回答这个问题，我们首先需要尽可能严格地控制环境因素。幸运的是，作为科学家，我们并不需要设计自己的实验，因为动物育种者已经替我们做了很多辛苦的工作。我们只需要看看纯种赛马的世界就可以了。我仍然记得自己还是小男孩时，发现只有那些家族史明晰，且出身令人满意的马才能参加比赛，我认为那是不公平的。在我稚气的心中，认为那对可怜的野马来说似乎是一种令人无法容忍的不公。一些可怜的黑神驹肯定被剥夺了在埃普瑟姆德比（Epsom Derby）或育马者杯（Breeder's Cup）中获胜的机会。

这可能只是我的一种幻想。正如查尔斯·达尔文在《物种起源》（Origin of Species）[3] 的第一章中所说的那样，"有些效果可以归因于外界生活条件的直接和一定的作用，有些效果可以归因于习性；但是如果有人用这等作用来说明驾车马和赛跑马、长驱猎狗与嗅血警犬、传书鸽与翻飞鸽之间的差异，那就未免太冒失了"。达尔文认识到了是人工选择导致英国赛马"其速度和体格都已超过其祖先阿拉伯马"。赛马训练的细节可能是黑暗且不科学的，但究其核心，选择有正确出身的马仍然是最重要的。赛马的饲养者愿意支付一百万美元来让加拿大赛马"北方舞者"（Northern Dancer）与他们的母马配种是有原因的。"北方舞者"的后代在育马者杯上赢得的冠军数量创下了纪录，从 1994 年以来，每一个凯旋门大赛（Prixdel'Arcde Triomphe）的获胜者都有它的血统。可以说是有史以来最好的赛马"海都之星"（Sea the Stars），就是"北方舞者"的曾曾孙。

事情当然并没有那么简单。育种者们深知，即使是纯种马，也不是能 100% 继承到父辈的速度的。顶级赛手不一定具有顶级的基因，你不能保证你最好的马每次都能产下冠军。只有当人们清楚地看到"北方舞者"的后代同样能赢得比赛后，它的配种费才会上升到这样的天价。"海都之星"的职业生涯比它的曾曾祖父更加广为人知。在 2010 年的时候，"海都之星"的配种价格能够以十万美元的特价成交，不过，这个价格只有它曾曾祖父二十五年前的十分之一。

这种人工育种的效果能够维持多久是个问题。对于赛马和赛犬来说，我们很可能会遭遇收益递减的情况。现在最好的马，确实比它的野马祖辈们的速度要快，但自从 20 世纪 20 年代以来，顶级赛事的记录几乎没再变过。[4] 这就像一部已经没有进一步提升空间的机器，而"北方舞者"的后代只是给这台机器的表现添加一些小小的变数而已。育种员们卡在 18 世纪便驯养的第一批野生阿拉伯马的基因库上毫无进展。传统的马育种技术无法选择不同的物种。狗也是这样，京巴犬基本上仍然是狼，却似乎披了一张羊皮。

回到体育运动上来，我们并没有兴趣创造新的物种，只是希望成为人类种族中更强更快的成员。在这种情况下，你可能会认为，我们有一些办法去模仿动物们在运动上所具有的能力。但从伦理上说，我们不能仅仅为了提高速度而操纵人类的繁殖行为。即便有这种可能性，要达到赛马优化中用 200 年能达到的效果，在人类中则需要将近 2000 年，可见这样的一代是多么漫长。既然没有这样的育种计划，是否意味着我们距离最佳成绩还有很大差距呢？2008 年斯坦福大学的马克·丹尼（Mark Denny）进行的统计分析表明，我们实际上可能已经相当接近我们的最快速度了。[5] 除了一些例外，如男子 100 米和女子马拉松，数学模型确实认为我们很可能已经达到跑步成绩的上限了。我们还没有使用选择性育种的优势，怎么就会这样了呢？其答案几乎毫无疑问，与可供选择的遗传物质有多少相关。

现今，世界上所有的赛马是从不到三十匹马中选育出来的，而 95% 的赛马是同一匹种马的后代。这与人类七十亿的人口形成了极大的反差。在这七十亿人中，很多人都渴望着奥运金牌带来的名与利。如此多样的人类基因池中的跑得快的个体，通过遗传育种毫无疑问对基因能有几个百分比的少量改善。然而，我们人口的增长，以及世界范围内对体育所表现出的兴趣，正在使可供选拔运动员的基因池变得非常多样。从遗传基础上讲，人类的运动员已经和遗传优化后的顶级赛马接近了。假设有世界政府试图在最短的时间内创造出跑得最快的人，科学家能给出的最好的建议很可能是在全球范围内快速筛选，找出跑得快的孩子，而不是通过顶级运动员来繁育。

人种的问题

当然，人类有七十亿人口，这并不意味着顶级的跑步运动员能够从这个多样的基因池中以相同的概率到处出现。任何有关基因和体育的讨论都不得不就本章开头的引文展开。顶级短跑运动员是不是总是黑人？最佳的长跑运动员是不是总是来自东非？在进入这一社会生物学的雷区之前，我们首先需要适当地对问题进行拆分，毕竟我们生活在一个一谈到种族便会深感困惑的世界里。肤色就是一切。所以克里斯托夫·勒梅特（Christophe Lemaitre）能在 2010 年获得一家法国媒体的称赞，称其为第一个百米成绩跑进 10 秒的白人。然而，帕特里克·约翰逊（Patrick Johnson）在前一年就跑得比勒梅特还快了。约翰逊具有一半爱尔兰和一半澳大利亚土著的血统。虽然他看起来肤色较深，但从遗传角度上讲，他与黑人短跑运动员间的差别只会比勒梅特与黑人短跑运动员的差别更大。

1994 年有一本声名狼藉的书——《钟形曲线》（*Bell Curve*），作者为心理学家理查德·赫恩斯坦（Richard Herrnstein）和政治学家查理斯·墨里（Charles Murray）。[6] 这本书主张智力有强烈的人种因素。在体育上，它对应着记者乔恩·昂蒂纳（Jon Entine）在 2004 年作的题为《禁忌：为什么黑人运动员称霸体坛，以及为什么我们害怕谈论它？》的报道。[7] 正如我们预期的那样，这是一个有争议的观点。人种的定义——以及由此带来的黑人这一术语本身——是尤其难以从生物学角度进行界定的。一个经济上窘迫的社会群体会关注运动这一领域来谋求认同，这背后是有强大的经济原因的，尤其是当体育上的卓越表现往往伴随着显著的物质回报的时候。对于种族的每一种主张都会有一个社会学上的反例。我们不应该忘记榜样的重要作用。在英国，电视上的体育节目中满是成功的黑人运动员。但是，大家都知道，当我们开始把目光投向我们的商界和政界领袖时，黑人数量就开始减少了。

社会的偏见会对成绩产生直接的影响。人们经常会按照我们对其偏见来表现。1999 年亚利桑那大学的杰夫·斯通（Jeff Stone）开展了一项出色的研究。[8]

他分别给黑人和白人学生布置了一项标准化的任务，其中包括打高尔夫球。受试者们或者被告知该测试是为了测定"天生的运动能力"，或者被告知是为了测定"体育智商"。虽然任务完全相同，学生们的表现却根据他们以为的完成该任务所需的技能而有所不同：黑人学生认为任务是测试他们"用天生的运动能力来完成需要手眼协调的复杂任务"时表现得较好，白人学生则在以为他们将展示自己"在运动中表现出的策略思维能力"的时候表现最佳。安慰剂效应在这里再次发挥了作用：如果我们认为我们可以做得很好，我们就能做得更好。

1995 年，罗杰·班尼斯特爵士——那位用不到四分钟便跑了一英里的人——表示，"总体上来说，黑人短跑运动员和黑人田径运动员似乎都有天生的解剖学优势"[9]。但黑人运动员并没能在所有运动中称霸，游泳就是一个很好的例子。这是不是因为像有人认为的那样，黑人的浮力比较小？也许是这样。但以美国为例，即使不考虑那些高水平比赛，完全能够游泳的非裔美国人也远比一般人群的平均水平低。文化壁垒限制了他们在泳池中的表现，再加上遗传能够直接控制不同的解剖结构，这两者很可能同等重要。

我们应该时刻记住这一点，收看体育比赛来得出一般化的结论，实在是太容易犯错了。我们都喜欢做一个自以为是的粉丝，但是这会遮蔽我们的双眼，无视任何支持性的科学证据。1980年，米歇尔·普拉蒂尼（Michelle Platini）带领那个年代最好的足球队之一，为法国赢得了欧锦赛冠军。那支队伍全是白人。然而，差不多二十年后，赢得1998年世界杯冠军的法国队很大一部分的球员是来自亚美尼亚、塞内加尔、加纳、圭亚那、阿根廷、阿尔及利亚和葡萄牙的移民的后代。这支著名的"白人、黑人、阿拉伯人"（blanc，black，beur）球队在获得世界杯之前就称霸所有比赛，并在世界杯夺冠两年后又赢得了欧锦赛冠军。很快六年过去，时间来到2006年的世界杯决赛。这次，法国派出了一支没有一个白人球员的球队。这是黑人的遗传优势崭露头角的标志吗？一流的足球比赛是否将像罗杰·班尼斯特和乔恩·昂蒂纳所说的那样，成了一项全是黑人的运动？

问题是，只要你稍微移动一下时间框，就可以做出完全相反的结论。2006年的无白人法国队，在决赛中被全是白人的意大利队击败。四年后，西班牙派出据说是有史以来的最佳阵容夺得世界杯。如意大利一样，西班牙场上并没有白种人以外的球员。然而如果因此而说白人球员只有在后十年才能赢得世界杯，这和说黑人运动员只能在前十年赢球一样荒谬。

足球是一项复杂的运动。也许有遗传优势被教练和战术这样的因素给掩盖了？能否通过研究田径运动来获得更好的结论呢？以身材高大拥有发达肌肉又四肢协调的尤塞恩·博尔特为例。他这副身架算是一种遗传畸形吗？难道他的成功来自他作为黑色人种的基因吗？在草率地得出这些结论之前，我们不应该忘记的是，虽然有些人认为博尔特拥有非同寻常的遗传优势，但他在 2009 年的世界百米纪录也只比与他最接近的对手快 1.1%。但是在同一年，保拉·拉德克利夫——2003 年女子马拉松世界纪录保持者，在比赛中仍然比第二名快 2.5%。和出生于柴郡的保拉·拉德克利夫相比，很难再找出一个能比她更"白"的白人选手了。然而，没有人会说，白人妇女具有在超长距离跑步比赛方面得天独厚的基因。而且可以肯定，也没有人在英格兰北部寻找能够产生优秀女子马拉松选手的遗传热点。拳击项目是更好的例子。由于卡修斯·克莱（Cassius Clay，拳王阿里）赢得了世界重量级冠军，因此拳击在 20 世纪 60 年代似乎是"黑人"运动员独霸的项目。然而，自 2005 年以来，东欧白人一直在这一项目中占据着主导地位。

因此，简单地用种族来概括规律是很成问题的。相反，我们应该看看科学上的证据——我的意思是看看每个人的基因而不是看他们的肤色。当然也有一些基因控制着肤色，但这些基因可能并不与那些控制成绩的基因有密切的关联。我认为应该暂时把对人种在情感方面的角度（和专业术语）放在一旁。我们最终需要深入到单个基因的层面，在这里就不再会有种族的偏见了。毕竟没有人会在谈论 ACTN3 基因多态性的时候突然出现情绪化的反应。

那么，科学告诉了我们什么？对于基因在运动成绩上的影响，观察者们往往会注意到两种"显然"正确的现象：来自西非的黑人运动员擅长短跑，东非的运动员则擅长长跑。这是"显而易见的"，因为100米和200米比赛的选手多西非出身的运动员，而500米、1万米和马拉松比赛总是来自东非大陆的人获胜。

通过更细致的观察我们会发现，对于"黑人"这一人种划分的问题，不仅仅有一种针对具体某些人的偏向，同时也有对地理概念的偏向。这一问题在人们谈起东非选手时最容易出现，因为当我们说到东非选手时，并不是真正地指整个"东非"，而是特指两个国家——肯尼亚和埃塞俄比亚。甚至即便在这两个国家内，顶级选手的来源地也都严格限制在一定区域内。超过八成的肯尼亚选手来自东非裂谷，而在埃塞俄比亚，优秀运动员主要来自占全国面积不到5%的阿尔西（Arsi）地区。事实上，这两个地区只占非洲陆地面积和人口的不到1%，却是50%以上的非洲顶级长跑运动员的故乡。无疑，科学家们也已经注意到了这一点，并开始对这一人群集中进行研究。

肯尼亚的情况中，尤为引人注目的是一个部落——卡伦津（Kalenjin）部落，它为世界贡献了75%的精英长跑运动员。该部落的一部分——占肯尼亚总人口的1.8%的南迪（Nandi），在1988年为肯尼亚提供了42.1%的精英跑步运动员。研究这些地理上相互隔离的群体，能否找到他们所携带的能够在长跑中表现卓越的独特基因呢？起码理论上是可行的。

最近，遗传科学已经开始产出结果了。位于格拉斯哥的东非跑步科学国际研究中心（International Centre for East African Running

Science）开展了一项针对个别顶级运动员展开的关键性研究。对埃塞俄比亚运动员的研究表明，以我们当前的技术，是不可能在遗传学角度上将顶级运动员与他们普通的同胞区分开的。[10] 而对那些希望寻找神奇的东非基因的人来说更糟的是，在顶级运动员中，有些人甚至与欧洲人有更近的共同的祖先。

虽然这些表现出色的小群体在遗传上并非孤立于周围其他人而存在，但在文化和环境因素上确实会表现出差异。农村的孩子，虽然基因背景与那些生活在城市环境中的孩子完全相同，但他们却有着另一种更为积极的生活方式。对他们来说，每天跑很远的路去上学是很常见的。在所有的肯尼亚部落中，南迪对城市化的抵制最厉害。他们唯一的运动就是跑步，而如果在跑步项目中获得成功，回报是巨大的。凡是文化驱动力较弱的地方，人们在运动上所获得的成就也小，这也许可以解释为什么东非女性选手的成绩比男性选手要低一些。

厘清这些文化和生物学上的现象是一个复杂的工作，直到最近，社会学家、遗传学家和生理学家之间的跨学科合作才开始初见成效。目前下定论可能还不成熟，但初步的结论表明，东非人在本质上可能并没有什么特别之处。在这一群体的基因池中，有可能有更多的人携带了成为一名优秀长跑运动员所需要的遗传基础物质。当这一生物学的背景，与从出生以来就伴随他们的高海拔训练、大运动量的生活方式、在文化上和经济上对成功的强烈回报、正面的榜样，以及活跃的同行团体竞赛等因素叠加时，他们就拥有了统治世界跑步项目舞台的秘诀。类似的有关基因与环境间相互作用的论点，可以解释目前牙买加选手在短跑中的主导地位。

跑步运动从前就有过类似的情况。在 19、20 世纪之交，斯堪的纳维亚选手在所有的长跑赛事中称雄。我人生中有着短暂的令我兴奋不已的一段——20 世纪 80 年代，英国选手成为中距离赛跑项目的霸主。在 21 世纪到来时，径赛霸主地位的衣钵已传递到东非和牙买加选手手中。这种状况很可能也会成为过去，长跑和短跑项目极有可能会重新出现一个更加异质性的优秀运动员群体，特别是如果非洲和美洲的社会发生变化，并开始对男女青年予以新的奖励的话。

只有一项运动是真正的全球性运动，世界上基本每个国家的民众都会参与，这项运动就是足球。只要渴求成功的意愿和成功的回报在所有国家和文化中都得到同等的重视，现在在足球中看到的情况——冠军在黑人—白人—黑人—白人间交替产生，将来很可能会成为所有体育运动的常态。

是否存在与人类成绩有关的特定基因？

虽然涉及运动成绩时，种族可能只会分散我们的注意力，但是遗传学无疑也是扮演了一部分角色的。对于兴奋剂使用者们来说，问题是"它扮演的是哪一部分角色，以及它能否被人为地操纵"。如果通过自然繁育和天然的基因池的选择，所能获得的成绩提升程度有限的话，那么非天然的遗传选择会做得更好吗？基因兴奋剂会有用吗？

我们首先需要知道哪些基因能够影响成绩，在这一领域，科学已经在最近几年取得了飞速的进展。最早的关于运动的遗传研究是受医学研究项目资助的。1992 年，美国国立卫生研究院（NIH）资助了遗传家族（HERITAGE family study）的研究，在650 名加拿大和美国的受试者身上研究基因对运动的影响，目的是找出哪些遗传和非遗传的因素会影响有氧运动训练。[11] 这和健康的联系是什么呢？众所周知，体育锻炼是有益于心脏病防治的。但人们也知道，不同的人对相同的运动疗法的反应是不同的。如果能了解这一问题的遗传基础，也许就能个性化定制进一步优化的治疗方案，从而使治疗效果达到最优。运动表现的研究再一次从医学研究计划中获益。遗传家族研究结果表明，有一些特定的基因负责体育锻炼，并且能够用来预测训练成绩。由于更便宜的基因检测技术的出现，从针对一般人群的健康进行的研究，推进到对支撑了单个运动员优秀成绩的原因进行研究，现在将变得更加可能。

查看遗传图谱意味着什么呢？我们之所以不同，是因为我们的基因是不同的。我们和另一个人可能有 99.9% 的基因相同。但是，那 0.1% 的不同基因在功能上所能产生的变化远超0.1%。人类平均每个 DNA 中含有 25000 个基因，每个基因编码了一个有功能的蛋白质。每种蛋白是由不同的氨基酸构成的。假定一个基因大约由 500 个氨基酸组成，那么 0.1% 的基因差异就可能会引起多达 $0.1\% \times 500 \times 25000$ 个氨基酸的差异，平均下来也就是两个人之间的功能基因中会出现 12500 个氨基酸差异。这 12500 个变化会以不可预测的方式混合在一起。12500 能够产生的不同组合的数量，就是它的阶乘（12500！）。它等于

12500×12499×12498×12497 一直乘到 1。想要计算 12500！的话，普通的计算器是不行的，需要登录一个专门的网页。[12] 如果十亿用文字来描述是 1 后面带了 9 个 0，最知名的大数字古格尔（googol）是 1 后面 100 个 0，那么 12500！则是一个足足有45786 位的数字。这让古格尔也相形见绌。这就是为什么你不会碰巧遇到另一个完全一样的你，共享同一个受精卵是你和别人拥有完全相同的基因的唯一途径。

当我们认识到人体大部分的 DNA 并不编码直接生产蛋白质的基因时，情况变得更加复杂了。然而，这些 DNA 仍然可通过控制那些制造蛋白质的基因的活性来间接影响运动成绩。据估计，这种不编码蛋白质却有功能的 DNA 和制造蛋白质的基因加到一起，在人类种群中有一千万种可能的变化——其中在功能上可能有明显差别的有十万种之多。这些变化可能存在的不同组合的数量是一个五十万位的数字，这远远超过了本书剩余篇幅的空间。在这一点上，我们或许会面对现实，仰天长叹举手投降，承认我们没有办法确定运动锻炼的遗传效应。但希望还是有的。虽然很可能有些基因以某种特定方式组合时可以工作得更好，但是，它们不大可能都是如此。所以为了取一个近似值，我们可以先把注意力集中到十万个功能性突变上，在此基础上，遗传学家可以用选择性的技术来找出哪些对锻炼效果来说是重要的可能。

遗传变异是如何表达自己的呢？突变是发生在 DNA 中的一次性的改变。但是，由于突变听上去是一个丑陋的贬义词，我们往往不认为自己是一堆突变的产物。所以，科学家们用来描述存在于自然种群中的 DNA 变化——以及造就了我们每一个独特个体——时用的词是多态性。就像蛋白是由氨基酸组成，我们的 DNA 是由单个的核苷酸组成。如沃森（Watson）和克里克（Crick）——DNA 双螺旋结构的发现者——所展示的那样，这些核苷酸的顺序是我们的遗传编码的关键。所以，你我之间最简单的变化是某个单个核苷酸的多态性，它被缩写为 SNP，发音为"snip"。大致来说，我们之所以不同，是因为我们的 SNP 不同。

种群遗传学家毕生都在研究这些 SNP，他们所采用的基本研究策略被称为基因关联分析（genetic association analysis）。这种方法是由医学研究人员发明的，用以寻找与疾病相关联的基因。最简单的关系是单个突变与疾病之间的紧密关联。典型的例子是镰状细胞性贫血（sickle cell anaemia）。在这种疾病中，负责运输氧气的蛋白——血红蛋白发生了一个突变，导致红细胞由健康的盘状变为镰刀状，使其更难穿过血液循环系统中的毛细血管。这似乎完全是个坏消息。但是，它也使得疟原虫更难发动对红细胞的攻击。因此，镰状细胞突变对于人体健康来说同时具备优点和缺点——对氧气输送造成困难，但在面对疟疾时却保障了安全。结果，这一突变蛋白质在世界上疟疾流行的区域是有利的。

在镰状细胞的例子里，基因的关联是 100% 的。如果你携带了镰状细胞的多态性，你就一定会患上这种病。但是其他基因与疾病的关联较低。如果你具有某种多态性，你患病的概率会增加，但并不一定会发病。其中最有名的例子是乳腺癌易感基因，BRCA1 和 BRCA2。正常情况下，BRCA 基因的功能是修复身体的 DNA，这能起到预防癌症的作用。然而，携带 BRCA1 和 BRCA2 多态性与罹患乳腺癌的概率升高是相关联的。该关联可使携带者在一生中罹患乳腺癌的风险从 12% 上升到 60%。

与运动相关的基因关联看上去更像 BRCA 中的情况，而不是镰状细胞那样。乍一看似乎没有哪个神奇的"基因"能让你拥有超人的力量和耐力。但是，人们发现了越来越多的可促使成绩提升的多态性，它们能让你成为优秀选手的概率升高。[13] 已经有超过 200 个这样的基因被人们标记出来了。[14] 但这也不是那么简单。一个基因与提高成绩相关联，并不意味着这个基因本身能够提高成绩。有一种可能是，该基因在染色体上与另一个基因接近，因此趋向于和它共同遗传。而与之连在一起的另一个基因可能才是性能提升的真正原因。所以虽然优秀运动员可能都带有某个特定的基因，但增加该基因的拷贝数量可能并不一定产生影响（因为和它连接的那个基因才是真正重要的）。基因兴奋剂的使用者可能会在这条歧途上浪费掉他们大量的时间。也正因如此，科学家们尝试着去进一步理解运动。

同样的问题也会发生在医学研究中。因此，当有一个新的多态性与某种疾病建立起关联后，下一步就是要尝试确定二者之间是否存在因果关系。最好的证明是用这种有关联的多态性来替换该基因的正常多态性，然后测试这样能否引发该疾病。当然，即使我们能够在人体中实现这一过程，它在伦理上也是不道德的——作为替代，我们会使用细胞系或实验动物。全世界开展的涉及实验动物的技术，大多数是进行类似的疾病遗传学研究（通常是在小鼠中）。正是这样的工作证明了 BRCA 基因多态性与癌症之间的因果关系。

目前即使有能够证实多态性可以影响人类运动成绩的权威研

究，数量也很少。这有两个原因。首先，是我们之前已经讨论了的，医学研究比运动研究的资助多得多。但此外也有伦理上的问题。要进行动物实验，你需要说服伦理委员会，使之认同该过程将有可能使动物或人类健康受益。但是了解什么能让人们跑得更快并不会通过这种伦理考验。

幸运的是，还有其他的方法能够在遗传研究中缩小关联和因果之间的距离。正如我们现在能够检测一个人的全部 DNA（基因组），也能够检测什么基因在什么时候能够被用来生产新蛋白质。如果一个基因具有与运动成绩提高相关的多态性，并且表明它在运动中是处于激活状态的，那么这一关联中的因果成分就被加强了。但是这需要取出一块肌肉进行活检。这项研究是医学方面的研究，研究者的目的是了解为什么有些人在运动疗法中并没有改善他们的表现。随后，运动科学家们发现，与某项运动的成绩改善所关联的基因在锻炼过程中实际上被用到了。[15] 然而，对优秀运动员开展研究仍然是不可能的。他们一般并不乐意捐出哪怕一点点自己珍贵的肌肉用于活检，至少在他们的职业生涯结束和退休之前不行。

哪些基因能够提高成绩？

虽然发现一个能够影响成绩的特定基因很有用，但搞清楚它为什么能影响成绩更吸引人。关于某种可能的机制的知识是科学拼图中重要的一块。如果一个基因与好成绩有联系，并且你能够看到它是如何起作用的，那么你对自己的发现是不是问题的关键就会更有信心，而不用担心是某些不重要的基因关联。

囊括了所有和提高成绩有关的基因多态性的列表，读起来就像一本记录着首字母缩写的电话簿。我们如果只重点看几个关键基因的话，会更容易说清楚这个领域的问题。首先是 ACE，这个美妙的缩写指代了一个与锻炼有关的基因。1998 年，伦敦大学学院（University College London）的休·蒙哥马利和他的同事们发表了一篇经典的论文，题为《人类表现的基因》（"Gene for Human Performance"）。其中，ACE 是第一个被证明与运动表现有关的基因多态性。[16] 该研究在正在接受基础训练的部队新兵中展开。在所有的人类研究中，尽可能地控制外部环境是非常重要的。研究新兵这一群体的突出优点在于，他们每个人在十个星期内都会生活在同一个环境中，吃同样的食物，完成同样的训练计划。这在军营外的"真实"世界中，是非常难得的。

与那些在编码氨基酸的 DNA 上发生一个单碱基改变不同，ACE 基因多态性涉及整个 DNA 片段的插入和缺失。一个插入突变使得该基因变大，这被称为"I"型，没有插入的则被称作"D"型。当一个人分别从父母那里得到一条基因的时候，每个人都属于以下三类中的一类：II，ID 或 DD 型。蒙哥马利的研究表明，II 基因型的新兵在训练后身体的健壮程度有最大的增幅，然后是 ID 型，最后才是 DD 型。事实上，DD 型组完全没有显示出任何的改善。确定 ACE 多态性是一个简单的过程，它只需要唾液样本，任何时候都可以开展。毫不意外，这项工作引发了大量关注于运动成绩的研究。对于 DD 型来说，事情并不都是坏的。他们似乎在需要力量的运动中占有那些无法在有氧运动中获得的优势。所以短跑运动员大多是"D"型的。当你比较不同距离的跑步比赛时可以看出这一趋势。比赛的距离越长，你就越有可能找到"I"型多态性。[17]

蒙哥马利是一个有趣的人，他是重症监护医生和心血管病遗传学家，并以运动科学为副业。不幸的是，命运跟他开了一个玩笑。每一个不需要氧气罐就能爬上 8000 米以上山峰的顶级登山运动员都至少拥有一个拷贝的 I 型基因。蒙哥马利——一个热情的登山家，却偏偏是 DD 型，虽然他仍然怀抱希望试图反抗这一命运的戏弄。

ACE 是血管紧张素转换酶（Angiotensin Converting Enzyme）的缩写。这种酶将一种被称为血管紧张素 I 的小蛋白转换成另一种名为血管紧张素 II 的小蛋白。血管紧张素 II 触发血管的收缩，使血流下降，并使血压升高。II 多态性与 ACE 活性降低有关。因此，它可以防止血流下降。难道这是 II 型人群在长跑和登山运动上表现得更好的原因吗——因为血流量增加，所以能够把更多的氧气输送到组织中去？

尽管这一理论在原则上是不错的，但事情并没有那么简单。比如有一类靶向 ACE 的医疗药物，叫 ACE 抑制剂。这是治疗高血压常用药物的一种。ACE 抑制剂降低了 ACE 的活性，因此它是以与 II 型 ACE 多态性类似的方式起作用的。当病人服用后，它也可以降低血压，增加血流量。那么在健康人体内呢？也许 ACE 抑制剂可能会增加血流，增强长距离跑步的成绩，从而克服 DD 多态性的缺点？ ACE 抑制剂可能是能够使蒙哥马利医生登顶珠穆朗玛峰的关键。不幸的是，对动物和病人的研究都指向否定的结论。ACE 抑制剂对运动表现不会产生影响，它们并不能创造奇迹，把 DD 型的人转化成 II 型的人。[18]

这个观察结果强调了重要的一点。拥有 II 型多态性的人从他们还身处在子宫时一直到成年以后都一直处在它的影响之下。这与在成年阶段服用药物来抑制 ACE 活性是非常不同的。在共同生活中，身体会在发育过程中就对不同的多态性做出响应。可能正是由于这种基因和发育环境的结合，通过与其他众多的基因多态性发生微妙的相互作用，使成绩得以提高。一个成年人体内可能无法通过简单的针对 ACE 基因产物进行操作来产生类似的效果。因此，对于想要让成年的运动员提高运动成绩来说，用 ACE 基因兴奋剂恐怕不会比使用 ACE 抑制剂药物更有效。

最初那种围绕着 ACE 的狂热现在已经多少消退了一些，更近的研究在涉及运动成绩的时候并没有很清楚的结论。人们的兴趣又转向了另一个名为 ACTN3 的基因。这是第一个已知会影响肌肉功能的基因多态性。在基因水平上的效果是巨大的。ACTN3 基因编码了一种称为辅肌动蛋白 –3（actinin–3）的蛋白质。它的一种多态性无法产生这种蛋白，所以如果你从父母处遗传了这一无功能的基因型，你就完全不能合成辅肌动蛋白 –3。因此，世界上的人可以被分为没有辅肌动蛋白 –3 的，50% 激活的辅肌动蛋白 –3 的，以及 100% 激活的辅肌动蛋白 –3 的三类。2003 年，杨楠和他的团队在悉尼发表了一篇论文，显示精英短跑运动员中拥有激活的辅肌动蛋白 –3 表型的频率显著地高。[19] 确实，只有 8% 的男性精英短跑运动员是无功能的缺陷型。在随后的研究中发现，51 名力量运动项目的运动员中只有 1 人同时具有两个拷贝的无功能基因。

辅肌动蛋白-3有什么作用呢？肌纤维使肌肉产生力量，它由两种蛋白质组成：肌动蛋白和肌球蛋白。辅肌动蛋白是把肌动蛋白丝结合到Z线上的蛋白质，它确定了肌肉每一次收缩的功能单元——肌小节。出于某种尚不完全清楚的原因，辅肌动蛋白-3的存在有利于产生快肌纤维，这种肌肉纤维可以高功率地输出，在不需要氧的代谢通路中利用能量更高效。这些通路的优化是力量项目中能量利用的关键，因此，对于优秀短跑运动员来说，具有高水平的辅肌动蛋白-3更好。相反，慢肌纤维最适合在有氧的条件下进行运动。因此，没有辅肌动蛋白-3并不意味着失去了一切。它可能意味着你是个耐力更好的运动员。[20]就像ACE基因，无论你的多态性如何，你仍然可以成为一名优秀的运动员——只要你选择适合自己的运动。如果你没有ACE而拥有ACTN3，你可以尝试橄榄球或短跑；如果你拥有ACE而没有ACTN3，那么长跑或登山可能是适合你的运动。

这是否意味着我们可以根据快速的基因检测来简单地筛选出体育队伍？曾经人们只是根据自己孩子的外表来提供有关运动的建议——你身材高大，试试篮球怎么样？一些国家比较极端，采用一连串复杂的体形和结构的测试，来尝试提高他们获得奥运会金牌的潜力。然而，尽管国家——和个人——都曾经关注解剖学，21世纪的首选工具无疑将是基因筛选。

有证据表明这种事已经发生了。并且不只是国家正在考虑使用基因筛选来发掘天赋。历史上，对个人是否有作为某种疾病强烈诱因的基因进行检测，是社会不得不处理的一项伦理学问题。

然而，人们在选择那些不会危及生命的生活方式时，开始越来越多地受到遗传检测的影响。2008 年，图谱运动遗传（Atlas Sports Genetic）推出了花费仅为 169 英镑的 ACTN3 多态性的家庭检测服务，从而在体育领域引领了这一潮流。父母们被鼓励根据这一信息来为孩子选择应该投入的运动种类。

基因多态性的频率差异不仅在优秀运动员中可以检测到，它们也存在于底层的人群中。例如，"力量提升"的 ACTN3 基因多态性的流行率在不同的国家有所不同。澳大利亚人仅具有 30% 的概率能够携带具有最高活性的辅肌动蛋白 –3 的基因型，但牙买加人的这一概率却有 70%。只有 1% 的牙买加人的 ACTN3 水平为 0。[21] 这很有趣，但它对于那些主张牙买加人是最佳的短跑运动员的人来说，绝不能算作最直接的证据。尤塞恩·博尔特在奥运会短跑决赛上让属于黑人运动员的赛场为之震惊。他在决赛中的所有对手都有 ACTN3，几乎可以肯定，参加了奥运会的所有白人短跑选手也都有同样的优势。所以——是的——与澳大利亚白人相比，普通的牙买加黑人选手更可能拥有成为一个短跑运动员所需的基本遗传工具。但是，这还不是事情的全部。

如果只是像现在这样挑选一对基因——一个有助于耐力运动，一个有助于爆发力项目——仍不足以展现体育成绩的遗传学的复杂程度。那么，如果把所有的优化后的基因放在一起看呢？曼彻斯特城市大学（Manchester Metropolitan University）的阿伦·威廉姆斯（Alun Williams）已经开始用统计工具对此展开研究。[22] 他选取了已知的有可能在耐力运动中提升表现的 23 种基因型；随后，他将它们与人群中的已知的流行率组合起来。进行简单的加和之后，得出人群中出现具有全部这 23 种基因型这样神奇的组合的概率。结果看上去非常低，仅为 0.0005%，或者说二十万人中才会出现一个。不过，世界上的人太多了。七十亿的二十万分之一仍是 35000，意味着仍有 35000 个拥有"完美"基因的个体。但显然并没有 35000 名超一流运动员能够胜过其他所有人。

这里出了什么问题？一种显而易见的解释是，我们还没有发现所有的必需基因。但即使再添加新的基因组合也不大可能有机会出现遗传超人。同样，我们也不知道那些关键性的环境的相互作用，比如这 35000 人能否在正确的地方和正确的时间参加体育比赛。也许这些多态性的组合与负责懒惰的基因相连，因此这些超人注定永远无法发挥他们的全部潜力？这样的说法并不比我近年来听过的很多对人不对事的偏向性解释更加异想天开。

这些研究实际上告诉我们的是，我们在我们的观点上整整兜了一圈。我们现在可以指出那些影响运动表现的基因，但环境因素也很关键。我们可以建议一些有益的基因组合，但这些组合需要与恰当的环境相匹配，才能提高成绩。从某种意义上说，我们如同我们刚开始思考这些问题的时候一样无知，但是我们希望现在这种无知已经处在一个有更多有用信息的方向上了。

当我开始写这本书时，我有一个先入为主的观念，即任何生理表现和活动都要受到非常多的因素的限制。有超过 200 个能提高成绩的基因多态性与我这种成见相呼应。改变它们中任何一个都不太可能有什么显著的效果，因为其他一些限制因素会接替它。相反，要在运动表现上产生一个微小的变化，可能需要一系列基因同时发生改变。由于人类基因池的庞大，我们一直以来都根据运动成绩来进行选择，因此后续的成绩提升可能是微小而渐变的。

这与我所处的生物化学领域在 20 世纪 70 年代和 80 年代的情况具有一定可比性。一项称为代谢控制理论的新理论，要求对生化反应通路中哪个酶限制了哪条代谢通路进行明确的量化。[23]如果我们能改变这种酶（如改变制造它的基因），我们就可以提高反应通路的活性。生物技术产业界视这一理念为福音，而成为它最初的倡导者。如果能明确地知道瓶颈是哪个基因的话，他们便尝试去改变它，希望以此来设计他们的酵母和细菌，提高生物化学制品和药品的产量。但实际情况是，只要一个基因的限制被解除，该通路的另一部分马上就变成了另一个瓶颈。正如建成一条新机动车道或高速公路后，拥堵就快速移动到路网中的其他地方。因此，为了得到一个小的"性能"提升，就需要大量的基因完成突变，收益递减的规律很快就生效了。人类的运动表现中似乎也是这样的情况。

从表面上看，这对基因兴奋剂使用者们来说是个坏消息，对反兴奋剂机构是个好消息。我们也许能够把人的生长激素或促红细胞生成素的基因转入酵母或细菌中，来骗它们为我们生产药物。但在人体中引入基因工程技术要比在这些简单的系统中难得多。即使有医学科学的所有资源支撑，也仅有一个基因曾被用于人体基因疗法中而进行过修改。如果运动成绩的提高需要改变多个基因，那么基因兴奋剂在通向成功之前还有很长的路要走。

在七十年前曾经有过一场争论，即演化的过程究竟是一种受到自然选择控制的小突变的积累过程，还是由导致新物种形成的大事件构成。1940 年，理查德·戈尔德施密特（Richard Goldschmidt）在他的《进化的物质基础》（*The Material Basis of Evolution*）一书中创造了"有希望的怪物"（hopeful monster）这一术语。[24] 达尔文主义的进化学家们很大程度上对这一观点报以嘲笑的态度。但是，当涉及基因兴奋剂时，我们所需要的正是一个"有希望的怪物"。单个的基因改变能对运动表现有显著的提高吗？或者基因兴奋剂是否从一开始就注定要失败？

具有非凡基因的人类

如果初看起来，有关人类基因多态性的研究似乎与运动表现的关键是单基因的看法大相径庭，也为基因兴奋剂使用者带来了不少困扰。但有两个例外是值得注意的，其中一个与有氧运动有关，另一个则涉及基于力量的运动。这两个例外就是我们此前已经讨论过的 EPO 和肌肉生长抑制素。一些非凡之士对两种蛋白的基因编码进行了修改，说明基因兴奋剂的想法可能并不是那么地异想天开。

EPO 是控制产生红细胞的激素。在 19 世纪末，一名芬兰出生的男子带有 EPO 受体上的突变。这一受体位于骨髓中，与 EPO 结合时，它会触发信号，生产出更多的红细胞。但身体需要知道应该什么时候停止。EPO 受体可以通过磷酸化信号关闭。这个芬兰人的基因突变使他的受体分子变小了，它保留了供

EPO 结合触发生产红细胞的位点，但失去了能够发生磷酸化的部位。结果，EPO 信号无法被关闭，于是就出现了过度活跃的 EPO 受体，并导致红细胞水平持续上升。这一基因突变是显性的，对他家谱的研究表明，这一突变成功地历经五代传递到了今天。在家族中，受影响的个体超过 25 人，他们都有高水平的红细胞（第一章参考文献 18）。

突变有好有坏。那些有好或坏特性的基因往往会在人类种群中固定下来，如镰状细胞基因可以保护携带者免于感染疟疾。同样的，过多的红细胞可能既是好事也是坏事。从好的方面讲，它有助于提高有氧健身的效果，但缺点是会增加心脏病和中风发作的风险，因为太多的红细胞会使血液黏稠，流动性变低。这就是为什么 EPO 兴奋剂对健康是有害的。然而，至少在这个芬兰家庭中，其缺点仍在可控范围内：在五代人中，尚无因红细胞数量升高而造成心脏问题的病例，这可能是由于他们在发育过程中出现了代偿性变化。

人们有很好的理由对这一家进行深入的研究。1937 年，这一家族中出现了可能是有史以来最成功的奥林匹克越野滑雪运动员，耶罗·门蒂兰塔。他的基因异常导致他有更多的红细胞。这一点——当然还有刻苦的训练——使他获得了三枚奥运会金牌、两枚奥运会银牌、两枚奥运会铜牌、两枚世锦赛金牌、两枚世锦赛银牌和一枚世锦赛铜牌。

那么肌肉生长抑制素呢？一个相似的单基因突变对短跑或举重运动员来说是否同样宝贵？1999 年，一名德国短跑选手产下了一个肌肉尺寸异常的男孩，他让医生想起了比利时蓝牛中因肌肉生长抑制素缺陷而肌肉过度发达的情况。医生们为他做了基因测试，果然，男孩身上出现了类似的情况（第五章参考文献6）。男孩遗传了两份拷贝的肌肉生长抑制素突变基因，这阻止了抑制素蛋白质的形成。他的母亲只有一份拷贝，想必父亲也有相同的突变，但他未能参加检测。遗传史分析表明，力量的传承已经成为家族的一部分，比如男孩的祖父能够徒手卸载路缘石。虽然目前还不清楚男孩母亲的短跑运动生涯是否得力于她肌肉生长抑制素的减少，但很显然，这名男孩是非常强壮的。在四岁的时候，他就能够双臂展开平举两个3公斤的哑铃。缺乏肌肉生长抑制素理论上不会对他有负面影响，对肌肉生长抑制素缺陷的小鼠、牛和狗的研究结果表明，他应该会有与正常人相当的寿命。但他是否能够，或者愿意，在体育运动中使用他的力量当然是另一回事。

尽管这个德国宝宝极为罕见，但并不唯一。与肌肉生长抑制素相关的肌肉肥厚在临床上是公认的常见情况。由于没有普及基因筛查，我们不能确定这种情况在优秀运动员群体中的流行度。然而很明显，肌肉生长抑制素缺陷的婴儿能够表现出令人惊讶的力量技艺。双臂平展的同时保持身体垂直离开地面，这是体操运动员吊环项目力量测试的终极项目。然而，这种"铁十字"可由一名肌肉生长抑制素缺乏的五个月大的美国婴儿轻松完成。[25]

但这与体育中的优秀成绩的联系是另一回事，我们不应忘记博尔特的故事。全世界都意识到了高大和强壮对于一名短跑运动员来说多么有利。由于博尔特的出现，有人认为他的体型才是新的标准短跑体型。然而，具有与博尔特相同的身高和力量，还能同时拥有运动控制能力来协调他们的腿和手臂在如此高的速度下运动的人，实在是很少见的。田径是一项复杂的运动，只是拥有一个解剖学上的变化可能并不足以确保其成功。博尔特在体型和灵活性上的遗传组合可能比我们想象的更为罕见。

与此类似，如果有人患有与肌肉生长抑制素相关的肌肉肥厚症的话，他会发现自己的肌肉质量更容易增加，但在比赛环境中可能并不容易利用这一点。例如缺乏肌肉生长抑制素的小鼠的确可以长出较大的肌肉群，但它们肌肉的单位体积所产生的力量却是降低的。[26] 数量并不总伴随着质量。

基因工程超级鼠

与一些更加常规的多态性研究相反，那些具有明显的肌肉生长抑制素和 EPO 编辑的个体特例，使我们对通过改变单个基因来大幅提高成绩的可能性抱有强烈的兴趣。那么，这样的改变在实际的基因工程中可行吗？凯斯西储大学（Case Western Reserve University）的理查德·汉森（Richard Hanson）于 2007 年发表了一篇富有影响力的论文和一段戏剧化的视频。[27] 视频展现了跑步机上的两只老鼠，它们之间唯一的区别是其中一只的一个单基因上有所改变。那只基因改变的老鼠可以跑得更快，更远。当我看到这篇论文时我很震惊。并不像我预测的那样，看上去好像是改变一个基因就能创造一个在长距离跑中表现得更好的动物确实可能——当然，必须承认的是这基因的改变并不小。实际上该基因的效果被放大了 100 倍，并且它是特异性的，专门针对肌肉细胞。

这种 DNA 中的遗传物质改变是在胚胎阶段就发生了的，因此会贯穿整个发育阶段，这可能在一些意想不到的方面会有巨大的连锁后果。例如，"超级老鼠"不仅在奔跑上表现更好，它在自己的笼子里也表现出了七倍的活跃，并且更具进攻性。它进食明显更多却仍然能够保持体型，脂肪更少，活得也更久。这只突变小鼠甚至在两岁以后还可以繁殖后代，这是大多数小鼠所能达到的最高繁殖年龄的两倍。在成年动物中，编辑这个基因极不可能得到这么多的效果。但就运动表现而言，更令人激动的是其生物化学上的效果。超级鼠能够更加有效地氧化脂肪，这是这一基因改变的关键性的强化效果，也是有氧跑步表现的关键。这样，它在奔跑中可以不耗尽它的碳水化合物储备，其肌糖原可维持更长的时间，产生的乳酸也更少。在马拉松术语中，超级鼠从来没有"撞过墙"（hits the wall，体能上的临界点）。这是如何实现的还不完全清楚，但它体内消耗氧气的线粒体含量确实有所增加，以及含有高浓度的甘油三酯（triglycerides），后者被称为可移动脂肪储备。

是什么基因产生了这样的效果？它原来是编码了名为 PEPCK-C 的酶的基因。这完全是一个意外，因为这个酶在可能提高成绩的基因列表里是找不到的。据我们所知，没有什么在 PEPCK-C 上具有多态性的人在体育方面提高了成绩。实际上，当时的研究人员完全不是在查找它在跑步中的效果。汉森和他的同事只是注意到它对实验鼠行为上的影响，并认为他们应该沿着科学的意外继续走下去。

他们为什么选择这个基因？为什么他们的目标是肌肉？他们在论文中说，"骨骼肌被选为靶器官，是因为该组织内，在代谢产物上没有明确的指征表明组织中有高活性的 PEPCK-C"。总之，他们做这项研究的出发点非常简单，只是出于科学的好奇心。幸运的是，他们发现了一个不寻常的反直觉结果，并跟着它走下去，最后产生了一篇在运动表现研究中影响深远的开创性论文。科学工作有时候就是这样——尽管科学家并不总是热衷于承认这一点。

PEPCK-C 编码了一种催化剂，名为磷酸烯醇丙酮酸羧激酶（phosphoenolpyruvate carboxykinase）。当笔者还是一个本科生时就已经知道，它的主要作用是在肝脏里帮助人体把乳酸转化为肝糖原，从而重建在体力活动中耗尽的碳水化合物储备。但是，像许多事情一样，一个人年轻的时候学习到的往往不是事物的全貌。PEPCK-C 似乎也可以在代谢中扮演更积极的角色，它提升了可作为燃料供给线粒体的中间体的浓度。在发育过程中，这不知何故拥有产生更活跃的线粒体的潜力，导致了突变小鼠在行为上的重大改变。在线粒体的活性增加及其效率之间，可能会有某种形式的正反馈。小鼠的身体可能已经为时间更长和强度更大的训练而被重新编程。但这仍然是一种猜测。

但把这些研究外推到人类时，我们就应该谨慎行事。不像现代的赛狗或赛马，实验室老鼠是很纯的品系，绝对没有为了参加长跑而进行过优化。因此，选择出跑步表现有提高的小鼠并进行繁殖是相对容易的。或许，我们在这些小鼠中所能见到的最好成绩，在人类中已经被从更加多样的基因库中选择出来，由像保拉·拉德克利夫这样的运动员创造出来了。

和PEPCK-C超级鼠同样有趣的事情是，它只与父母想要在遗传上改变后代的情形有关。这种情形偶尔会发生，但都是些在临床上最可怕的情况。例如，做基因检测是为了找出携带了致命疾病的基因缺陷的胎儿并终止妊娠。但是，目前还没有计划——也没有相应的伦理框架——出于增进健康的动机而在试管婴儿中制造突变，繁育突变运动员更是一个遥远的奢望。

但是，对现役运动员进行遗传改变以提高他们成绩的想法并没有那么遥远。这不是一种会在同行之间散播的突变。我们要靶向的是肌肉，而不是性腺。推动这类研究的是医学动机，研究人员希望能够在发育异常的患者中使细胞进一步生长，如那些患有肌肉萎缩症的人。但是，我们是否可以用同样的基因工程原理来提高运动员的肌肉质量呢？

这一领域的开拓性工作已经由宾夕法尼亚大学的李·斯威尼（Lee Sweeney）完成了。他选择了胰岛素生长因子（IGF-1）的基因，这是一个能够开启蛋白质合成的启动信号基因。不像停止信号中的肌肉生长抑制素仅在肌肉细胞中有活性，IGF-1蛋白在所有细胞中都起作用。对于这个问题，斯威尼选择的切入点是特异性地把强化基因靶定到肌肉上。他把强化基因加在年轻大鼠的一条腿上，并用其他的腿作为对照。[28] 肌肉在注射后的质量增幅达15%。当大鼠变老后，差别甚至更大。这意味着基因兴奋剂可能在阻止衰老带来的肌肉机能丧失上更加有效，而不是对我们生命中处于青年时期的最佳状态做进一步的提升。注射需要反复多次。这对基因兴奋剂的使用者是一个好消息，也是个坏消息。

它的缺点是不太方便，每次注射甚至要深入到运动员的大肌肉深处。与啮齿类动物的小肌肉相比，这是一个很大的挑战。另一方面，这种基因注射不是永久的，这是它实实在在的优点。如果你时机把握得好，在参加比赛而且要接受药检时，你可以是"清白"的。

我曾经认为，控制人类运动表现的状态查验和相互制衡，是一个复杂的生物化学问题，汉森的超跑小鼠和斯威尼的强力大鼠终结了我的这一想法。在动物研究中，改变单个基因足以对最好成绩产生巨大效果。这种变化甚至不是必须发生在胚胎中，成年人也可以成功地使用。当涉及使用基因兴奋剂时，正面的案例是具有 EPO 突变的超人和掌管着合成启动停止钥匙的肌肉生长抑制素突变，而不是在研究种群中遗传多态性时，出现的那些复杂的相互作用的反面例子。

这两只老鼠不是孤例。2004 年，一个美韩联合研究组正在研究一种名为 PPAR-Delta 的基因。[29] 他们发现，在脂肪细胞中激活这一基因能引起体重减轻。出于好奇，他们观察了其在肌肉细胞中的作用，结果发现了一个奇怪的现象。PPAR-Delta 造成了肌纤维类型的改变，有氧慢肌纤维的数量增加了，这使一只实验动物可以跑两倍远的距离。他们立刻将其封为"马拉松小鼠"。

我们能否在啮齿类之外的动物上开展工作？吉姆·威尔逊（Jim Wilson），一个斯威尼在宾夕法尼亚大学的同事，将 EPO 基因注入了恒河猴的肌肉中。如同他们期待的那样，这增加了血液中红细胞的浓度。但又带来了两个问题。首先是这一处理太成功了，他们必须定期为动物放血，以免血液过于浓稠而无法流动。但同时一些动物有相反的问题，它们的身体不仅拒绝了外源性EPO基因，而且在这一过程中使正常EPO基因也无法工作。结果是EPO水平大幅下降，造成了严重的贫血。[30] 这些研究表明，在我们这本书中谈论到的所有兴奋剂技术中，基因兴奋剂目前在技术上是最困难和最危险的尝试。那么如何才能正确地——或者错误地——使用基因兴奋剂呢？

基因兴奋剂如何工作？

在体育运动中使用基因兴奋剂，是一个堕落版本的基因疗法。两者所用的分子工具是完全相同的，区别只在目的产出上——一个是治疗疾病，另一个则是提高运动员成绩。[31] 有趣的是，在这方面我们可以注意到基因疗法的进展是多么缓慢。在20世纪70年代，基因治疗被吹捧为医学新时代到来的前奏。然而，这项技术已被证明既难以实施，又无法确保安全。最简单的目标是那些由单个基因缺陷导致的疾病，例如地中海贫血、囊性纤维化和肌营养不良症，只要加入一个"正常"的基因就能恢复健康。新的DNA有时候可以自己加入，但更常见的情况是需要病毒载体的帮助。载体可以把用来替换的DNA靶定到正确的位置，并使它与宿主的DNA相融合。病毒的正常功能就是把它自己的DNA导入人的染色体中，用病毒来融合外源DNA已被证明是相当有效的方法。但偶尔也会出现问题。病毒可能会把自己插入宿主的DNA中某个癌症诱发基因的旁边，这就有引发白血病的可能。或者宿主的免疫应答会攻击外源 DNA。如果仅仅是导致治疗没有效果也还没什么大不了，在最坏的情况下，这会引起患者的死亡。话虽如此，但这些都是从上千次临床试验中取出的极端病例。

截至 2011 年，在完成第一例基因疗法的三十五年之后，基因疗法仍然不具备作为一项常规治疗的临床条件。比起副作用的发生率来说，缺乏有效性可能是个更长远的考虑。希望在于治疗的功效仍然能够提高，副作用能够进一步减少。这样看来，20 世纪 70 年代炒作的内容最终将实现。然而，令人不安的可能性仍然存在。虽然基因疗法表现出了相对的安全性，但这完全是因为外源 DNA 不插入宿主 DNA 中。它们的安全性正是由于它们的无效性。这可能把基因疗法的应用范畴仅限制于那些最严重的影响生活质量的病例。不过我们知道，许多运动员原则上都乐于在他们的长期健康方面处事轻率。在这种情况下，使用基因兴奋剂的风险可能并不比那些运动员准备采取的其他措施更大。如果你准备尝试血液增稠剂，如 EPO 或未经检验的类固醇和生长激素复合制剂，为什么要对注射遗传物质抱有任何额外的恐惧呢？

作为兴奋剂使用的话，什么基因是最好的？

通过这一阶段的阅读，你可能自己也已经产生了一些想法。如果你处在一名兴奋剂使用者的位置上，你会瞄准哪些基因呢？毫不意外，那些名列榜首的基因都是在动物研究中已经被证明成功的。提升 EPO、PPAR-Delta、PEPCK 这类基因的效果可以提高耐力，提升 IGF-1 的效果则可以提高力量。但是，这只是遗传学的冰山一角。就像房地产价格一样，基因的数量也是可增可减的。理论上，相对于仅增加一个基因就能提高成绩的可能性来说，敲除一定数量的基因是更可能成功的。这时就可以针对性地让"停止"基因发挥作用，肌肉生长抑制素就是最好的例子。

其他的候选基因还没有在动物身上进行过测试。我们可以为那些在睾酮合成中涉及的酶的编码基因插入更多的额外拷贝。或者强化控制内啡肽（endorphin）合成的基因表达，以使运动员们在运动中对疼痛具有更高的耐受能力。增加 EPO 能够提升血液中的氧量，但另一种蛋白 VEGF，控制了新血管系统的生长。也许可以设计一种组合方案，使血管的数量伴随 VEGF 的增加而增加，而每条血管中携带的氧气的量则由增强 EPO 的效果来提高。

这种方案能够成功的成本即便不是无限大，至少也足以用掉一个小国的研究预算。事实上，基础科学的成本低得惊人。哥本哈根肌肉研究中心（Copenhagen Muscle Research Centre）的彼得·谢林（Peter Schjerling）最近介绍了他在一个学校项目中，如何让高中生做出了一个傻瓜基因兴奋剂。[32] 这和制造核武器具有可比之处。制造核武器的基础理论是广为人知的。但是，问题——以及费用——在于所涉及的工程技艺的细节。在基因兴奋剂的研发中，真正烧钱的不在于最初的兴奋剂制造过程，而是解决在试图使产品变得既有效又安全这一过程中遇到的困难。这通常伴随着需要花费上百万英镑的临床试验。

让基因兴奋剂对使用者既有效又安全是很难的。但是，如果你所关心的只是能有一点作用，同时有一点安全性，那么在车库实验室进行实验也是切实可行的。EPO 在医学中被用作检测基因疗法效果的模式体系——对于一些人可谓是件不幸的事。EPO 很容易检测，只需要查一下产生的红细胞的数目就可以知道它在体内是否被激活了。所以，我们也可以这样检测基因兴奋剂是否真正有效。因此 EPO 基因兴奋剂正迅速地被研究优化，而在恒河猴中首次发现的毒性问题最近已经得到了克服。[33]

或许有些讽刺，一个具有最佳表征的最优化的基因治疗体系，很可能与基因兴奋剂使用者们拼命想弄到手的是同一个。有证据表明，这种情况实际上已经发生了。一家名为牛津生物医药（Oxford BioMedica）的英国公司为红细胞数量偏低的贫血症患者开发了一种 EPO 基因疗法。这种产品被称为 Repoxygen，它在 2006 年对德国田径教练托马斯·斯普林格施坦恩（Thomas Springstein）的审判中名声大噪。托马斯在一封被公开的邮件中写道："新的 Repoxygen 是很难得到的。请尽快给我新的指示，这样我可以在圣诞节之前订购该产品。"

目前还不清楚斯普林格施坦恩后来是否得到了他订购的产品。事实上，牛津生物医药在大约同一时间停止了该产品的开发，这可能是导致市场上供货困难的原因。具有讽刺意味的是，作为一种临床治疗手段，Repoxygen 有一个内置的安全阀，当红细胞数量达到正常值时会自行关闭，因此它可能无法使运动员达到超常规的红细胞浓度。斯普林格施坦恩的行为被裁定犯有一项他根本不需要去犯的罪行。他的电子邮件成为一项证明教练们真的想把手伸向基因兴奋剂技术的最明确的证据。有意思的一点在于，人们普遍持有的观点是，这些方法在兴奋剂检测中是无法被侦测到的。我们将在后面的篇章里看到是否真的如此。

第九章

什么是作弊？

就无可避免的事情进行争辩是无益的。当东风骤起的时候，唯一能做的便是裹紧大衣。

——詹姆斯·罗素·洛威尔（James Russell Lowell）

从我没有吃掉母亲买的鳕鱼而是对它进行了解剖那时候算起，我已经做了四十多年的科学家了。但我不是一个受过良好训练的社会学家、哲学家和政治家。因此，单纯从纯科学的角度来写兴奋剂控制，以及把关注点集中在科学家是如何尝试检测运动员的尿液或者血液中的药物成分，同时运动员是如何试图避免被检出这些问题上，我应对起来会更容易一些。然而，故事并没有那么简单。我想探寻药物检验的未来发展方向，以及探讨在任何一场有关成绩提高药物的战争中可能出现的胜利者和失败者。然而，如同在任何战争中那样，要做到这一点，我们首先需要明确战略的目标和结束的时机。因为只有当我们知道我们在与什么作战时，我们才能知道需要配置什么样的装备。或许，甚至要问问我们是否应该开战；又或许，正如一些人认为的那样，问题是出在精英体育本身，而兴奋剂仅仅是症状。[1]也许二者并不是孤立存在的。

为什么要发动社会向毒品宣战?

正如我们之前已经看到的那样，在体育运动中的药品使用情况，与该药品在社会中的更为广泛的药理性和作为软性毒品的使用情况密切相关。因此并不奇怪，当这些药物在体育运动和更广阔的社会范围内被禁止时，有许多相近的观点会被整合起来为禁令辩护。

出于一系列受政治、文化、宗教影响的历史原因，软性毒品被认为是非法的。这主要是出于以下三个方面的考虑：个人健康、他人健康，或者从大方面来说社会健康——笼统地说就是出于个人、政治和道德的考虑。目前在大多数西方世俗化的国家中，政治上的争论一般围绕着健康与犯罪，但即便如此，这也是由更广泛的道德议题所支撑的。

认为软性毒品违法的第一个理由是家长作风式的，它强调它们可能会对个人造成身体上的伤害。而反对的观点则质问以保护个人健康的名义来限制个人自由是否正当。约翰·斯图尔特·穆勒（John Stuart Mill）*是最早的个人主义主张者。他认为个体拥有对自己身体的主权，只有在为了避免对他人造成伤害时，才可以

---

* 约翰·斯图尔特·穆勒（1806 年 5 月 20 日—1873 年 5 月 8 日），英国著名哲学家和经济学家，19 世纪具有很大影响力的古典自由主义思想家，著有《论自由》《逻辑学体系》等。——译注

在一个文明社会的成员身上施加权力。[2]

当涉及个人的健康时，我们看起来的确选择了一条不干涉的道路。例如，家长式作风在极限运动中并无一席之地。人们反对登山者或环球单人快艇比赛的原因主要集中在遭遇危险时所开展的搜救花费高昂，而不是危险运动本身。从建筑物或其他高处进行定点跳伞是最危险的极限运动之一，年死亡率为六十分之一。但法律关注的不是参与者的健康，而是那些从高层建筑跳下的跳伞者要面临非法穿越或非法侵入的指控。

然而，当涉及广大民众时，也有很多社会案例是以家长式的方式体现的。这些例子并不局限于那些被视作无能力判断和保护自己权益的人（例如儿童）。如果某种现有的娱乐活动最终被证明会在未来有损人体健康，立法工作往往会立刻运作，通过禁止这项娱乐活动来保护成年人的健康。令人惊讶的是，即使政府经常因这种做法被批评为"保姆政府"，人们仍然愉快地接受这种迫使他们保持健康生活的法律。因此，立法禁止在驾驶汽车时使用手机是为了减少对其他司机的伤害，而强迫人们系好安全带和要求摩托车手戴头盔则纯粹是为了当事人自己的健康着想。而且，开车不系安全带或骑摩托车不戴头盔在许多国家是违法的。尽管这些规定首次引入法律时，社会上会有一些抱怨，但是这些对自由的限制，现在已经被社会普遍接受和遵守了。

为使用软性毒品定罪的第二个观点有关是否能够通过将某种药物非法化以促进社会整体的健康程度。即使是最极端的自由主义者，也不会认为我们应该让人们拥有伤害他人的自由。著名的美国宪法第一修正案是为了保护言论自由，但它并不能成为有人故意在拥挤的电影院里喊"着火了"的借口。[3] 因此,在制定法规时要遵循这样的标准:如果某种自由(如使用毒品)的结果是对他人造成可量化的伤害,那么我们不应允许这种自由。

这种争论的关注点往往更加务实,例如将软性毒品非法化是否能使社会上不使用毒品的群体获益,大部分的软性毒品使用者对他人的伤害可被量化为日益增加的犯罪。因此,有关毒品合法化对于公众是好事还是坏事的问题,有时候就会变成有关警力资源的技术性争论。而对于尝试加强立法所需的成本,是否能够用吸毒者犯罪率的降低来证明是合理的?合法化是会增加还是减少反社会活动和犯罪呢?在英国,对大麻重新定级使得对使用大麻的惩罚更轻,这对公众来说至少在部分上是正当的,因为这样能够让警察把他们有限的资源更高效地集中到更"硬"的毒品上。[4]

维持对软性毒品的禁令的第三种情况与使用中的道德有关。由于在精细的细节上对刑事处罚进行变更有时候是以技术性很强的统计学来表达的,所以这种争论只在极少的情况下才会转向完全的除罪化或合法化。人们是通过道德放大镜来看待软性毒品使用的,因此有关讨论往往会白热化。这并不令人意外。药物的使用可以改变人的情感和精神,以及生理状态。它可以改变我们的感知,即使是在很短的时间内,并有能力影响我们是谁以及我们如何看待我们在世界上的位置。

在某些宗教中,药物对精神状态的影响被视为一件坏事。由于会导致醉酒,穆斯林一般被禁止以任何形式饮酒。主要始发于19世纪的新教的西方禁酒运动,也有着类似的目标。然而,无论是由古塞西亚人（Scythians）[5]使用的大麻蒸汽，还是20世纪50年代人文主义作家赫胥黎由美思卡灵（mescaline）所诱发的幻觉[6]，吸毒经常被看作一种深度的精神启发体验。这些实践已经延续到了21世纪。比如，美国的美洲土著教会的成员在使用含美思卡灵的佩奥特碱（peyote）时，便可被免于联邦的药品管制。[7]

对于药品的立法，实用的功利主义观点很明显会与道德议题相冲突。毒品具有强烈的文化共鸣。这不只是宗教组织的事，嬉皮士们视毒品为反文化运动的一部分。事实上可以说，在20世纪60年代，LSD和大麻是"能够洗去陈年社会教条的心灵净化剂"[8]，这也制造了很多道德上的激烈冲突，如今仍是西方社会一些辩论的出发点。

科学如何为软性毒品的立法提供信息？

废除主义者们往往会引用美国在1933年撤销禁酒令的例子，来说明社会如何能够从除罪化中受益。由于群体酒精摄入量的增长有限，犯罪组织的利润会下降。[9]立法界对此的回应是，酒精与海洛因是不一样的，药物本身的天然性质很重要。就像体育界的反兴奋剂机构那样，政府立法机构也会对药品进行分类。在许多国家中，禁止使用毒品的基本法律是很久以前制定的，如美国制定于1970年的《综合药物滥用和防治法案》（Comprehensive Drug Abuse and Prevention and Control Act）和英国1971年的《药品滥用法案》（Misuse of Drugs Act）。有变化的是这些法案框架下的药物列表，以及对于使用或滥用这些药物的制裁措施。在体育界也是如此。

当涉及软性毒品时，政治家和大众媒体似乎更偏爱道德议题。2007年的一份报告称，英国的法律"不是由减少伤害的实际需求，而更多的是'道德恐慌'所驱动"[10]。当政治家、科学家和医生之间互相交流时，几乎是无法避免地会发生冲突。没有比戴维·纳特（David Nutt）更合适的例子了，他是英国药物滥用咨询委员会（Advisory Council on the Misuse of Drugs）的主席。该委员会的一部分职责是为政府的部长们提供建议，用科学证据来为药物分类依据提供支持，并根据危害程度将药物分为三类。拥有A类药物（最有害的）可被处以最高7年的监禁，B类最高5年，C类（有害程度最轻）最高2年。

纳特为他的观点进行的最出名的辩护是在一篇名为《马瘾综合征（equasy）——一种被忽视的成瘾及其在当前有关药物的争论中的应用》的论文里。[11]这篇文章对骑马所带来的伤害与服用某种现在被划入A类毒品的迷幻药（ecstasy）做了比较。纳特提出，同马一起参与体育活动是一种比服用迷幻药更为危险的活动：每350次骑马就会导致一次不良的健康后果，而嗑药的比率只是1:10000。即使有些地方是纳特过激了，其中的问题也是很明显的，比如说要考虑到养马过程中排放的甲烷会导致温室效应这一社会公害的情况。

但是说骑马比服用迷幻药更危险的真实含义就没那么清楚了。因为纳特深知将药物使用和马术严格地联系起来，会犯下范畴谬误（category error）。他当然不是在呼吁对骑马的禁令，而是在强调那类在讨论药物会带来的"危害"时同样应得到重视的观点。但是，很显然，政界人士极其讨厌在开展协商谈判时引入这种观点。据纳特称，这使得内政大臣后来打电话给他，并指责他是一个"合法化狂"[12]。接下来纳特的关于其他药物与大麻的相对危害比较的言论，激起了道德公愤，最终导致他被从自己任主席的咨询委员会中除名。这一决定是基于政治上的判断，而非科学上的判断。有感于这一点，另有五名科学家也随之从该委员会中辞职。时至今日，人们仍能感受到英国政府干涉独立的科学建议所带来的负面后果。

政府，乃至于社会中的很多人，都意识到很难纯粹地根据相对危害的科学证据来行动，这个故事只是很多例子中的一个。那么相比社会上对软性毒品的禁用，在体育中对毒品禁用的观点又如何呢？

为什么要向体育运动中的药物宣战？

巴里·霍利亨（Barry Houlihan）总结了历史上曾有过的有关体育运动中禁药的观点。[13] 首先，使用兴奋剂伤害运动员；其次，兴奋剂对使用者的竞争对手是不公平的；最后，兴奋剂损害了体育运动在社会上的形象。我们与反对软性毒品的观点相比较一下：第一，毒品危害的是个人；第二，毒品伤害那些与当事人有互动的人；第三，毒品危害社会的道德结构。两个问题中，第一项和第三项观点有明显的相似，即使在第二项上也有互通之处。正如使用海洛因的瘾君子会直接从其他人那里偷窃那样，类固醇的使用者则是从别的运动员那里偷取金牌和名望。

体育运动是否具有独特的本质，使得其立法过程可以是一个简单而无争议的过程呢？有时候是当局者迷。[13, 14] 它不需要纳特的"马瘾综合征"作为例子，来指出那些明显的事实：运动员们自觉地把他们的健康持续置于风险之中，而不用担心体育主管部门的愤怒。在一些体育运动如拳击中，其风险可能是不言而喻的。但是，任何接触性的运动项目都要承担这样的风险。事实上，无论是接触性的还是其他方式的运动，运动员在处于顶尖水平时健康不会受到损害的项目是很罕见的。体育锻炼可能对普通人有好处，但顶级的竞技体育却不是这样。

沃丁顿（Ivan Waddington）和史密斯（Andy Smith）用大量的相关案例说明了这一点。[14] 例如，在美国，美式橄榄球运动员职业生涯的平均长度不到四年，该职业如此短命的一个主要原因是受伤。在 1997 年到 2007 年之间，由美式橄榄球直接导致的死亡人数平均每年有 5 人，其中大多数是高中生。[15] 在盖尔球（Gaelic football）——橄榄球的圆球版本——运动中，英国的职业运动员比其他所谓的高风险工作——如建筑工和矿工——的受伤风险高 1000 倍[16]，尽管应该说在这种橄榄球比赛中的伤势很少会危及生命。最高级别的蹦床运动伴随着 80% 的压力性尿失禁的风险。2007 年，一份英国下议院的报告指出，虽然很难确定在世界范围内由同化代谢类固醇导致的确切的死亡数字，但由于它和接触性运动导致的死亡数量差不多，所以每年有几百甚至上千例。但这个数字被认为可能不太准确。[17]

不仅顶级竞技体育本身对运动员有伤害，服用合法的药物也会提升这种伤害。最值得注意的是运动员经常服用高剂量的消炎药。在退休后，英国的顶级足球和板球球员，像加里·莱因克尔（Gary Lineker）[18] 和伊恩·鲍瑟姆（Ian Botham）[19]，发现他们的症状得到了缓解，不再需要忍受这些药物副作用导致的胃部不适了。鲍瑟姆曾说他不得不像喝牛奶一样去喝抗酸溶液，如嘉胃斯康（Gaviscon），来抵消药物的副作用，使他能尽快参加比赛。一个更极端的例子是在 1988 年奥运会上获得了男子 1500 米银牌的英国运动员彼得·埃利奥特。他是唯一一个在七天内接受了五次止痛注射后还能够实现这一壮举的人，当他从赛场上返回时已经拄上了拐杖。[13]

如果一项药物禁令的依据仅仅为是否会对运动员造成损伤，那可能会导致精英运动本身被禁。那么，第二项论点呢？药物是否会造成比赛的不公平，使其他没有服药的运动员受到损害？本书前几章表明，如果有了正确的基因和训练方法，药物对进一步提高顶级运动员的成绩来说可能不是必要的，至少对男性来说是这样。但是，这显然仍是个有争议的说法，而且对女性运动员来说肯定不是这样。对于体育迷来说，公平感是一项有力的论点，他们期待的是观看一场真正考验运动员本身的比赛。但是，仅仅是出于感情因素，为了拉平赛场上的表现来做出是否禁止某种药物的决定，并不能够真正经得起仔细推敲。在很多情况下，运动都不是"公平"的。运动员总是追求"秘诀"——那些能够决定成败的知识。谁都不会想与别人分享这样的知识。在大多数运动项目中，这些都是被严加保守的机密。2008 年北京奥运会上，英国队在场地自行车赛场上称雄，获得了该项目所设十枚金牌中的七枚。英国队取得这样的成绩，除他们有资金雄厚和运转良好的基础训练设施支持之外，更可能是由于他们那些被批评者称为"技术兴奋剂"的、对手所无法企及的合法训练设备。

毫无疑问，出生在20世纪80年代的英国，意味着比拥有相同基因但出生在摩洛哥的选手更容易在北京奥运会上赢得自行车赛金牌。富有的国家和运动员买得起最好的设备，这公平吗？还有赛车呢？众所周知，在I级方程式赛车中，最好的驾驶员也不总会赢——赛车导致了差别。与此相反，在美国的印地赛车（IndyCar racing）中，所有的赛车都是按照标准统一制造的，这样车手技术的差别就成了胜负的关键。

即使不去考虑这样的技术加成，体育运动的职业化在历史上还曾经被认为等同于作弊。直到2002年，奥运会还从形式上禁止那些根据运动成绩获得报酬的运动员参赛。有时甚至由于选手过于投入，而被认为违背了把体育作为"光荣的业余追求"这一精神。看过电影《烈火战车》（*Chariots of Fire*）的人会注意到，当哈罗德·亚伯拉罕姆斯（Harold Abrahams）在其聘请的专业教练萨姆·穆萨比尼（Sam Mussabini）的帮助下，赢得1924年奥运会100米金牌之后所遭遇的不屑。与此类似的关于领跑者伦理的考虑，在罗杰·班尼斯特尝试在四分钟内突破一英里的时候也在困扰着他。[20]

技术兴奋剂把你安排在了通往成功的内道上。不像药物，体育规则手册中没有说在运动员的准备过程中也要机会公平。比如说，运动科学家们为了确保运动员的优势而设计出了一种训练和营养方法，并将这种训练和营养方法与一种能够更快冲刺的新型钉鞋结合使用。参赛方并没有义务公开这些信息。这种优势在比赛观众看来是不明显的，他们也不会明白比赛的偏向性有多么大。但是，如果营养方案中涉及了药物，从一开始就会被视为不公平。

因此，第二个论点——公平性，也不能成为禁止药品的根本原因。否则体育运动为了塑造更公平的竞争环境，所需要解决的将不仅仅是药物的问题。在一些项目中，比赛已经被人为地拉平了。例如，在古代奥运会中没有体重级别。但是在现代奥林匹克运动会中，多项金牌（例如拳击、举重）仅限于某些重量级的人。还有男性和女性当然会被分开。如果公平是药物被禁的主要原因，那么正如在拳击和举重运动中根据体重划分级别那样，还有很多运动项目需要解决这样的问题。事实上，能够自由获取药物减少了体育运动中的不公平，因为每个人都将遵循相同的规则。

那么第三项论点呢？使用兴奋剂是否破坏体育在社会中的诚信？在这里，我们处在了一个复杂的伦理领域。利用药物来提高运动成绩是人类在生长领域进行自身加强的一部分。[21] 选择后代的性别如今已经成为现实，将来还可能会出现提高 IQ（Intelligence Quotient）的药片或对人体进行机械改装。最终，这场争论来到了核心问题——什么是人。一方面，我们有哲学家迈克尔·桑德尔（Michael Sandel）的观点，他认为，这些增强技术反映了人们对掌控的渴望，以及"那些对掌控的渴望导致的可能会错过甚至毁灭的，是对人类力量和成就的天赋特质的赞赏"[22]。另一方面，我们有像雷·库兹威尔（Ray Kurzweil）这样的未来学家，看到了人类智慧与技术植入物的最终融合，从而实现"走向更大希望的陡峭上升曲线，而不是通向尼采深渊的滑坡"[23]。

　　类似的争论存在于体育方面。加拿大奥运会奖牌得主安吉拉·施耐德（Angela Schneider）认为，兴奋剂破坏了人之为人的意义，也破坏了体育运动的纯洁性。[24]而朱利安·萨乌莱斯库（Julian Savulescu）倡导的是一个更加激进的观点，即强化运动员的化学环境与优化运动过程的其他任何方面并无不同。试图禁止使用药品，不只是在选择服用和不服用兴奋剂的运动员之间制造了不公平的竞赛环境，还阻止了运动员们认识自己的全部潜力，因此是对运动员的欺骗。[25]正如他所说，"增强人的运动表现，不是与体育精神相违背，相反，它正是这种精神的体现"。因此，应该拥抱药品，而不是害怕它。

　　这是令人兴奋的。作为一名生化学家，我对萨乌莱斯库的观点抱有同感。有时候，我压力大并且有睡眠问题。所以，我会吃药来帮助我入睡，而不是处理造成压力的根本原因。可能是我太懒不愿面对我的问题，但我不觉得药品的帮助让我变得比较不像人。然而，所有的药物都被认为违背体育精神而被挑了出来。

　　但是，在我们急于滑入自由主义立场之前，应该停一下想一想。如果不对化学品和基因增强的尝试进行限制，体育界看起来会像什么样子？在男子运动项目中也许至少在表面上没有太多不同。但在女子项目中，同化类固醇的广泛使用会影响体育的场面和参与者的身体特性。这是令人不安的。当一个学生在一堂体育伦理课上被问到时[26]，他觉得本·约翰逊所使用的类固醇使得他的行为成为一次"作弊"。但是，女性类固醇使用者则会被打上"性别怪胎"的标签。当然，这里也有潜意识中的性别歧视问题，即认为真正的女性是不应该肌肉过于发达的。尽管如此，对很多人来说，雄性类固醇是否会改变一个人的身份，仍是个尚在争论中的问题。未来必然会有关注相似问题的领域出现。我们可能不会喜欢通过释放生物化学和基因组学的全部力量创造出来的体育世界。

体育界是如何进行兴奋剂控制的？

在引言部分中，我们看到了人们对于能够提高成绩的药物的认识和看法的演变。它们从最初被视为提高成绩的有用的辅助手段，到后来变成像海洛因或可卡因这样的 A 类药品一样可怕。历史上，对于体育运动中药物使用的监管权一般掌握在个别的体育机构手中，国际奥林匹克委员会（IOC）就是其中的佼佼者。许多国际体育机构的业务是保密的，对外界不承担解释义务。偶尔有调查记者能掀开其中一角——揭露那些在争夺奥运会或者世界杯主办城市的过程中滋生的腐败。继盐湖城被选为 2002 年冬季奥运会主办城市后，受贿的指控导致组委会和国际奥委会中大批委员辞职和被解职。甚至近到 2010 年，由于在选择 2018 年和 2022 年世界杯的举办场地时违背了道德准则，足球管理机构的执行委员会——国际足联——的成员被终止了委员资格。

尽管记者已经发现了高级别体育管理部门中的结构性问题，但是显然政府只有在牵涉毒品的时候才会直接参与。在 1998 年，法国政府通过它的海关和警察部队介入了环法自行车赛。许多关键的随队官员被指控在体育赛事中有提供违禁药物等犯罪行为。

反兴奋剂战的控制权似乎正在从国际奥委会转向国家机构。在一次维护自身权威和建立自主的全球范围的反兴奋剂机构的尝试中，国际奥委会于 1999 年在其总部所在地洛桑召开了一次会议。伊万·瓦丁顿和安迪·史密斯在他们的著作《体育药品概论》（*An Introduction to Drugs in Sport*）中 [14]，描述了那次会议上国际奥委会是如何被受邀批准奥委会新反兴奋剂机构的组织和政治家暗算的。英国体育部长托尼·班克斯（Tony Banks）带头批评国际奥委会，并获得了来自美国、加拿大、澳大利亚、新西兰和挪威的代表们的支持。欧盟开始参与进来，拒绝让制药公司和国际奥委会的赞助商以任何形式加入新的体制中来。

结果是，以"促进、协调和监控对在体育运动中以任何形式使用兴奋剂的行为所开展的战斗"为宗旨的世界反兴奋剂机构成立了。在大多数体育运动中，世界反兴奋剂机构有效地控制了和监测着兴奋剂的使用行为。世界反兴奋剂机构的总部设在蒙特利尔，远离国际奥委会总部洛桑。不同国家的政府和国际奥委会交替担任世界反兴奋剂机构的主席，并且其资金来源，理事会和执行委员会成员中，来自国际奥委会和各国政府的代表各占百分之五十。由于这样的管理架构，世界反兴奋剂机构的规则和政策基本上反映了政府和体育界双方对待药品的态度。

那么，世界反兴奋剂机构会将什么行为认定为使用兴奋剂的违规行为，以及认定的出发点是什么呢？有三条规则决定了世界反兴奋剂机构的反兴奋剂政策，反映了我们前面讨论过的三种观点。以下行为会被认为使用了兴奋剂：

1.使用对运动员的健康构成现实或潜在威胁的物质或方法；

2. 单独——或与其他物质或方法组合——使用提高和有可能提高运动成绩的物质或方法；

3. 使用违反体育精神的物质或方法。

世界反兴奋剂机构将"体育精神"定义为对人的精神、身体和智慧的颂扬，特征为以下的价值观：道德、公平竞争和诚实，健康，卓越的竞技表现，人格和教育，趣味与欢乐，团队精神，奉献和承诺，遵守规则和法律，尊重自己和对手，勇气，共同体和团结。可以让我们感到安慰的是，世界反兴奋剂机构是以瑞士而不是美国的方式建立的，否则，母性和苹果派肯定会被添加到价值观的列表中去。

对此报以讥笑总是很容易的。因为我们又回到了第一章开始的 19 世纪英国上层阶级，以及他们公平、平等和竞争的概念。然而，第三条规则不只是指个人的诚信。体育是一门生意，它需要被作为一种合乎道德的竞争方式来进行营销，这样人们——以及赞助商——在被与体育联系在一起的时候才会感到高兴。在此背景下，第三条规则可以被视为一项功利务实的做法。如果所有运动员都在嗑大麻和可卡因，这件事看上去很糟糕，那么它就是糟糕的。然而，也许这有些过于犬儒。第三条规则试图把体育运动中的兴奋剂行为放在一个更为广阔的道德环境中去。它的存在强迫我们去思考什么样的体育运动是我们想要的。这条规则的缺失所带来的含义会如同它存在时一样清晰无误。

如此，我们有了三条规则。然而，世界反兴奋剂机构对它们的实施却多少有些令人吃惊。它既不像棒球，对手打出三个好球后你就出局了；也不像板球，单单一球并不能让你失去你的击球轮。这里的数字是 2，即需要同时违反两项规则才生效。因此，即使有一种药物可以提高成绩，它并不会自动被禁止。咖啡因就被认为有提高成绩的潜力，但对健康没有风险，因此成为一个被认定不违反体育精神的例子。因此，只要以饮料的形式来摄入咖啡因就没有问题。而服用咖啡因药片的话，它便有了药品的意味，世界反兴奋剂机构便会开始留意（第七章参考文献14）——因为这时体育精神就受到挑战了。

也许更令人惊讶的是，"提高成绩"并非列入禁药名单的唯一标准。单单是有害人体健康和违反体育精神就可以使一种药物面临被禁的风险。世界反兴奋剂机构对后者的说明中包括了很多非法的软性毒品，因此大麻和海洛因出现在了名单上，尽管并无任何证据显示这类物质能够提高成绩。第三条规则再次显示了运动中的药物和社会上的药物之间的联系。似乎一个政府在社会上禁止了某种东西，世界反兴奋剂机构也会在体育运动中禁止它，无论它是否能够提高成绩。

虽然人们会很容易认为这一政策是因为世界反兴奋剂机构受到了其接受的百分之五十的政府运行和资助的影响，但事情并没有那么简单。例如，在 2007 年，英国体育部长理查德·卡本（Richard Caborn）在下议院的科学和技术特别委员会（Science and Technology Select Committee）的一次会议上，抨击世界反兴奋剂机构试图像监管体育那样去监管社会。[17] 他呼吁世界反兴奋剂机构认真考虑从他们的禁止列表中去除社会上的毒品，因为在他看来，世界反兴奋剂机构的本职工作是"杜绝体育中的作弊"。部长的明确含义是，把毒品当作社会问题处置是社会的责任，即这是政府而不是世界反兴奋剂机构的事。

正如我们已经看到的，对关于在体育运动中禁止使用药品的三种支持性论点完全可以逐条反驳。然而，仅仅因为能够在论点上找到漏洞，并不意味着相反的做法——对药品不加任何限制——必然是正确的。这里我同意霍利亨的看法。[13] 在西方社会里，我们希望自己的政府只有在他们有很好的理由时——而不是仅仅出于道德上的心血来潮——才会让某件事变得不合法。相比之下，体育运动充满了任意性的规则，这些是我们一直都接受的。而在这里，体育运动中兴奋剂控制的伦理是来自社会中药物控制的伦理的。

有些规则显然是运动本身所固有的。在足球比赛中抱球跑就是犯规，英式橄榄球（rugby）比赛中，球员不能用手向前传球；而在竞走中，你不能跑。有些规则则更微妙些。比如棒球投手不得将任何液体弄到棒球上，无论是吐上口水还是擦上汗水，从而使棒球的轨迹发生变化，以使击球手更难击中。但在板球运动中，投手在球上吐口水或者抹汗来使自己更容易投出旋转球，则是完全合乎规则的，并且也的确是比赛的一个重要组成部分，只要他们不在球上挖出坑来——这就是类似的运动，不同的规则。体育运动规则不只是任意的，它们还会随着时间发生变化。在球上吐口水在 1920 年之前还没有在棒球中被禁止，运动员们经常会违反这些规则，比如在棒球上涂凡士林，以及在板球上用指甲抠出小坑或者用力在地面上摩擦。当然，如果他们被抓住就会得到应有的处罚。

在这种背景下，药物也可被看作只是另一条强加于体育运动的规则。相对于一些运动项目——特别是橄榄球——几乎每年都会改变规则，世界反兴奋剂机构的年度禁用清单可以被视作仅仅是规则上的改变。当然，我并不是说反兴奋剂规则与那些把足球看作两个半场而不是四节的比赛的说法是基于相同的道德基础，也不是在说因为美式橄榄球的比赛分节，所以世界上其他地区的比赛玩法就是道德低劣的。然而，体育规则在本质上是功利务实的，这也是运动员和体育项目一起约定的一部分。我们是否可以采取类似的务实态度来对待药物的使用呢？这是否让体育运动中的药物使用伦理比社会上的药物使用对人们的危害少一些？

实用主义的做法被采纳了。法律就是法律，无知不是理由，当局（在这种情况下，即为世界反兴奋剂机构）会惩罚你，然后社会再做出对你所受处罚的评判，这取决于社会如何看待犯罪行为。在2010年的南非世界杯足球赛中，乌拉圭球员路易斯·苏亚雷斯（Luis Suarez）为了阻止对方射门而手球。这一公然的犯规使加纳无缘成为第一支打到世界杯半决赛的非洲球队，也使得苏亚雷斯在世界上大多数国家中被认为是恶棍（当然除了乌拉圭）。这里他犯了规，受到了处罚，然后社会对其行为做出自己的评判。这种情况很清楚。然而，在同年的世界杯赛场上，另一个著名的手球的结果却与此相反。法国球星蒂埃里·亨利（Thierry Henry），在进攻中手球两次从而完成了法国队的一次关键进球，将爱尔兰队淘汰出局。虽然在摄像机里犯规十分明显——并且亨利也承认了——但是这一重大犯规在当时并没有被裁判发现，因此亨利未受处罚，导致结果令人不满。亨利事件告诉我们的是，对于兴奋剂使用来说，即使出于实用而不是道德的观点，也需要有效的检测手段。无论兴奋剂使用被认为是邪恶的，还是仅仅作为需要遵守的一套运动规则，世界反兴奋剂机构都必须遵循同样的流程。创建一个违禁药物的名单，并确保科学家能够根据这个名单来检测任何人。

然而，也可能会有能够改变整个药检体系背后理论基础的替代方案。沃丁顿[27]和萨乌莱斯库[25]认为，反兴奋剂规则的唯一目的应该是保护运动员的健康。药物检测人员应该发挥的唯一作用是进行不按道德标准评定的健康检查，这种想法与社会上帮助吸毒者的尝试有共同之处。事实上，正如沃丁顿注意到的，在英国北部的达勒姆（Durham），体育界和社会在 1994 年对药物采用了殊途同归的处理方式。[27]一种原本被设计用来阻止 HIV 在吸毒者中传播的移动针头更换服务，吸引来了数量更多的健身者（60%）。健身者的到来不只是为了清洁的针头，也是为了来听取有关药物副作用的建议。后来，政府专门为这部分用户成立了运动临床药物及用户支持（Drugs in Sport Clinic and Users'Support，简称 DISCUS）部门。这个例子说明，兴奋剂使用的合法化是如何做到了——或者至少最大限度地做到了——减少对运动员的伤害。

如果解除禁令，药物的使用量会不会增加，从而给运动员带来更多的伤害呢？这种说法在软性毒品以及成绩增强药物的讨论中经常会听到。例如有人认为，大麻合法化会增加其使用量。这是一个尚无定论的社会问题。但是，在体育运动中，我们已经知道了答案：有真实的统计数据支持合法化会增加药物使用这一担忧。从世界反兴奋剂机构禁用清单上撤下的药物都被放在一个单独的监测计划中，在药检中仍然会对它们进行测试，但是不会对阳性结果进行处罚。在 2004 年从禁药清单上移除之后，咖啡因和伪麻黄碱在运动员体内的含量水平都急剧增加。这导致伪麻黄碱在 2010 年又重新回到禁药名录中，可能未来对咖啡因也会做此操作。

删除所有对兴奋剂使用的限制会导致体育运动中药物使用的增加，这一点似乎没有太多疑问。对儿童中兴奋剂的使用维持家长式的禁令，同时对成年人用药解禁的做法，也很难说会有可行性。成人的用药量上升时，在儿童中的药物非法使用情况多少会随着上升。医生和生化学家此前作为无药物运动的守护者的角色，也会由此改变为体育团队的自由职业顾问，尤其是那些有资金来进行药物开发和测试的团队。在学术上，我可能乐于尝试这一挑战，而在道德上我会害怕这种做法。

对于那些觉得运动员健康是关键的道德问题的人来说，问题在于，正如沃丁顿和萨乌莱斯库所认为的那样，放开药物的使用是否会更安全。更加透明的医疗监控是否能够弥补使用增加剂量带来的危害？这是一个有争议的问题。运动员仍然会寻求"秘诀"。由于他们不会透露自己的训练计划，让他们公开自己的药物方案似乎更不可能。一个愿意在实验中试出药物组合的医生、科学家或教练，不大可能会成为评判甚至关心它们长期安全性的最佳人选。如果药物方案中会涉及那些政府眼中的非法药物的话，体育界的做法很难被视作能够积极实施的安全方案。

尽管比赛前进行健康检查有明显的益处，但也无法完全制止那些潜在的、在训练中的危险滥用行为。赛场外的个性化医疗制度可以保障所有运动员，但那将会比现有的随机药检模式昂贵得多。尽管允许运动员们在生物化学问题上无序的各自为战，在伦理上或也有可取之处——运动员毕竟都是自由的个体，并且可以对自身健康自行做出明智的决定——但是预测对运动员的健康所产生的效果并不是件微不足道的小事。总体上看，取消对兴奋剂使用的所有限制很可能会危害大于优点。允许所有方式的兴奋剂来缔造公平的比赛环境，这种做法很可能会带来医学上的代价。

无论我们对运动员的健康怎样关注，最常见的反对兴奋剂的呼声是"这是作弊行为"。然而，为什么相对于体育运动中其他形式的作弊，使用兴奋剂会有这样不相称的刑罚呢？比如在足球场上，球员在禁区内假摔，没有被犯规就能获得一个点球——很多球员都承认自己曾试图这样做。如果运气不好被识破了，他们会被黄牌警告；累积 5 张黄牌便会被禁赛一场。如果你通过使用兴奋剂作弊，仅仅初犯就会被禁赛两年。

为什么使用兴奋剂就差这么多？可能有两个原因，一个是道德层面的，另一个更加务实。道德的角度是，社会和体育界中很多人都对与毒品联系起来而有道德上的不安，即使不考虑它有损形象也会损害赞助商的利益。然而，第二个论点更加微妙，它可以支持这些明显严厉的处罚。有一种大家心照不宣的假设，即抓到违规使用兴奋剂的人是困难的。所以，当你真正抓到一次作弊时，施加的处罚是极端严厉的，这一定程度上也是为了追加他们之前成功逃脱的惩罚。

科学家的作用

科学家们在体育运动的兴奋剂使用中起到了重要的作用。首先，他们为世界反兴奋剂机构提供建议，哪些化合物应该在禁用清单上。这和给各国政府提供有关软性毒品安全性的科学委员会的作用类似。尽管在体育运动中，科学家们必须同时判断成绩效果和健康风险，他们经常会犯下过于谨慎的错误。这意味着如果某种药物有哪怕最细微的导致成绩提高的可能性，或者对人体健康有害，都会招致打击。在世界反兴奋剂机构试图保持一个表面上完全无毒品的体育界的背景下，这可能是明智的建议。

如果对待药物服用能采取更加自由主义的态度，科学的作用原本可能会变得更具挑战性。例如波士特罗姆（Bostrom）和桑德伯格（Sandberg）就这种认可任何可能的增强表现提高成绩的方案提出了"进化最优性挑战"（Evolutionary Optimality Challenge）的概念。这个概念引出的问题是："如果某种强化方式那么好，为什么人类没有通过进化拥有这一特性呢？"[28]如果没有令人满意的答案，那么我们前进时应该更加谨慎。在这方面，对高纬度生活的进化适应颇具启发性。安第斯山的印第安土著盖丘亚人（Quichua）居住在智利的一个海拔3700米的村庄里，研究人员把他们的红细胞含量与居住在同一海拔的西藏的夏尔巴人（Sherpa）做了对比。[29]盖丘亚人进化出更多的红细胞数量来对抗空气中的氧气缺乏。他们的血液浓稠，如同使用了EPO兴奋剂一样，并且伴随着相似的心脏病发作和中风的潜在风险。与此相反，西藏的夏尔巴人红细胞的增加程度较低，他们似乎演化出了另一种更安全的机制来增加氧气的输送。因此，在这种情况下，进化最优性的挑战可能表明，使用 EPO 作为提高血氧输送的手段是不恰当的，明显有更健康的生理和生化的方法来实现这个目标。这种方法可能对于搞学术研究的生物化学家是极富吸引力的，然而，类似这样的既保持健康又能获得体质增强的例子，在大多数提高成绩的药物中是极不可能存在的。

科学家们在兴奋剂使用过程中起到的第二种作用则是更引人注目的——开发以及实施那些会导致运动员被剥夺奖牌并且禁赛的兴奋剂检测方法。正如我们将在后续章节中看到的那样，这一作用与它本身所具有的重大技术和道德挑战相伴而来。

第十章

捉住作弊

结束一场战争最快的方法就是输掉它。

——乔治·奥威尔

科学家们会出于各种原因来分析我们的体液。我们要通过验血来查铁元素水平和胆固醇水平，验尿来查肾功能，以及验粪来查细菌感染。为了满足这种需求，市场上还出现了家庭 DIY 套装。最初只有用来验孕的品类，但现在是一个很大的市场。越来越多的雇主对在职和即将入职职工的尿样进行检测，以了解其是否沾染过毒品。在世界的很多地方，这一过程仅限于药物滥用可导致危险的行业，如交通运输业和建筑业。然而在美国，很多大公司和政府部门都会对求职者进行毒品检测。

但是当涉及工作场合的药检时，和世界反兴奋剂机构比起来，即使美国政府也不过是个新手。对于这种事，在体育界比社会其他任何领域中都要更复杂，资助力度也更大。无论是在体育界还是社会上应用的药物检测，最早的方法都是基于我们的身体自身对入侵分子的检测工具——免疫系统中的抗体。如我们在信号级联放大中观察到的那样，蛋白质可以很紧密地结合在其他蛋白质上。其中最紧密的一种相互作用就是在免疫系统中——抗体结合在外来分子上。只要药物被视作外来物，身体就会启动防御系统，来攻击它并将其从体系中清除。所以如果把药物注射到动物——如兔子——体内，就能从其血液中收集与药物特异性结合的抗体。这样抗体就能用作检测系统的一部分了。

尽管不同方法在细节上变化很大，但它们的核心步骤都是竞争结合法。首先在实验室内合成药物的某种形态，这种形态经过编辑，如果与抗体结合就会发出某种信号。当向这种混合物中加入被测的尿样时，如果尿液中含有药物，就会与药物的编辑物竞争性结合抗体。因此在尿样里的药物越多，体系的信号就衰减得越大。这在图 24 中可以看得更清楚。

随着时代的进步，检测信号的技术细节被进一步优化。最初用的是带放射性的药物分子，然后测量与竞争性抗体一起孵育后所能留下的放射性物质的量。然而，生物学家希望在他们的检验中尽可能用别的物质来替换放射性物质，一方面是出于方便，一方面是出于节约成本以及降低实施中关于健康和安全的法律门槛的考虑。

1989 年，当我来到伦敦国王学院，开始我的第一份科学研究工作时，我用一家美国公司瓦里安（Varian）生产的电子自旋共振（Electron Spin Resonance，简称 ESR）光谱仪进行工作。我用它来为医学研究寻找人体内的活性自由基分子。但是这一技术也可以被用来测量溶液中合成的化学基团减少的速度。这种减少的速度，以及由此所产生信号的强弱将通过化学基团与一个大得

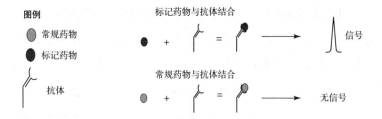

将带有标记的药物作为测试标准物。如果运动员样本（尿液或血液）中含有该种药物，它就
会与标记的药物竞争和抗体的结合机会，从而导致信号的下降

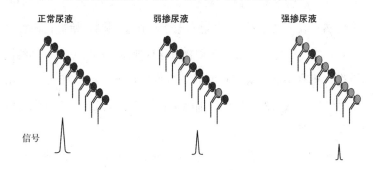

图 24 竞争法检测兴奋剂的方法

实验室将做标记的药物与运动员的尿液混合，然后将混合物加入抗体中。如果尿液中含有这
种药物，就会与有标记的药物竞争性地与抗体结合。如果与抗体结合的被标记药物的数量减
少，信号就会下降

多的分子——例如抗体——结合来进行调控。我发现，在 20 世
纪 70 年代这种仪器的主要买家是美国陆军。他们合成了海洛因
的一种构型，海洛因分子通过编辑结合了一个自由基。这个自由
基翻转的速度取决于它是否结合了抗体。如果一个人的尿液中有
海洛因，那么一部分尿液中的海洛因就会代替带有自由基的合成
海洛因结合到抗体上。因此，一台 ESR 仪器可以检测在竞争结
合过程中有多少毒品出现。[1] 与放射性测量方法不同，ESR 的结

果可以出来得非常快，士兵们可以在离开越南之前就完成筛选。对于美国国防部来说钱不是问题，所以他们运了一堆这种又重又贵的机器去亚洲，来确保没有士兵在"脱毒"之前就返回国内。

在 1966 年英格兰世界杯上，抗体第一次被用在检测程序中。接下来的 1968 年冬季奥运会和夏季奥运会效仿了这种做法，尽管没有获得显而易见的成功——一名运动员只是饮酒便被检测为阳性。尽管这些生物方法既有效又具有高度特异性，但它们的确仍然存在问题。在 20 世纪六七十年代早期刚开始进行研发的时候，生产抗体还需要活体动物。这样所生产的每一批抗体的性质都会稍有不同，每次检测时就得重新校正。到了 80 年代，由于已经可以从实验室培养的细胞中获得单克隆抗体，上述做法就变得不必要了。

即使使用单克隆抗体，生物检测方法也需要对每种感兴趣的分子进行单独的抗体和耗时的分析。人们需要一种新的方法，要既足够通用，能够检测多种药物，又可以足够快速地检测很多人。到了 80 年代初，这种方法出现了。在 1984 年奥运会的时候，多种违禁物质，现在包括合成代谢类固醇（anabolic steroids），都可以在实验室进行检测了。这一方法便是色谱法（chromatographic methods），又叫"层析法"。所有的色谱法的原理都是使分子混合物通过阻碍它们前进的材料。这时，不同的分子被阻碍的程度不同，因此移动的混合物（称为流动相）在穿过这些材料（被称为静止相）时，它的各种组成成分便被分离开。一旦它们被分离开来，所要做的便是测定不同的分子。这比在混合物中尝试对它们进行测定要容易得多。图 25 很好地

（a）纸层析法

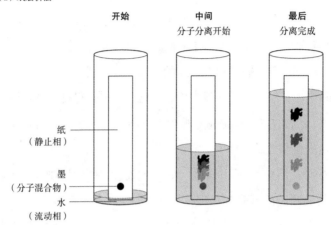

开始 **中间** **最后**
分子分离开始 分离完成

纸
（静止相）

墨
（分子混合物）

水
（流动相）

（b）气质联用

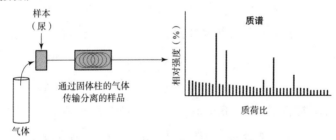

样本
（尿）

质谱

相对强度（％）

通过固体柱的气体
传输分离的样品

质荷比

气体

图25 色谱（也叫层析）法分离化合物

（a）显示如何使用纸层析来区分墨水溶液中不同颜色的染料，通过光学器件（眼睛）来检测

（b）显示如何将气质联用（GC–MS），分离和检测运动员尿液中的药物。通过质谱仪（一台
昂贵的机器）来检测

解释了这一过程。

你可能已经亲眼见过色谱实验。纸色谱法是学校在科学开放日时最喜欢展示的内容。在这种实验中，把含有不同染料的复杂混合物点在滤纸上，然后浸在水中。染料在水中溶解，并向纸张的上部移动。不同染料会以不同的移动速度通过静止相（滤纸）。很快，不同的颜色就可以在纸上的不同地方看到。虽然在今天的分析科学中，纸层析已经没有广泛的应用，但它仍具有重要的历史意义。例如在 20 世纪初它被用来分离植物色素，并用来确定叶绿素的化学性质。

然而，层析远不止这些。如今实验室中超过 90% 的化学和生物学测试的基础都是层析，它也是大多数药物检测中用到的测试的技术基础。即使基本原理是相同的，这一技术的本质也已经向前发展了。科学家们如今不再看滤纸上的彩色斑点，纸层析已被气相和液相层析色谱所取代。在气相色谱（gas chromatography，GC）中，流动相是惰性气体，如氦；在液相色谱（liquid phase chromatography，LC）中，它通常是一种有机溶剂。能否测定出一份运动员的尿样中分子的种类，现在只取决于样品中组成成分的分离能做得多好。原则上一台机器运行一次可以测出几千种分子。

但我们不应该被过度热情冲昏头脑。电视节目中的法医科学实验室充满了昂贵的色谱仪器，能够在插播一条广告的时间就给出答案。但是，不要以为我们能把一种由未知分子组成的混合物放到机器里，然后等上五分钟就可以知道有什么分子，都从哪里来——这种快速检测也不能在法庭上作为证据。色谱中会出现成千上万的峰，没有办法知道哪一个会是被禁止的类固醇或兴奋剂。解决这个问题的唯一方法是拥有药物的标准样品，然后在同样的条件下向同一台机器中注入标准品。只有这样，你才可以知道要找的尿液色谱峰在哪里。因此，要检测一种新的药物，你必须首先拥有这种药物的样品。这就是为什么人工设计的类固醇（THG）起初是无法检测的。这种状况一直持续到教练特雷弗·格拉汉姆给里奇·万宁戈（Rich Wanninger）——美国反兴奋剂机构的联络主任（Director of Communication）——在科罗拉多州的家中匿名邮寄了装在注射器里的几滴样品为止。万宁戈随后把样品交给了洛杉矶反兴奋剂实验室的唐卡特林（Don Catlin）。这个针筒揭开了湾区实验室的兴奋剂丑闻，最终毁掉了田径运动员马里昂·琼斯（Marion Jones）、蒂姆·蒙哥马利（Tim Montgomery）、德韦恩·钱伯斯和棒球明星巴里·邦兹（Barry Bonds）的职业生涯。

另外，对于开发一个稳定和可靠的测试方法还有一种进一步的需求。第一种气相色谱法使用一种化学上的通用检测器，可以测量任何一种有碳原子的分子。由于生命是碳基的，这当然包括所有的生物分子。这样，如果有两种分子与静止相有相同的相互作用，并因此以相同的速度在柱子中移动，它们在检测中会被视为是相同的。人们总会有一种担心，就是某个运动员的尿液中可能有某种不常见的代谢物，和药物跑的速度一样。如果使用一种通用的碳探测器，测量到错误的分子从而毁掉某人职业生涯的概率便会过大。这就是为什么所有的药物测试都用了双保险的措施：气相色谱法或液相色谱法与另一种方法联用。我们又一次可以用纸层析来打比方。我们能够用眼睛看到一种分子从墨水混合物中分离出来，它看起来是黄色或是红色或是别的什么颜色；但我们往往不会注意到某种到达纸上相同位置却没有颜色的化合物。如果在一些预计会看到蓝色的地方看到了一些绿色，我们就会怀疑有污染物。

虽然人眼是一个功能强大的光谱分析工具，但大多数药物是无色的。然而，它们都有一定的质量。因此气相色谱或液相色谱输出的结果可与质谱仪联用。质谱仪能够计算所有测出的峰的质量。峰的位置再加上质量的测定，能够保证识别出的分子的正确性。在兴奋剂控制方面——正如在法医科学中那样，气质联用（GC–MS）和液质联用（LC–MS）技术已经成为鉴定小分子物质的标准方法。

针锋相对：兴奋剂使用者与检测者

GC–MS 和 LC–MS 对检测外源化合物十分有用，它们唯一的限制就是能否获得测试样品的标准品。然而，当兴奋剂本身就是一种身体的正常代谢物时，就很难用这样的技术检测了。以一个服用了人工合成类固醇的运动员为例，来自人体的睾酮和人工合成类固醇在尿液中的产物是相同的。困难在于如何证明来源是人工的。

一种解决方法是确定一个正常范围，高于这一阈值的运动员便被推定为服用了兴奋剂。但在设置这些上限时，由于人群中天然的变化范围很广，因此也存在着问题。对睾酮来说尤其如此，不仅因为它在人体内自然水平会有变化，每个人所产生的尿量也可以相差 100 倍。对尿液中的睾酮浓度设置一个限制很明显是不可能的。或许仅仅是因为睾酮向尿液中转移的速度更快，有的运动员可能就会无法通过药检。

于是，科学家们想了个办法，去测量睾酮与表睾酮的比例。表睾酮（TE）是睾酮（T）的一个天然异构体，不同之处在于它无法增强肌肉发育。在正常的新陈代谢中，T 和 TE 的量是相等的，因此在药检中，T∶TE 应该接近 1。但如果你额外注入了睾酮（T），你的 T 和 TE 的比例便会上升。因此，在兴奋剂控制中，人们检测的是这一比率，而不是睾酮的绝对水平。T∶TE 大于 4 的运动员会被要求进行进一步的测试，这有可能导致被禁赛。

然而，并非所有的天然化合物都有这样一个好用的内部标准，尤其是对于大的多肽和蛋白质来说，它们的情况很复杂，因此更难用 GC-MS 或 LC-MS 方法来检测。然而对蛋白和多肽进行检测是一个关键性的问题，因为这类分子中包括了一些与兴奋剂最为相关的物质，如促红细胞生成素（EPO）和人生长激素（hGH）。

得益于能够人工合成，因此细胞生成素和人生长激素具有很广泛的获得渠道。但人工合成也包含了对其进行检测的关键。合成的多肽和蛋白质是通过基因编辑的细菌进行大量生产的。以这种转基因的方式产生的重组蛋白与天然蛋白有微妙的不同。以细胞生成素为例，这种不同表现在蛋白质会连接上细胞中的糖基。这些基团的具体细节取决于生成细胞生成素的细胞的性质，所以虽然蛋白质骨架是相同的，但在肾脏细胞中产生的天然细胞生成素和在细菌中生产的重组细胞生成素（recombinant EPO，rEPO）分子上连接的糖的类型是不同的。

这种差异是一种能够用来区分天然和合成细胞生成素的技术的基础，这种技术就是等电聚焦技术（isoelectric focusing）。这一测试方法是首先取得尿样，并将它悬浮在置于正负电荷之间的凝胶里。如果人们感兴趣的蛋白质起初是带负电的，它就会在凝胶里开始朝着具有相反电荷的电极（阳极）移动。秘诀在于，这种凝胶的酸度是变化的，蛋白质越接近阳极，其所处凝胶的酸性就越强。酸度意味质子的增加，而质子带正电。它们与结合在蛋白质上的负电荷结合，与其中和，使蛋白质的总电荷趋向中性。当蛋白质的总电荷变成中性后，蛋白质就不再被阳极或阴极所吸引，从而在某个点停止，此时其电荷是零（术语上称为等电）。最终——几个小时后，蛋白质便会停在一个地方。

这时凝胶中便包含了一行被冻结在空间中的蛋白质（术语上称为聚焦）。蛋白质的位置取决于它们的初始总电荷（参见图26）。由于连接在细胞生成素分子上的糖也会对电荷做贡献，因此结合了不同类型的糖最终会形成不同带型的凝胶。然而，对于细胞生成素分子，仍需要一项特别的测试，因为尿液中的其他许多蛋白质可能带有相同的电荷。如此，人们需要再次启动双保险机制，把一种对细胞生成素特异的单克隆抗体加入凝胶中。这样一来，只有那些能够与抗体相结合的蛋白质才会显现出来。[2]

有一些蛋白质存在的量是如此之少，以至于它们无法在尿液

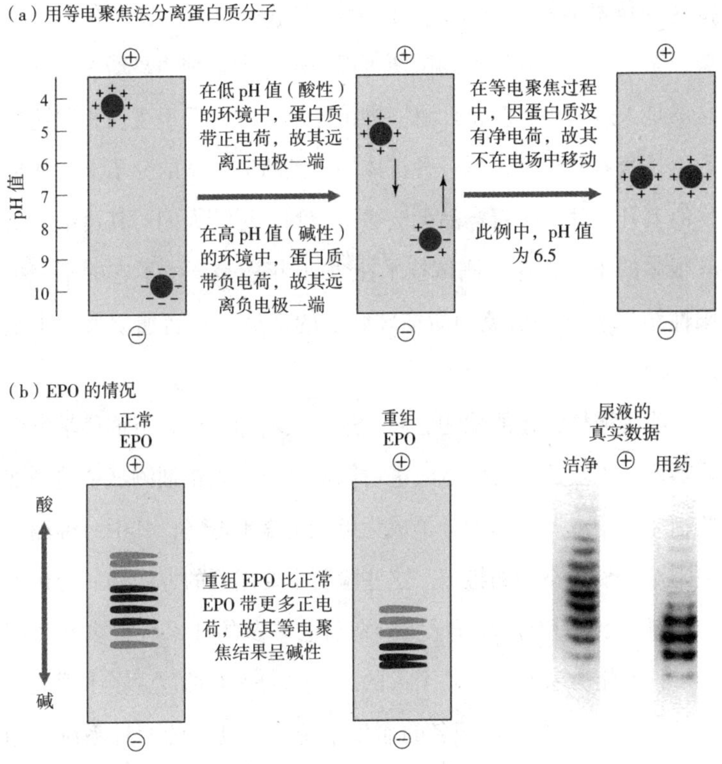
（a）用等电聚焦法分离蛋白质分子
pH 值
4
5
6
7
8
9
10
在低 pH 值（酸性）的环境中，蛋白质带正电荷，故其远离正电极一端
在高 pH 值（碱性）的环境中，蛋白质带负电荷，故其远离负电极一端
在等电聚焦过程中，因蛋白质没有净电荷，故其不在电场中移动
此例中，pH 值为 6.5
（b）EPO 的情况
正常 EPO
酸
碱
重组 EPO 比正常 EPO 带更多正电荷，故其等电聚焦结果呈碱性
重组 EPO
尿液的真实数据
洁净
用药

图 26　EPO 的检测

（a）等电聚焦检测蛋白质激素的原理

（b）等电聚焦法检测 EPO 的复杂性

中检出。尽管经过多年的努力和上百万美元的投入，生物技术公司和学术研究机构的科学家们仍未能开发出一种能检测尿液中人生长激素的方法。然而，血液中的人生长激素浓度比尿液中的高过 1000 倍，这使得德国内分泌医生克里斯蒂安·斯特拉斯布格（Christian Strasburger）成功开发了一种血液检测方法。[3] 如同在睾酮的检测中那样，由于身体中可产生多种构型的生长激素，使

得这种技术能够得以实现。因为在重组药物中，只存在一种构型，做一次简单的比率测试便可以揭示体内某种明显增多的构型是不是人造的生长激素。将一种抗体结合到与重组蛋白相同构型的生长激素分子上，另一种抗体结合到所有构型的分子上，如果比值上升，就意味着样品无法通过检测。尽管人们对其灵敏度仍有很多的争议，这一测试技术在 2010 年还是产生了它的第一批阳性结果——一名英国橄榄球联盟的球员和一名加拿大学生足球运动员。

除了尿样，还能检测血液，这大大增加了反兴奋剂科学家们武器库的工具储备。对血液进行取样使得在兴奋剂测试中检测那些在尿液中浓度不高的分子成为可能。毫不奇怪，其中一种测试便是对血液兴奋剂的检测。这些检测中要用到的方法和一份血液样品被送到血液学的医学实验室后会涉及的技术有很多是相同的。该测定方法利用了每个人的红细胞的表面都包含了不同的分子这一事实。这就是著名的血型系统——其中的两种系统，即 ABO 系统和 Rh 系统，输血时需要进行匹配才行。然而，很少有人知道目前已经确定了超过 300 种不同的血型。这些次要的血型组分出现的浓度不高，在输血时不需要对其进行配型。但它们确保了在非常小的一群个体中，某种血型分布会是特异的。在应用 DNA 检测之前的日子里，这些小血型的配型被用来在诉讼中进行亲子鉴定。

在现代的实验室里，测试者可以使用这些非常特殊的小血型来确定是否有外来血液进入体内。这一技术被称为荧光激活细胞分选（fluorescence activated cell sorting, FACS）。[4] 它利用那些对主要血型和小血型特异的抗体分子。这些抗体分子会被添加上不同的荧光基团，在荧光照射下可以发出不同的颜色，这便是荧光染色。随后人们可以通过光对红细胞进行分类，这样，不同血型的红细胞数量就能被检测了。如果有外来血液混入，就会有一部分红细胞被归入一个不同的隔间里，因为这些作为兴奋剂掺入的细胞有不同的血型。能否有兴奋剂可以骗过这种验血技术？除非他们从供体那里接收到的血液与受体所有的血型都能够配合。要筛选达到这种完美配型所需要的人数是极大的。难以想象除政府主导的项目之外，还有谁会做这样的尝试，因为其规模之大，是很难进行隐瞒的。因此，要可靠地骗过这一测试的唯一方法是尽量使用相同（即自体，autologous）的血液。对于那些不够幸运未能有一个双胞胎兄弟姐妹的运动员来说，这就需要储存自己的血供以后回输。

开发新的兴奋剂检测技术——无论是血检还是尿检——都意味着要克服许多挑战。举例来说，当前面临的一个问题就是难以检测那些在体内维持时间很短的药物。不过大多数科学家都同意，如果有足够的时间和金钱，只要新的兴奋剂在市场上出现，在上述测试技术的基础上，随时可以根据需要开发新的检测技术。然而，真正让他们害怕的是基因兴奋剂，检测此类兴奋剂很可能需要开发全新的方法。

检测基因兴奋剂方面正在取得真正的进展。就拿开发用来做基因疗法的 EPO 产品 Repoxygen 来说，它由一个不同的截短了的基因版本组成。一个简单的基因序列测试便能揭示来源。基因测序是一种相对简单的分析化学方式，因为它只寻找一个线性的二维的编码。科学家和公司都在推动着 DNA 测序成本的降低，这意味着在五到十年间（可能更快），就可以很经济和方便地对一个运动员的全基因组进行测序。对于任何可商业购得的基因编辑，制造商必须向监管当局提供他们产品的序列信息，以及将 DNA 插入用于靶向宿主的 DNA 的载体中的方式等细节。如果这样，其他机构和科学家就能够很方便地得到这种信息，如此，新的基因疗法应该就能够被检测到。

假设商业和监管问题被克服了，还有一个剩余的问题：我们如何获取测试所需的 DNA？在体育赛场上，基因兴奋剂可能是针对成人体内的某种特定组织，而不是一个发育中的胚胎的所有细胞。如果基因靶向肌肉——可以肯定，那会是一些为了增强力量的基因——不用肌肉活检可能难以检测到。有些运动说服运动员为血检而献血都很困难，肌肉活检非常可能无法被强制推行。

但是，并非完全没有希望。即使该基因已被定位到另一个器官上，仍有在血液样品中检测到基因兴奋剂的可能性。2004 年由弗朗索瓦丝·拉斯内（Françoise Lasne）带领的，曾经开发出用原始尿检检测 EPO 的同一支法国团队，曾尝试实现这个想法。他们发现，把 EPO 基因注射入肌肉后产生了一种蛋白质，这种蛋白质与天然状况下在肾脏中产生的不一样。用检测 EPO 蛋白质的常规检测方法，这一差异可以在血液中检测到。

2011 年，德国科学家更进一步，表明有可能建立一种直接用来检测基因兴奋剂的血检方法。[5] 即使一个基因是被定位到某个器官中，血液中仍会有微量的重组 DNA。秘诀就在于检出这种 DNA 确实是注射而来，并非来自运动员自己的正常细胞。在天然的基因中，编码蛋白质的 DNA（称为外显子）中间夹杂着没有功能的 DNA（称为内含子）。天然基因要先被切开，去掉内含子，再把剩下的外显子拼接回来，才能生产蛋白质。然而，合成的重组基因缺乏这些不编码蛋白质的内含子。因此，如果设计一个探针，使其能与长度跨越两个外显子的 DNA 结合，那么正常的 DNA 由于在两个外显子之间有内含子，便不会被这种探针

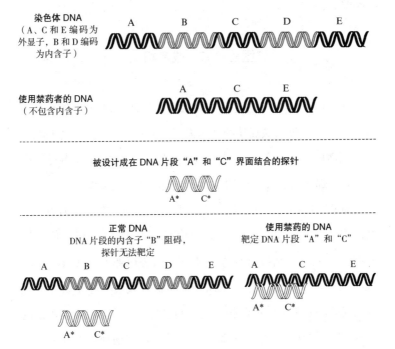

图 27　检测基因兴奋剂

一个正常的基因中会含有需要被剪切掉的内含子，而人为导入的基因中没有内含子，因此可以设计探针来检测异常基因。信号扩增意味着即使是血液中极微量的 DNA 也可以被检测到

靶定。由此，重组 DNA 就可以被扩增和检测了（见图 27）。

研究表明，很多在第八章讨论过的候选基因可能以这种方式被检出，包括血管内皮生长因子、促红细胞生成素、生长激素、胰岛素样生长因子 –1 和卵泡抑素。当然也有一个反向策略：使用一个像天然基因一样有完整内含子的基因作为兴奋剂。不过，这在理论上虽然是可能的，但需要使用者投入巨大的时间和金钱。如此一来，他们也无法从制药或生物技术产业中窃取创意，因为在正常的医学治疗中，没有制造不可检测的基因的需要。

试图摆脱它，或者相反

有些运动员声称，他们是为荣誉而生的，测试完全不是问题。2005 年，英国最成功的高尔夫球手尼克·佛度（Nick Faldo）高兴地声明[6]，"高尔夫运动永远是干净的，可能是因为我们已经证明了那里没有什么别的东西能够提高我们的成绩"。

即使有那样的东西，高尔夫球手也永远不会作弊，因为"如果你想打高尔夫球，从第一天起你就要把作弊忘掉"。这些话也被高尔夫球的高层管理人员所呼应。美巡赛专员（PGA Tour commissioner）提姆·芬臣（Tim Finchem）表示，即使研究发现有能提高高尔夫成绩的药物，选手们也会选择不去使用。用他的话说："我们开展高尔夫运动的方式是通过一项规则，期望每个人都遵守这项规则。如果我们有理由相信存在违规行为，那么我们便会诉诸药检。"

高尔夫可能是一项极罕有的人们从不作弊的运动。但是，这并不意味着这一项目从未出现过使用兴奋剂的指控，其中最引人注目的案例是曾获得九次大满贯冠军的前球员加里·普莱尔（Gary Player）。[7]2008 年，高尔夫界让步了，并最终引入了药物测试。无论是否有关高尔夫，在其他的体育运动中，不仅仅是作弊盛行，而且作弊行为绝对没有任何荣誉可言。他们从来不会承认自己服用药品，除非证据确凿无疑（有时即使如此也不承认），他们总是不遗余力地避免被抓到。

这就导致了世界反兴奋剂机构的出现。这可能是所有私人机构中，事实上也是很多国家政府中，拥有最严厉执法规则的私人机构。这些规则包括：每年推出一份禁用药品清单，追溯不在清单上但表现出相似功能的化合物；要求知道运动员在任何时段的位置，以使他们能够接受检验。最关键的是，运动员必须对在自己身上检测到的化学物质承担严格的有罪推定。如果一种药物出现了，你便是有罪的，无须说明它是如何到达那里的。这些严格的规则是许多运动冲突的来源，尤其是像足球、棒球和美式橄榄球等项目，由于不需要奥运许可，一直以来都敢于质疑世界反兴奋剂机构的权威性。因此，新的测试实施起来会很慢。[8]

为什么要强加这样严格的规定？简而言之，它们是药检的一部分。在西方社会，若在你的房子里发现一种非法药物就足以给你定罪。但是，你体内发现该药物是不够的，要定罪，检察机关需要证据来证明该药物是你自愿服用的。然而，这种方式在体育中被证明是不可能实施的。世界反兴奋剂机构没有也不可能负担得起一个由执法人员组成的调查小组。相反，它的探员是科学家，有罪推定的政策是他们在行动中唯一的武器。

这种监管不能仅限于比赛。许多药物检测需要在服用药物几天内进行。然而一个运动员可以在赛事之前的很多天或很多个星期内停止服药，同时仍能保持表现的优势。因此，运动员能够既获得药物的好处，又确保他们获得冠军时的检测结果是阴性的。以东德为例，政府甚至在运动员前去参加比赛之前先自行对他们进行药检，以确保比赛中不会出现意外。因此只有在赛季之外的平时就引入随机药检，对同化代谢类固醇的药检才真正有意义。有了 EPO，情况甚至变得更加极端，因为药物只在服用后最多几天内的尿液中被检出，而其积极影响则可以长期持续。

这就导致了有争议的"行踪"规则，运动员必须随时通知检测机构自己所在的位置。缺席三次测试就等同于被判定服用兴奋剂，随之而来的就是禁赛。躲避测试人员等同于有罪。体育界之外的世界也有同样一档子事。当警察怀疑你酒后驾车时，如果你拒绝提供样本进行酒精测试，处罚措施将和你未能通过测试一样严厉。不过有一个重要的区别，警方并不对开车上路的每个人进行呼气测试。世界反兴奋剂机构对所有运动员进行随机药检，在体育界，你必须自证清白。近年来，英格兰足球队队长里奥·费迪南德（Rio Ferdinand）和世锦赛与奥运会女子 400 米冠军克里斯蒂·奥胡罗古（Christine Ohoroghou）就因违反这些规则而双双倒下，收获禁赛的处罚——尽管他们并没有任何未通过药物测试的记录。

世界反兴奋剂机构的条令要求精英运动员无论是在赛季中还是平时，每周七天，每天自行选定一个小时，向世界反兴奋剂机构告知自己这个小时内所在的位置。执行如此严格的规定的一个原因，是出于由湾区实验室的老板维克托·康特发给英国短跑名将德韦恩·钱伯斯的一封信，信中提到运动员如何和药检人员捉迷藏（第一章参考文献 11）：

> 首先，运动员反复呼叫自己的手机，直到消息容量已满。这样，运动员可以声称，最终确定有空的时候，他们没有收到短信。其次，他们可以在行踪表格上提供错误信息。他们说着正去往一个地方，实际上去往另一个地方。此后，他们便开始在一个为期二至三周的周期内使用睾酮、生长激素和其他药物。之后，运动员中止使用药物，待几天之后觉得自己能够通过测试时，便再次出现，在他们的常规训练场地恢复训练。

由于需要三次测试缺席才会触发禁赛决定，因此，在第二次逃避检测之后，他们就不得不停止服用类固醇。然而，如果他们能用好自己手中的牌——确切地说是用好自己手中的手机，就很少会遇到这种情况。这种逃避检测的技巧就是即使目前实施了更加积极的测试方式，运动员中仍然存在滥用药物的现象，仍然有这么多运动员不会被检出兴奋剂阳性的原因。据运动科学家——如美因茨大学（University of Mainz）的佩里克里斯·西蒙（Perikles Simon）——估计，需要多达 150 次的测试，才能抓住平均程度的药物使用者。[9]值得一提的是，著名的短跑运动员马里昂·琼斯和蒂姆·蒙哥马利从未在药物测试中有过污点，只是在刑事犯罪调查中才被迫承认自己使用了类固醇。

世界反兴奋剂机构不只是在药检时间的把握上不得不十分警觉。除必须透露他们在哪里度假以外，运动员也在其他很多更加私人的事情上被侵犯隐私。采集尿样的时候，必须有一个陪同人员在场，以"充当样品合乎规范的证人"。这是必要的，因为运动员试图用别人的"干净"尿液来冒充自己尿样的做法已经有很久的历史了。这也许并不奇怪，在环法自行车赛中有选手率先尝试了一些更有趣的逃避方法（第一章参考文献2）。最初的尝试是很原始的。自行车手把干净尿样保存在他们腋下的塑料球中，用一根橡胶管顺着袖子延伸下来。当需要采取尿样时，他们只需要拔掉末端的塞子。这曾经很有效，直到一次管子堵塞了。由此招致的生理检查导致了1978年环法自行车赛领骑手米歇尔·伯伦蒂尔（Michel Pollentier）被剥夺了比赛资格（伯伦蒂尔后来声称，他只是想用别人的尿，因为他无法提供他自己的）。

为了避免被眼尖的检查员抓住，自行车手改为把管子放在安全套中藏于自己的肛门内。管子朝外的部分会被浓密的体毛盖住，来欺骗急于检查的检查人员。这种做法的另一个好处是，不含药品的尿液在上交时会是温热的，而不是一份可疑的凉凉的样品。虽然这些骗局很有效，但是尿样的捐赠者并不总是完全可靠。曾经有环法自行车赛运动员上交了假尿样，但仍被检出苯丙胺阳性的事例。显然，这是因为负责照顾他们的后勤人员刚刚进行了一次漫长的通宵驾驶，其间需要服用一些能让自己保持清醒的东西。

2005 年，一名美国橄榄球运动员在机场被机场保安抓获时，人们开始领教这些方法的更加商业化的版本。昂特里奥·史密斯（Onterrio Smith）遭到了搜查，在他的手提行李中发现了一个装有白色粉末的可疑小瓶子。对昂特里奥来说，好消息是白色粉末不是被禁的化合物；坏消息是，这是不含药物的尿液干粉，原本是用来装在他携带的假阴茎里的。它的商品名是 Whizzinator，其中填充了尿液干粉，兑水并加热后便可复原成人体的尿液。有意思的是，该设备的制造商帕克技术公司（Puck Technology）违反的并不是体育当局的规定，而是美国政府的规定。持有者被认定干扰工作场所进行的药物测试程序，而对联邦当局犯有图谋欺骗的罪行；该公司的总裁被送进了监狱。

在体育界，在与那些真正贴合你身体的运动装备相比，它显然是"非成绩提高"的。在环法自行车赛里，参赛队伍在药检前使用。若比赛一结束自行车手就被带去接受药检，这就变得不可能了。如此一来，这一规定——诚然是有些侵犯隐私——的确成功地减少了这种特殊形式的作弊行为。此外，尿液样品现在可以更久地保存，以用于以后再次进行分析。任何外源的 DNA 都可以很容易地检测到。因此，对于运动员来说，如今用别人的尿液代替自己的尿液是一个风险非常高的举动。

即使运动员们不能拒绝提供样品，他们也都力求用化学手段来掩盖非法使用的药品。最简单的方法是使用一种本身不接受检测的药物，但也有其他可以使用的技巧。服用"水剂"（类固醇）

的运动员也会同时使用"膏剂"。这种膏剂是睾酮和表睾酮的混合物，为模仿身体所产生的 1:1 的比例而设计。这样的话，用药者可以提高睾酮水平而不改变 T:TE 比。因为触发阳性结果的是异常的 T:TE 比，而非绝对的量，因此与单独使用睾酮相比，运动员同时使用膏剂的话更容易通过药检。

通过改变人体的新陈代谢来改变尿样的性质，例如其体积或酸碱度，也可以使检测变得更加困难，这样的化合物被称为"掩蔽剂"（masking agents）。它们包括可以改变同化代谢类固醇的排出速率的丙磺舒（probenecid），或者可以稀释尿液样本以使药物更难被检出的利尿剂。夏恩·沃恩（Shane Warne）是有史以来最成功的澳大利亚板球投球手，他因尿检呈利尿剂阳性，被澳大利亚板球理事会（Australian Cricket Board）禁赛一年。没有任何证据表明沃恩使用了成绩增强药物，对此他也予以强烈否认，声称他吃药是为了减肥和改善自己的外观。然而，被抓到使用掩蔽剂时所受到的惩罚和真正使用了掩蔽剂试图用来掩蔽的药物时所受的惩罚是一样重的。

2001 年，世界反兴奋剂机构也许带来了最为壮观的变革。在这一年的北欧滑雪世界锦标赛中，芬兰滑雪队的六名成员被发现服用了羟乙基淀粉（hydroxy ethyl starch，简称 HES）而被认定有罪。HES 是一种血浆体积膨胀剂，它可以稀释血液样本，因此使得使用者看上去具有较低数目的红细胞。这可以掩盖 EPO 和其他血液兴奋剂的违规行为，尤其是它可以躲开一项刚刚被引入的规则，即禁止红细胞数量过高的人参加比赛。HES 不是那种因医疗目的有可能被误服的药片，相反，它是一种需要静脉注射的液体。芬兰滑雪队队员很清楚他们在做什么。但他们不知道的是，世界反兴奋剂机构已秘密地引入了 HES 测试。阳性结果令国际滑雪联合会（International Ski Federation）对他们做出了禁赛两年的处罚。

秘密与谎言

运动员在没有阳性结果的情况下就承认服用了兴奋剂的情况是罕见的。对运动员进行保持匿名的研究可以揭示这类欺骗行为。一项研究显示，7% 的年轻精英运动员承认自己使用了兴奋剂物质，这显著高于 0.8% 的随机药检检出率。[10] 所以，任何运动员面对使用兴奋剂指控的第一反应就是否认毫不奇怪。一般来说，在没有阳性结果下的认罪，原告背后都有着沉重的法律责任。对犯下伪证罪的恐惧——以及随之而来可能判决入狱的威胁——确实偶尔会让人在司法调查或美国大陪审团前开口。

当最终阳性的检测结果摆在面前的时候，大多数人都会承认自己有罪。这样最终证明，他们先前的否认不过是谎言。然而，有些运动员即使后来承认自己有长时间的服用兴奋剂史，也仍然会坚称导致他们被抓的那次测试是无效的。直到今天，本·约翰逊仍然坚称，他从来不服用司坦唑醇——这是导致他在汉城奥运会男子 100 米比赛后被禁赛的类固醇。弗洛伊德·兰迪斯说他从来没有服用过导致了药检阳性的那种类固醇，那次检测的结果使他在 2006 年环法自行车赛上取得胜利之后被美国反兴奋剂机构禁赛。兰迪斯声称他当时只是服用了人生长激素。

即使在得到了阳性药检结果之后，也总会有人极力为自己辩护。其中一些借口听上去有调皮的男生声称家庭作业被狗吃了的意味。2002 年，虽然自行车手弗兰克·范登布鲁克（Frank Vandenbroucke）认为在他身上出现 EPO 的唯一原因是为了给他的狗治疗贫血，他仍未能逃脱比利时自行车联合会（Belgian cycling federation）给予的 6 个月的禁赛决定。有人声称自己在不经意间摄入了违禁药物。比如两次赢得环法自行车赛冠军的阿尔伯托·康塔多（Alberto Contador）。他声称，在 2010 年巡回赛期间采集的样品中出现了违禁物质克伦特罗，是因为他误食了被污染的肉类。康塔多的解释最终没有被体育仲裁法庭接受。在漫长的法庭程序中，国际自行车联盟和世界反兴奋剂机构于 2011 年对 REFC 认为康塔多清白的裁决提起了上诉，体育仲裁法庭于 2012 年维持了原判。康塔多继续为他的清白而抗议，并表示他在考虑上诉。

有些人声称自己一直是阴谋的受害者。比较著名的有贾斯汀·加特林（Justin Gatlin），他声称自己在 2006 年由美国反兴奋剂联盟（USADA）出具的睾酮阳性测试结果，是因为恶意的按摩师为他涂了有问题的按摩膏，但这位 2004 年雅典奥运会百米短跑冠军还是收到了 4 年的禁令。1999 年，德国中长跑运动员迪特尔·鲍曼（Dieter Baumann）称，他的类固醇诺龙（nandrolone）阳性是有人将药物注入了他的牙膏所致，他因这次阳性结果被国际业余田径联合会判处禁赛两年。俄罗斯百米跨栏选手柳德米拉·恩奎斯特（Ludmilla Enquist）声称，她的维生素补充剂是被前夫蓄意下毒，导致她 1993 年的检测中呈类固醇阳性，并被国际业余田径联合会判处 4 年禁赛。然而，俄罗斯法院接受了她的解释，并在 1995 年撤销了对她的禁令。国际田联随后以"特殊情况"规则恢复了她的参赛资格，刚好使她能够为新接受她的国家瑞典在 1996 年奥运会百米跨栏比赛中赢得冠军。但在她 2001 年作为一名初出茅庐的瑞典雪橇队成员开始她的第二次职业生涯时，被再次检测出类固醇阳性，这次她就没有之前的借口可用了。她被瑞典雪橇联合会禁赛两年。

　　性经常被用来作为一种理由。有些运动员似乎只是愚蠢的受害者，像意大利足球运动员马可·博列洛（Marco Borriello），他在身体局部使用了女友的皮质类固醇类药膏来治疗自己的性病，因此被意大利足协禁赛 3 个月。其他人则更加令人哭笑不得。奥运会和世锦赛 400 米田径冠军拉肖恩·梅里特（LaShawn Merritt）服用了增强男性功能的草药产品——ExtenZe。没有任何证据表明 ExtenZe 能增大阴茎，只有极少证据表明，脱氢表雄酮成分能提高运动成绩。梅里特使用了既不大可能改善床事，也不大可能提高田径成绩的产品，却于 2009 年收获了美国反兴奋剂联盟 21 个月的禁令。偶尔会有一些似乎有些伤感的情况，正在经历衰老的日本台球冠军井上淳佑（Inoue Junsuke）于 1998 年服用了甲睾酮（methyltestosterone），声称为了在夫妻生活中满足妻子。日本奥委会立刻把他从参加亚运会的名单中剔除了出去。在台球桌上，甲睾酮显然是没有帮助的——而且如果井上能再多等几个月，在治疗阳痿领域掀起革命的伟哥就会推出。

　　最著名的关乎性的借口来自美国短跑名将丹尼斯·米切尔，

他在 1998 年声称，他的睾酮异常高的阳性测试结果是因为他妻子过生日，"理应犒劳"，所以他喝了五瓶啤酒并做了四次爱。可能多少有些不同寻常，美国田径当局接受了这一辩护。国际业余田径联合会在后来的诉讼过程中指出尽管睾酮水平在性生活后会上升，但这种上升的程度不足以解释米切尔体内发现的量，这一做法使得国际业余田径联合会恢复了神智正常的形象。国际业余田径联合会随后于 1999 年恢复了对他的禁令，米切尔后来承认自己由特雷弗·格拉汉姆这位卷入了湾区实验室丑闻的教练注射了人生长激素。[11]

不考虑前几段中的犬儒的自私事例的话，我确信有些运动员服用一些化合物时并不知道它们含有违禁物质。运动场上的勇猛并不总是伴随着挑选好朋友和好同事的智慧。马里昂·琼斯，尽管她的丈夫、男友和三位教练都被发现与兴奋剂有牵连，她仍然声称自己最初相信他们给她的是干净的化合物。

然而，无论我们能想到什么样的特殊情况，很显然，很多运动员说了谎，并且在充分了解自己正在使用兴奋剂的时候寻找借口。如果没有世界反兴奋剂机构强制实行严格的有罪推定准则的话，很难想象一项基于药检的反兴奋剂政策如何能够实施。如果化合物在你的体内，你就是有罪的。只是不明确的是，如果发现了一个真正的恶意破坏的案例，世界反兴奋剂机构会怎么做。很可能即使不能完全撤销处罚，也将有所减轻。这大概是为什么迪特尔·鲍曼在 2000 年悬赏 10 万德国马克奖励，寻找能够告诉警察自己牙膏中诺龙的来源的人。

正义的失败？

运动员会和对自己进行检测的科学开展竞赛。那么，药检要做到什么程度才能确保万无一失呢？对于本书中所展示的很多研究成果，我依靠统计学的概念作为标准，即任何事情发生的概率小于5%，便视之为显著的结果。比如说，如果一件事是偶然发生的可能性不到1/20，那么我们便认为这是一个真实中会发生的结果。但是，统计学是应用于群体的，并不适用于个人。一组实验者在服用咖啡因之后跑步的平均速度更快，并不意味着每个人都跑得更快了。实际上一些小的亚群甚至可能有负面反应而跑得更慢。

所以，如果我开发出了一种新的测试，比如，针对基因兴奋剂，搞平均值和一刀切的5%标准是没有任何好处的。比方说，这种测试方法在1000次测试中有999次是有效的。这比概率小于5%已经要好很多。如果那个千分之一的错误机会是没有抓到作弊的（假阴性），这还是可以接受的。但如果这千分之一的机会是把一个无辜者错判（假阳性），这就是不能接受的。这是因为药检本身不是用于确认某（一个）人是否存在欺骗；在这种情况下，千分之一的错误率可能会被评委认为"超出合理怀疑"。它们是要在不存在其他任何证据的情况下，（在一群人中）为某人定罪的主要方式。统计显示，如果假阳性结果出现的概率保持在千分之一，那么平均每进行693次检测就会出现一例被定罪的无辜者。

由于目的是检测所有的运动员，得到假阳性的概率就必须显著低于目前正在进行和以后即将开展的随机药检的总数。千分之一的错误率与这一标准相差太远。这说明，那些根据实验室中的结果被认为是有效的检测方法，在需要用来对某人定罪的时候，仍然是一种挑战。这也是为什么一种检测技术从发现其可行性到验证它可以"安全"地作为定罪证据，从而投入使用之间的时间往往长达数年。

这些例子并不仅仅是理论上的。随着越来越复杂的测试（如针对 EPO 和 hGH 的检测），运动员、教练员，甚至其他科学家开始越来越激烈地质疑阳性的检测结果。运动员提供的用于测试的尿样都会被分成两份，如果样本 A 的检测结果为阳性的话，会用样本 B 再次测试以进行确认。在绝大多数情况下，样本 B 会给出相同的结果；如果是这样，运动员就会被认定有罪。EPO 尿检是少数样本 A 呈阳性后，样本 B 会呈阴性的测试。不幸的是，在那些进行了这种测试的运动员中，被缓期的人包括两位知名的跑步选手，马里昂·琼斯和伯纳德·拉加特（Bernard Lagat）。EPO 测试也是少数在不同的实验室中结果会有差异的测试项目之一。2008 年，世界著名的哥本哈根肌肉研究中心为 8 个人注射了 EPO。[12] 他们把尿液样本分别送往两个世界反兴奋剂机构认可的实验室。一个实验室发现所有 8 份样本都呈阳性；而另一个实验室将一份样本标记为阴性，另外 7 份被记作"可疑"。被标记为"可疑"的运动员不会被禁赛。

所以 EPO 尿检有产生假阴性结果的风险。它有没有可能也产生假阳性呢？2005 年，比利时的三项全能选手卢特格·贝克（Rutger Beke）AB 两份样本的检测都未能通过，但是他未被定罪。

为什么？在剧烈运动后，人体会在尿液中天然地排出蛋白质，他就是因此未能通过 EPO 检测的。说明情况后，这使得对他的指控被推翻了。世界反兴奋剂机构在检测中所使用的抗体似乎也不是对 EPO 完全特异的[13]；它也可以与其他的蛋白质相结合。这就会在一系列的——尽管不大可能会发生的——特定环境下导致问题发生。首先，运动员会因为某种医学上的原因向尿液中排出蛋白质。如果其中的一种蛋白质和 EPO 有着相同的电荷，在等点聚焦凝胶中就会出现在相同的位置上。如果这种蛋白质也可以与 EPO 抗体相结合，就会出现假阳性的检测结果。

应当指出的是，检测方法的发明者[14]和另一所世界反兴奋剂机构实验室[15]都对支持贝克的科学家们所提出的理论表示怀疑。他们声称，凝胶的带型在细节上还是应该足够将 EPO 与其他蛋白质区分开的。然而，EPO 检测几乎比其他任何检测都需要对最终结果给予更多的关注——因为带型的判断更取决于人工，而不是自动输出的结果。正如马提尔·索吉（Martial Saugy）——世界反兴奋剂机构在洛桑的认证实验室的主任——所说，"这里最重要的是专家的眼睛和经验"。另外两位铁人三项运动员也在最初的阳性检测结果后洗脱了嫌疑——弗吉尼亚·贝拉塞提奎（Virginia Berasategui）和伊班·罗德里格斯（Ibán Rodríguez）。同拉加特一样，贝拉塞提奎和罗德里格斯也一直否认自己使用了兴奋剂。随后，世界反兴奋剂机构重新评估了解释 EPO 测试的有关规则。如今，EPO 测试是为数不多的需要两个独立实验室对阳性结果予以确认才能认定为阳性结果的测试种类。

如果检测结果变得难以解释，我们不应该急于去责怪设计了这项测试的科学家们。在对运动员进行检测上，一个问题是从开始到结束都需要高质量的对照。在许多——可能是所有的——被发现属于假阳性的情况里，都存在着样本处置不当的情况。伯纳德·拉加特的尿液样本在接近 40℃ 的环境里被放置在一辆汽车的后排。他的尿液变得更加偏碱性，可能是细菌污染导致的结果——这改变了蛋白检测结果的带型。同样的细菌污染也可能破坏了他的天然 EPO 信号，使得异常信号在比较中显得更强了。

样本被不当处置的最著名的案例来自不幸的戴安娜·莫达尔（Diane Modahl）。在 1994 年 6 月于葡萄牙举行的 800 米赛跑比赛后，莫达尔的尿样中出现了超过正常值 40 倍的睾酮。这导致她未能参加当年接下来的英联邦运动会，直接被送回国；英国田径联合会（BAF）对她处以了 4 年内禁止参加任何比赛的处罚。莫达尔一直在为她遭到的禁赛而抗议。1995 年，她的禁令被解除，国际业余田径联合会随后于 1996 年也解除了对她的处罚。她证明了她的尿样在里斯本检测实验室外的一条长凳上被放置了三天，这一举证支持了她的诉求。样本在葡萄牙 35℃ 的室外放置三天——这无疑为细菌的滋生提供了良好的条件。就像贝克的样本一样，莫达尔的样本也变得偏碱性，无法显示天然睾酮代谢物的踪迹，就像睾酮水平升高的样本中显示的那样。

莫达尔的样本当时究竟发生了什么，事后已经难以确定具体细节。几无可能通过简单的在温暖的条件下孵育尿液来再现如此高的睾酮信号，但在 2002 年伦敦大学国王学院的一个研究组确实证明了，酵母菌（念珠酵母）污染能够将一些天然的类固醇前体物质转化为睾酮。[16] 即便如此,这也不是高到足以在药检中产生阳性结果的水平。我们将永远无法确切知道戴安娜·莫达尔的样本发生了什么样的化学变化,但测试中糟糕的样本处理无疑留下了足够多的疑点。英国运动当局——后来是国际当局最终撤销了禁令。之后,她起诉英国田径联合会,为对她的处罚中的刻意偏差而索赔一百万英镑。起诉失败了,这也断送了莫达尔的前程,诉讼案件和相关费用部分导致了联合会于 1997 年转为管理机构。莫达尔的案例是兴奋剂检测出错时,个人和财务可能付出何种代价的一个有益的警示。

最后一个受质疑的例子与类固醇诺龙有关。在 21 世纪的最初几年,相当数量的运动员因为诺龙水平急剧升高而未能通过药检。在某种意义上,这并不奇怪:诺龙是一种有效的合成类固醇,并且副作用似乎比其他很多种类都要少。然而,运动员们似乎有大量的正当理由,其中许多都会导致禁令被推翻。

针对诺龙的检测实际上是在检测它的一种代谢物,去甲雄酮(19-norandrosterone)。该分子可以很容易地通过尿液从体内排出,并因此被 GC-MS 检测到。不服用诺龙的情况下,人体内也是有可能天然存在一定水平的去甲雄酮的。因此,检验人员为去甲雄酮水平设定了阈值,如果超过便认为受试者使用了兴奋剂。如何设置这一阈值是至关重要的。运动员们声称,他们如果使用了受到污染的补充剂或仅仅是吃肉制品就会出现超标的情况。参加世界巡回赛的许多职业网球选手在测得诺龙阳性时并未被禁赛,因为人们怀疑是他们自己的专业机构所提供的饮食补充剂使运动员体内产生了一系列代谢物质,而这些代谢物质成为测试中检出的去甲雄酮的来源。

污染的肉也被认为是阳性结果的一种来源，但当局对此的回应各不相同。1999 年，捷克网球选手彼得·科达（Petr Korda）被国际网球联合会（International Tennis Federation，简称 ITF）禁赛一年。相对较轻的禁令（最初只是罚款）是因为国际网球联合会接受科达的辩解，他声称不知道诺龙是如何进入自己体内的。一种理论认为，它可以通过食用使用了类固醇的小牛肉而进入人体。与此类似，游泳运动员大卫·梅卡－麦地那（David Meca-Medina）和伊戈尔·迈肯（Igor Majcen）声称他们的问题在于连续五天吃了来自未阉割公猪的肉以及内脏。虽然他们的诉求都没有被完全接受，但是最初来自国际游泳联合会（FINA）的四年禁令被体育仲裁法庭减为两年。英国有舵雪橇选手莱尼·保罗（Lenny Paul）则完全没有收到禁令，因为当局接受了有可能是由于他吃的意大利面肉酱是来自农民用类固醇喂养的牲畜所造成的。

在运动员诺龙药检呈阳性被暂缓处罚的案例中，没有一次是诺龙被确定无疑地证实了来源的。运动员留下了嫌疑，不同的处罚措施既反映了科学本身的细节，也反映出相关组织的政治博弈以及诉讼所需的费用。诉讼可能十分耗时。西班牙竞走运动员丹尼尔·普拉扎（Daniel Plaza）的诺龙案件花费了十年时间来解决，直到他最终被西班牙最高法院还以清白。

诺龙的混乱情况远没有得到解决。毫无疑问，过去和现在的很多——可能是大部分——阳性药检结果都是由于真正的滥用类固醇。然而，一些营养补充剂在人体内也可被转化成去甲雄酮。对这一现象的最好的科学研究来自英国选手马克·理查德森（Mark Richardson）和道奇·沃克（Dougie Walker）的案例。讨论的核心在于体内类固醇代谢产物"天然"水平范围的设置。阿伯丁大学的罗恩·莫恩（Ron Maughan）领导了这项研究工作，结果表明，那些在比赛中未能通过世界反兴奋剂机构诺龙兴奋剂检测的运动员，在实验室中严格控制的环境下能够重现相同的阳性结果。他们只需要进行剧烈运动，并结合未被污染的补充剂——比如那些本身能够通过药检的补充剂——就能达到这样的效果。[17] 测得的水平可以达到世界反兴奋剂机构上限的五倍。对于运动员来说，目前——也许是未来无限期的解决办法，就是避开所有的营养补充品。

这应该没那么困难。首先，运动员需要补充剂才能获得最佳成绩的证据十分薄弱。但更重要的是第二点，大多数的公司销售的产品质量控制非常差。许多研究表明，看起来是无害的补充剂中所含的成分可能导致运动员无法通过药检。在一些情况下，这一研究已被用于运动员为自己辩护。美国游泳选手杰西卡·哈迪（Jessica Hardy）出示了公司告诉她服用的药片含有不良成分的证据，使得美国仲裁协会（American Arbitration Association）将她因克伦特罗获得的为期两年的禁令缩短为一年。2010 年，两名南非橄榄球运动员，奇力博伊·华拉比利（Chiliboy Ralepelle）和比约恩·巴森（Bjorn Basson），起初因服用刺激剂甲基氨基己烷（methylhexaneamine）而被南非橄榄球联盟（South African Rugby Union）处以禁赛处罚。他们似乎是某个劣质批次的能量饮料的受害者，管理部门曾将该补充剂的样品送检，当时并未发现阳性结果。不过他们由此收到的禁令被解除了。刺激剂被包含在补充剂中，由他们的教练在赛前交给所有的球员；华拉比利和巴森只是当天接受了测试的两名不幸的球员。有趣的是，南非队以23∶21的微弱优势击败了爱尔兰队，我怀疑只因这是一场友谊赛，所以爱尔兰队才没有发起正式的投诉。

一条向前的新路？

如果我们把在体育中对使用兴奋剂的态度看作是一场战争，就像对毒品的战争，或者对贫困的战争，那么以目前的打法，它就是一场没有尽头的战争。兴奋剂使用者每尝试一种无法检测到的药物，测试人员就会找到一种方法来检测它；测试者找到一种新的测试方法，兴奋剂使用者就会换用一种新的药物。而随着时间的推移，就会有像戴安娜·莫达尔和马克·理查德森这样无辜的伤亡。我没有看到其他的办法，基于药检和有罪推定，这是无法避免的后果。然而，即使是比喻意义上的战争，也是值得为之而战的，因为不战斗的后果会更糟。虽然对提高成绩的药物的战争无法获胜，但是药物可能会失败。所以现在的问题是，这场战争是否真正值得打呢？

这是一本旨在探讨科学的书，为了让人们自己决定哪些行为应该得到执行。作为一名生化学家，我个人的看法并不比其他任何体育迷更高明。如果由我来设计世界反兴奋剂机构的违禁药物和兴奋剂使用方法清单，它将和现有的清单有所不同。我会对这份清单进行清理，除去那些与体育成绩无关的项目：不仅会移除软性毒品，也会去掉大多数的 OTC 药物。如此一来，世界反兴奋剂机构和它的科学家们就能够把精力集中在那些有可能提高成绩的产品上。如果一项体育运动希望在自己的场地上投入资金来开展对软性毒品的检测——无论是自愿的还是别的——以保护它的形象，或者对其职员进行健康管理，可以单独来做。

然而，这种类型的变化在很大程度上仍然是表面的。是否有可能发生影响兴奋剂使用者和检测者之间交战规则的根本性变化？像上一章末尾提出的那样，改变兴奋剂的使用策略，使之以运动员的健康为基准，而不是体育赛事本身的纯洁性的想法怎么样？这样的检测体系能够出台吗？实际上，这会把世界反兴奋剂机构变成一个医疗机构。在现实中，若如此改变规则，以至于运动员不会因为使用兴奋剂而被禁赛，那么就完全不需要昂贵的检测体系了。正常的医疗系统可以很容易地看护运动员的健康状况，并根据症状来对运动员进行医疗处置，就像现在对吸食软性毒品的人那样。

把一个运动员的健康作为检测的核心，一直是反兴奋剂科学领域的发展特征。这种政策的第一个例子是 1997 年被引入自行车运动的健康检查。在每场比赛前，每个自行车手都会接受血检，检查他们的红细胞数量会不会过高。这种做法表面上被说成是为了运动员自身的安全，因为如果红细胞数过高，血可能会变得过稠而限制其流动性。相对于那些被判定为使用兴奋剂的违规行为，未能通过血检只会受到有限的惩罚。当然，这里有一个潜台词，就是不能同时检测到 EPO，这是和其他创造赛场公平的尝试一样好的方法。这一测试的标准是有争议的，因为它需要足够高以制止作弊，但又不会误伤使用了高原训练技术的无辜运动员。有 1%—5% 的没有用药的运动员被认为处在限制水平以上。[18] 滑雪运动员耶罗·门蒂兰塔，自身带有促红细胞生成素受体突变，在这一规则下绝不会被允许参加比赛。

至于没能通过"健康"检查的处罚，大多包括少量罚款和在红细胞数量降下来之前暂停比赛。然而，这会带来明显的污名化。很多人认为没通过这一"健康"测试就是使用兴奋剂的证据。1998 年环法自行车赛冠军马可·潘提尼（Marco Pantini）就至今未能从 1999 年环意大利自行车赛中未通过红细胞测试的精神打击中完全恢复过来。国际自行车联盟检测显示，英国自行车运动员罗布·海尔斯（Rob Hayles）的红细胞水平高出允许值 0.3%，因此他不得不退出 2008 年的世界锦标赛。海尔斯一直否认自己使用了兴奋剂。红细胞水平可以天然地或者随训练程度波动。海尔斯在接下来的两个星期接受了广泛的检测，检测结果显示他没有使用兴奋剂的迹象，因此他通过了检测得以参加比赛。但是根据设定，任何可能导致有人被禁赛的检测结果都不会被保密，因此，即使体育界对他不存偏见，海尔斯仍然不得不在媒体上为自己辩护。

健康检查不限于自行车和越野滑雪。有严重脊髓损伤的残奥会运动员的心率不能高过每分钟 130 次。虽然他们的上半身可能功能健全，但是由于身体缺乏对运动的全局性反应，包括生产肾上腺素，这就限制了他们的心血管输出量，从而限制了成绩。解决的办法是诱发一种称为自主神经异常反射（autonomic dysreflexia，简称 AD）的情况——俗称"助推"，这是一种尝试触发在脊髓损伤部位以下肢体神经反应的做法，能够把"压力"的信息发送回脑部。这样做可以升高最大心率，从而提高成绩。当身体的这部分完全丧失了意识控制时，如何才能激活脊柱下方的神经系统呢？有多种方法来诱导产生必要的压力，包括把腿上的绷带过度绑紧，塞住导尿管以使膀胱过度填充，或者坐在阴囊上，甚至有更为极端的做法就是打断骨头。当然，什么被视为极端不过是感知的问题，毕竟运动员完全感觉不到疼。尽管如此，诱导 AD 是被禁止的。

为了避免有人认为奥运会和残奥会体育项目的参与者对待使用违禁方法的态度会有所不同，最近人们开展了一项匿名问卷调查，结果发现患有严重脊髓损伤的男性运动员有 15% 承认他们使用了 AD 来提高成绩。[19] 残奥会的运动员也同样痴迷于成绩，并没有比普通的奥运选手有更多的理想主义。对所有运动员进行完整的身体检查，以检查是否有骨折的脚趾或阻塞的导尿管是不切实际的。因此，目前唯一的测试是测量静息血压。在 AD 之后，静息血压会升高。事实上，在某些情况下它会高到具有潜在的生命危险的程度。正如对待那些有过多红细胞的自行车选手那样，通过血压检测，那些未能通过的运动员将不能参加接下来进行的比赛，这是为他们的健康着想。然而，这不是一个对 AD 非常特异的测试。即使一个人的"正常的"静息血压是已知的，这个数字每天甚至每小时也都在变化。因此，一个单一的血压读数不能被用作将某人禁赛的唯一理由。

如今这些检测和反兴奋剂实验室在过去的行为之间有根本的区别。新的检测试图监测运动员身体的正常运作，而不是直接从尿液或血液样品中寻找药物。监测新陈代谢和生理活动是许多新的检测的核心。EPO 和 hGH 尿检在检测药物滥用方面是出了名的不可靠，运动员哪怕在检测前几天停止服用就可以蒙混过关。但是，用药也会对人体生理产生长期影响。比如有一种针对EPO 的血检，是寻找能够反映新红细胞产量在近期发生增长的生物标记的。这些生物标记包括未成熟的红细胞，以及铁代谢上调的指示标记，后者将为血红蛋白提供结合氧气所必要的铁。这些标记就会被视为 EPO 滥用的"确凿证据"[20]。

与此相似的一种 hGH 血检技术现在已经在开发中，它可以测量反映 hGH 升高的分子。这些分子就是驱动蛋白合成的胰岛素样生长因子 –1 和 P3NP 分子，后者是胶原——支撑新细胞结构的分子——的副产品。[21] 这些分子在体内升高所维持的时间比hGH 更长，这样，它们就能把检测的持续时间从一天延长至将近两周——长到足以显著增加随机药检的成功概率。

对 hGH 和 EPO 的检测有两个共同点：它们都是血检，也都是间接检测。参加奥运会的运动员们同意——或被迫同意——在比赛中进行血检，但如果要在世界范围内开展随机检测的话，就会更加困难和昂贵。在那些不服从于世界反兴奋剂机构的权威体育项目中，引进血检更加困难。在美国，职业体育有很强大的运动员工会——如冰球、棒球和橄榄球，它们对这类测试尤其抗拒。

这里也有一个科学问题。间接测试是一种统计学上的测试。它需要我们知道所有个体的基准线值。虽然统计检验可以有效衡量体内化合物水平是否属于正常范畴——异常的睾酮 / 表睾酮

（T∶TE）值就是一例，但是一名运动员总是有权声称自己是一名生理异常者。因此，验证过程是复杂且昂贵的。问题就出在统计学中。生物标记物的正常水平在不同的人之间有巨大的差异。因此，如果试图为某一种单一生物标记物设置一个足够高的标准以抓住兴奋剂使用者，那么几乎一定会导致很多假阳性。多种生物标记相结合能够降低假阳性，这也是 T∶TE 为什么能够成功。

例如 IGF-1 这样的标记物，在同一个个体内部随时间变化的幅度，要比特定时间中多个个体间的变化幅度低得多：在统计学术语中，这叫"被试内"（within subject）可变性小于"被试间"（between subject）可变性。因此，如果我们对一名运动员进行个人的比较，并获得基准数据，这些间接检测就会变得更加有力。这就是生物护照。一名运动员需要在被确知没有服药的时候接受检测。检测会随时间对血液和尿液样本进行监测，并将结果输入他们的生物护照，如果由于服用兴奋剂而发生了反常的变化，他们就会被挑出来。

这样的检测不必局限于那些我们提到过的种类。过去十年中，在开发快速而廉价地对大量的个体化的生物数据进行测量的方面，科学取得了巨大的进步。我们如今只需要简单地检测，就可以知道人体的所有 DNA（基因组学）、从 DNA 转录出的所有 RNA（转录组学）、根据 RNA 所生产的所有的蛋白质（蛋白组学），以及对体内其他分子的效应（代谢组学）。这些"组学"技术——对所有的一切进行实时测量——已经彻底改变了生物学。最终，它们也将影响药物的检测技术。最近，我和一位曾经是职业篮球选手的德国生理学家交谈。她对这些检测最终能够使体育运动摆脱兴奋剂的困扰感到乐观。然而，谨慎一些是必要的，因为我们知道从在实验室中表现出差异的科学到一项在法庭上也能站得住脚的合法的测试技术之间，还有很长的路要走。我们应该记住生长激素血检是从一项被称为 GH2000 的项目发展而来的，它是为悉尼 2000 年奥运会准备的。而生长激素血检在 2010 年之前都没有被投入使用过。

虽然我已经对体育中使用兴奋剂和社会中使用毒品两者进行了广泛的比较，但是两者间还是有一些很明显差别的。主要的一点是，和软性毒品使用者相比，优秀运动员的数量是极少的。值得注意的是，最近几年在打击使用毒品上取得的成功有很多要归功于警方的介入，而不是药物检测实验室。和软性毒品使用相比，体育兴奋剂的提供者和使用者人数都要少得多，这会让他们的工作变得更容易，至少在精英人群层面如此。

优秀运动员的人数相对较少，这意味着它提供了现实上的可能性——为对所有参加世界杯、超级碗或奥运会的运动员每月进行一次检测。没有清白的护照意味着不能参加比赛。当然，这需要政府间广泛的政治共识和合作。然而，只要人们有这样的愿景，也有足够的钱，在技术上就是可行的。

在自行车运动中已经引入了生物护照。科学界与工业界反血液兴奋剂研究协会（the Science and Industry Against Blood doping，简称 SIAB）推广了"血液学护照"的应用，运动员的标准血液参数（成熟和不成熟的红细胞）被用来比较在赛前和赛间的变化。国际自行车联盟应用了基于这种理念的运动员护照系统，用来监控近 1000 名优秀自行车手的血液兴奋剂使用情况，花费了

2000万欧元。这种理念有望扩大到检测类固醇和人生长激素滥用的激素测试方面。当然，把护照扩展到所有类别的运动项目上所需要的成本将是无法估算的。但这一点在血液兴奋剂的面前并不重要。兴奋剂的作用是实时而短暂的，护照系统可以有效反映运动员的当前状况。然而，如果是类固醇的话，运动员年轻时期生长的肌肉在停止用药之后，也会有长期的益处。护照在这里就只能是部分的解决方案。

即使是护照也有批评的声音。2010年5月，国际自行车联盟仅凭护照异常指控了三名车手。然而，最引人注目的受害者——弗朗科·佩里佐蒂（Franco Pellizotti），2009年环法自行车赛"爬坡王"（King of the Mountains）称号获得者——被国际自行车联盟判处的为期两年的禁赛处罚决定，被意大利法庭推翻了。虽然他有三个读数异常，但是仅凭这些，法庭并不认为足以证明其使用了兴奋剂。不幸的是，因为每个运动员的读数是保密的，所以对于外人来说不可能知道委员会决定给予处罚的原因，以及为什么处罚决定后来又被推翻了。佩里佐蒂的案卷于2011年3月来到了体育仲裁法庭。尽管佩里佐蒂为他的清白提出了抗议，仲裁法庭还是恢复了国际自行车联盟对他做出的两年的禁赛处罚。佩里佐蒂被罚款115000欧元，并失去了他于2009年获得的"爬坡王"称号。

如果想要这一护照系统在未来持续有效，并且不会总是陷入庭审的泥潭中，在我看来，完全的透明度和开放性是必要的，即使这会带来兴奋剂使用者能够有更好的办法来避免引起怀疑的风险。为什么自行车管理部门对这种开放性报以警惕的态度？没错，根据车手弗洛伊德·兰迪斯的供述，自行车手们修正了他们的 EPO 使用策略来应对护照系统的引入。这种迷惑当前生物护照系统的花招看起来是少量多次地使用兴奋剂，而不是一次性大量使用，后者会导致血液参数中出现激增的峰值而招致怀疑。

战争仍在继续。

结束语

> 每个人都有权表达自己的观点，但无权编造自认为的事实。
>
> ——参议员丹尼尔·莫伊尼汉（Daniel Moynihan）

大多数与体育药物有关的书籍都不是由科学家写的。事实上，在一些书中，科学家被刻画成故事中的反派角色。保罗·狄米奥（Paul Dimeo）认为，科学家们不仅设计了药物检测，而且在对运动员强制执行药检的过程中发挥了重要作用。用他的话来说就是，尽管他们可能是出于善意的，"科学家们……推动了伦理的原教旨主义观念和道德传播的伪帝国主义者策略"（第九章参考文献 1）。A. J. 施奈德更进一步主张，唯一道德的做法是由运动员们自己——而不是科学家或政治家们——来确定和管理兴奋剂政策。[1]

这本书试图纠正这种不平衡。显然，科学的方法能够为有关人体体育表现的问题提供答案。然而，科学还可以做得更多。当谈到要制定实践的和伦理的政策时，如果我们想在充分信息的指导下做出有关道德和政治的选择，那么在科学细节中隐藏着一个魔鬼（或者"事实"，如果你喜欢），是绝对有必要的。比如在提高人体的表现方面，认识到人生长激素是否比肌酸价值更低，或者咖啡因是否比苯丙胺表现好这些事实是很重要的。这些科学上的问题能够告诉我们哪些药物应该被禁止，以及要在检测和执法中如何更好地分配有限的资源。

科学也道出了兴奋剂的未来。它告诉我们，使尤塞恩·博尔特和保拉·拉德克利夫变强的天然突变，对于遗传天赋不那么优秀的运动员来说，比任何药物所能给予的强化程度都远为重要；发挥基因兴奋剂的真实力量需要从胎儿时期就开始改变，而不是成年人；以及为了体育而设计超人与设计一个更聪明甚或是有特定眼睛颜色的宝宝是一个相同的伦理问题。

然而，正如我希望这本书能够阐明的那样，无论我们如何利用科学技术，我们在针对体育运动中用药的战争都无法获得比社会上针对毒品的战争更大的战果。仍有许多性能增强的药物有待发现。这些知识很大程度上尚未被开发的原因是，相对于医疗和军事研究来说，对体育的投入有限。

有些事情还是可以做的。检测方式可以基于更加科学的原则。我担心，通过对娱乐性毒品的禁止和检出，体育运动已经和使用毒品的道德观捆绑在了一起。我对像安德里亚·拉杜坎和阿兰·巴克斯特（Alan Baxter）这样的运动员的痛苦也深有同感，他们因为服用了小小的感冒药而奥林匹克梦碎。但同时，我对所有人都可以自由获取药物的后果也很担忧。所有的父母都会感到震惊的是，美国遗传学家李·斯威尼曾经接到过一个高中教练的电话，要求他对这个教练的整个橄榄球队使用基因兴奋剂。我们不应低估因暧昧的道德观（moral ambiguity）而释放的科学的力量。

没有什么简单的解决方案，但是我们可以做出改进以增强公平性。在世界体坛，我们具有一个由单一组织控制所有兴奋剂使用条例的优势。让我们明智地使用这种力量，并且依照科学提供的信息，来营造一个对于运动员和体育迷来说都尽可能公平的体育环境吧！

参考文献

开场白

1. "The most corrupt race ever," *Observer Sport Monthly*, Sunday August 1, London, 2004.

2. O. Slot, "The Athlete: Calvin Smith," *The Times*, September 24, 2003. http://www.thetimes.co.uk/tto/sport/athletics/article2375062.ece.

3. L. Williams, "Sprinters testify against coach in S. F. trial," *San Fransisco Chronicle*, May 23, 2008. http://articles.sfgate.com/2008-05-23/news/17156398_1_trevorgraham-sprint-capitol-drug-connection.

4. C. L. Dubin, *Commission of Inquiry into the Use of Drugs and Banned Practices Intended to Increase Athletic Performance* (Ottawa, Canadian Publishing Centre, 1990).

5. L. Banack, "Adjudication: Appeal by Desai Williams of a life time withdrawal by Sport Canada to access to direct federal funding." *Sport Canada* (2010).

6. Canadian Broadcasting Company, "Damning evidence in the Dubin Inquiry" (October 3, 1989). http://archives.cbc.ca/sports/drugs_sports/clips/8964/. *Accessed February 22, 2011.*

7. T. Fordyce, British Broadcasting Company, "Ceplak rejects cheat claim" (August 9 2002). http://news.bbc.co.uk/sport1/hi/athletics/specials/european_athletics/2182003.stm. *Accessed February 22, 2011.*

8. *Daily Mail* (UK), "Dame Kelly insists: Drug testing is now a vital way of life". http://www.dailymail.co.uk/sport/othersports/article-412761/DameKelly-insists-Drug-testing-vital-way-life.html. *Accessed February 22, 2011.*

9. B. Goldman, P. J. Bush, R. Klatz, *Death in the locker room* (Century, London, 1984).

第一章

1. R. Renson, "Fair play: its origins and meanings in sport and society." *Kinesiology* 41, 5–18 (2009).

2. W. Voet, *Breaking the Chain* (Yellow Jersey Press, London, 2001).

3. United States v. Coca Cola Co. of Atlanta. *United States Reports 41* (1916).

4. Philostratos, *Philostratos uber Gymnastik. Sammlung wissenschaftlicher Kommentdare zu griechischen und romischen Schriftsteltern* (translated by J. Juthner) (B.R. Gruner, Amsterdam, 1969).

5. A. Curry, The Gladiator Diet. *Archaeology* 61 (November/December, 2008).

6. N. Szczepanik, *The Times* (UK), "Are sport and sex a recipe for success?" (September 24, 2009). http://www.timesonline.co.uk/tol/sport/more_sport/ article6847419.ece. *Accessed February 22, 2011.*

7. B. Joy, *Forward Arsenal: The Arsenal Story, 1888-1952* (Phoenix House, London, 1952).

8. W. W. Franke, B. Berendonk, "Hormonal doping and androgenization of athletes: a secret program of the German Democratic Republic government." *Clin. Chem.* 43, 1262–79 (1997).

9. V. Conte, Letter to Dwain Chambers (16 May, 2008). http://news.bbc.co.uk/sport1/hi/ olympics/athletics/7403158.stm. *Accessed Feb 22, 2011 .*

10. R. M. Pirsig, *Zen and the Art of Motorcycle Maintenance: An Inquiry into Values* (William Morrow & Company, New York, 1974).

11. D. M. Bramble, D. E. Lieberman, "Endurance running and the evolution of Homo". *Nature* 432, 345–52 (2004).

12. B. Carey, *LiveScience*, "Scientists Build 'Frankenstein' Neanderthal Skeleton" (10 March 2005). http://www.livescience.com/history/050310_neanderthal_reconstruction. html. *Accessed Sept. 28, 2009.*

13. U. Segerstrale, *Defenders of the Truth: The Battle for Science in the Sociobiology Debate and Beyond* (Oxford University Press, Oxford, 2000).

14. A. Kessel, *The Observer* (UK), "Unattainable records leave female athletes struggling for acclaim" (16 August, 2009). http://www.guardian.co.uk/sport/blog/2009/aug/16/world–

athletics–championships–records. *Accessed February 22, 2011* .

15. *Der Spiegel* (International), "How Dora the Man Competed in the Woman's High Jump" (September 15 2009). http://www.spiegel.de/international/germany/0, 1518, 649104, 00.html. *Accessed February 22, 2011.*

16. J. L. Simpson et al., "Gender verifi cation in the Olympics." *JAMA 284*, 1568–9 (2000).

17. *The Daily Telegraph*, July 06 2010. http://www.telegraph.co.uk/sport/othersports/ athletics/7873921/Caster–Semenya–anatomy–of–her–case.html.

18. A. de la Chapelle, A. L. Traskelin, E. Juvonen, "Truncated erythropoietin receptor causes dominantly inherited benign human erythrocytosis." *Proc. Natl. Acad. Sci. USA* 90, 4495–9 (1993).

第二章

1. N. P. Linthorne, "Was Flojo's 100–m world record wind–assisted?" *Track Technique* 127, 4052–3 (1994).

2. C. T. Davies, "Effects of wind assistance and resistance on the forward motion of a runner." *J. Appl. Physiol.* 48, 702–9 (1980).

3. P. Watson et al., "Acute dopamine/noradrenaline reuptake inhibition enhances human exercise performance in warm, but not temperate conditions." *J. Physiol.* 565, 873–83 (2005).

4. J. M. Carre, "No place like home: testosterone responses to victory depend on game location". *Am. J. Hum. Biol.* 21, 392–4 (2009).

5. R. Tucker, "The Science of Sport, The Four–minute mile: The value of integration of physiology and mental aspects of performance" (January 14, 2009). http://www. sportsscientists.com/2009/01/mind–vs–matter.html. *Accessed February 22, 2011.*

6. R. Beneke, M. J. Taylor, "What gives Bolt the edge—A.V. Hill knew it already!" *J Biomech.* 43, 2241–3 (2010).

7. J. L. Ray, "The Top 10 Baseball Teams of All Time" (March 24, 2007). http://www. suite101.com/content/baseballs–ten–best–teams–ever–a17072. *Accessed February 22, 2011.*

8. T. Reilly, V. Thomas, "A time motion analysis of work rate in different positional roles

in professional match play." *J. Hum. Mov. Stud.* 2, 87–99 (1976).

9. J. Bangsbo, "Energy demands in competitive soccer." *J. Sports Sci.* 12, S5–S12 (1994).

10. B. Tindall, *Guardian* (UK), "The drugs do work, Nigel" (Wednesday 21 May, 2008). http://www.guardian.co.uk/music/musicblog/2008/may/21/blairtin dallwedsampic. *Accessed February 22, 2011.*

11. G. A. Gates et al., "Effect of beta blockade on singing performance." *Ann. Otol. Rhinol. Laryngol.* 94, 570–4 (1985).

第三章

1. T. Noakes, *Lore of Running.* 4th edn (Oxford University Press Southern Africa, 2001).

2. C. Foster, D. L. Costill, W. J. Fink, "Effects of preexercise feedings on endurance performance." *Med. Sci. Sports* 11, 1–5 (1979).

3. W. M. Sherman, M. C. Peden, D. A. Wright, "Carbohydrate feedings 1 h before exercise improves cycling performance." *Am. J. Clin. Nutr.* 54, 866–70(1991).

4. J. Bergstrom, E. Hultman, "The effect of exercise on muscle glycogen and electrolytes in normals." *Scand. J. Clin. Lab. Invest.* 18, 16–20 (1966).

5. J. Bergstrom, E. Hultman, "Synthesis of muscle glycogen in man after glucose and fructose infusion." *Acta Med. Scand.* 182, 93–107 (1967).

6. W. M. Sherman, D. L. Costill, W. J. Fink, J. M. Miller, "Effect of exercise–diet manipulation on muscle glycogen and its subsequent utilization during performance." *Int. J. Sports Med.* 2, 114–18 (1981).

7. C. W. Nicholas, C. Williams, H. K. Lakomy, G. Phillips, A. Nowitz, "Infl uence of ingesting a carbohydrate–electrolyte solution on endurance capacity during intermittent, high–intensity shuttle running." *J. Sports Sci.* 13, 283–90 (1995).

8. B. Simi, B. Sempore, M. H. Mayet, R. J. Favier, "Additive effects of training and high–fat diet on energy metabolism during exercise." *J. Appl. Physiol.* 71, 197–203 (1991).

9. S. D. Phinney, B. R. Bistrian, W. J. Evans, E. Gervino, G. L. Blackburn, "The human metabolic response to chronic ketosis without caloric restriction: preservation of submaximal exercise capability with reduced carbohydrate oxidation." *Metabolism* 32, 769–76 (1983).

10. L. M. Burke, "Fueling strategies to optimize performance: training high or training low?" *Scand J Med Sci Sports* 20 Suppl 2, 48–58 (2010).

11. E. S. Chambers, M. W. Bridge, D. A. Jones, "Carbohydrate sensing in the human mouth: effects on exercise performance and brain activity." *J Physiol* 587, 1779–94 (2009).

12. P. Hespel, W. Derave, "Ergogenic effects of creatine in sports and rehabilitation." *Subcell. Biochem.* 46, 245–59 (2007).

13. E. P. Brass, "Supplemental carnitine and exercise." *Am J Clin Nutr* 72, 618S–23S (2000).

14. G. Jones, "Caffeine and other sympathomimetic stimulants: modes of action and effects on sports performance." *Essays Biochem* 44, 109–23 (2008).

15. H. Westerblad, D. G. Allen, J. Lannergren, "Muscle fatigue: lactic acid or inorganic phosphate the major cause?" *News Physiol Sci* 17, 17–21 (2002).

16. V. Ööpik, S. Timpmann, K. Kadak, L. Medijainen, K. Karelson, "The effects of sodium citrate ingestion on metabolism and 1500m racing time in trained female runners." *J Sports Sci. & Med.* 7, 125–31 (2008).

17. L. L. Spriet, C. G. Perry, J. L. Talanian, "Legal pre–event nutritional supplements to assist energy metabolism." *Essays Biochem* 44, 27–43 (2008).

18. C. Nicholas, "Legal nutritional supplements during a sporting event." *Essays Biochem.* 44, 45–61 (2008).

19. E. A. Newsholme, E. Blomstrand, "Branched–chain amino acids and central fatigue." *J. Nutr.* 136, 274S–6S (2006).

20. J. L. Pannier, J. J. Bouckaert, R. A. Lefebvre, "The antiserotonin agent pizotifen does not increase endurance performance in humans." *Eur J Appl Physiol Occup Physiol* 72, 175–8 (1995).

21. C. Duncan et al., "Chemical generation of nitric oxide in the mouth from the enterosalivary circulation of dietary nitrate." *Nat. Med.* 1, 546–51 (1995).

22. F. J. Larsen, E. Weitzberg, J. O. Lundberg, B. Ekblom, "Effects of dietary nitrate on oxygen cost during exercise." *Acta Physiol (Oxf).* 191, 59–66 (2007).

23. S. J. Bailey et al., "Dietary nitrate supplementation reduces the O_2 cost of low–intensity exercise and enhances tolerance to high–intensity exercise in humans." *J. Appl. Physiol.* 107, 1144–55 (2009).

第四章

1. P. D. Wagner, "Counterpoint: in health and in normoxic environment $\dot{V}O_2$max is limited primarily by cardiac output and locomotor muscle blood flow." *J. Appl. Physiol.* 100, 745–7 (2006).

2. B. Ekblom, G. Wilson, P. O. Astrand, "Central circulation during exercise after venesection and reinfusion of red blood cells." *J. Appl. Physiol.* 40, 379–83 (1976).

3. A. J. Brien, T. L. Simon, "The effects of red blood cell infusion on 10 km race time." *Jama* 257, 2761–5 (1987).

4. G. Hopfl, O. Ogunshola, M. Gassmann, "Hypoxia and high altitude. The molecular response." *Adv. Exp. Med. Biol.* 543, 89–115 (2003).

5. B. D. Levine, J. Stray–Gundersen, "Point: positive effects of intermittent hypoxia (live high:train low) on exercise performance are mediated primarily by augmented red cell volume." *J. Appl. Physiol.* 99, 2053–5 (2005).

6. F. Celsing, J. Svedenhag, P. Pihlstedt, B. Ekblom, "Effects of anaemia and stepwise-induced polycythaemia on maximal aerobic power in individuals with high and low haemoglobin concentrations." *Acta Physiol. Scand.* 129, 47–54 (1987).

7. L. C. Clark, Jr, F. Gollan, Survival of mammals breathing organic liquids equilibrated with oxygen at atmospheric pressure. *Science* 152, 1755–6(1966).

8. G. S. Hughes, Jr et al., "Hemoglobin–based oxygen carrier preserves submaximal exercise capacity in humans." *Clin. Pharmacol. Ther.* 58, 434–43(1995).

9. C. E. Cooper, "Radical producing and consuming reactions of hemoglobin: how can we limit toxicity?" *Artif. Organs* 33, 110–14 (2009).

10. T. A. Silverman, R. B. Weiskopf, "Hemoglobin–based oxygen carriers: current status and future directions." *Transfusion* 49, 2495–515 (2009).

11. L. Douay, H. Lapillonne, A. G. Turhan, "Stem cells—a source of adult red blood cells for transfusion purposes: present and future." *Crit. Care Clin.* 25, 383–98 (2009).

12. J. A. Calbet et al., "Maximal muscular vascular conductances during whole body upright exercise in humans." *J. Physiol.* 558, 319–31 (2004).

13. R. S. Richardson, K. Tagore, L. J. Haseler, M. Jordan, P. D. Wagner, "Increased $\dot{V}O_2$max with right–shifted Hb–O_2 dissociation curve at a constant O_2 delivery in dog

muscle in situ." *J. Appl. Physiol.* 84, 995–1002 (1998).

14. R. M. Winslow, "MP4, a new nonvasoactive polyethylene glycol–hemoglobin conjugate." *Artif. Organs* 28, 800–6 (2004).

15. S. Leigh–Smith, "Blood boosting." *Br. J. Sports Med.* 38, 99–101 (2004).

16. S. George, B. Haake (ed.), "Jaksche admits taking banned substances & blood doping" (July 1, 2007). http://autobus.cyclingnews.com/news.php?id = news/2007/jul07/jul01news. *Accessed February 26, 2011.*

17. N. S. Kenneth, S. Rocha, "Regulation of gene expression by hypoxia." *Biochem. J.* 414, 19–29 (2008).

18. M. Y. Koh, T. R. Spivak–Kroizman, G. Powis, "HIF–1alpha and cancer therapy." *Recent Results Cancer Res* 180, 15–34 (2010).

第五章

1. J. Antonio, W. J. Gonyea, "Skeletal muscle fi ber hyperplasia." *Med. Sci. Sports Exerc.* 25, 1333–45 (1993).

2. A. L. Goldberg, J. D. Etlinger, D. F. Goldspink, C. Jablecki, "Mechanism of work–induced hypertrophy of skeletal muscle." *Med. Sci. Sports* 7, 185–98(1975).

3. H. Wackerhage, A. Ratkevicius, "Signal transduction pathways that regulate muscle growth." *Essays Biochem.* 44, 99–108 (2008).

4. A. C. McPherron, A. M. Lawler, S. J. Lee, "Regulation of skeletal muscle mass in mice by a new TGF–beta superfamily member." *Nature* 387, 83–90(1997).

5. A. C. McPherron, S. J. Lee, "Double muscling in cattle due to mutations in the myostatin gene." *Proc. Natl. Acad. Sci. USA* 94, 12457–61 (1997).

6. M. Schuelke et al., "Myostatin mutation associated with gross muscle hypertrophy in a child." *N. Engl. J. Med.* 350, 2682–8 (2004).

7. K. D. Tipton, A. A. Ferrando, "Improving muscle mass: response of muscle metabolism to exercise, nutrition and anabolic agents." *Essays Biochem.* 44, 85–98 (2008).

8. H. Fouillet et al., "Absorption kinetics are a key factor regulating postprandial protein metabolism in response to qualitative and quantitative variations in protein intake." *Am. J. Physiol. Regul. Integr. Comp. Physiol.* 297, R1691–R1705 (2009).

9. T. M. Robinson, D. A. Sewell, P. L. Greenhaff, "L–arginine ingestion after rest and exercise: effects on glucose disposal." *Med. Sc.i Sports Exerc.* 35, 1309–15(2003).

10. G. M. Fogelholm, H. K. Naveri, K. T. Kiilavuori, M. H. Harkonen, "Low–dose amino acid supplementation: no effects on serum human growth hormone and insulin in male weightlifters." *Int. J. Sport Nutr.* 3, 290–7 (1993).

11. R. J. Louard, E. J. Barrett, R. A. Gelfand, "Effect of infused branched–chain amino acids on muscle and whole–body amino acid metabolism in man." *Clin. Sci. (Lond)* 79, 457–66 (1990).

12. G. J. Wilson, J. M. Wilson, A. H. Manninen, "Effects of beta–hydroxy–betamethylbutyrate (HMB) on exercise performance and body composition across varying levels of age, sex, and training experience: A review." *Nutr. Metab. (Lond)* 5, 1 (2008).

13. J. S. Volek, E. S. Rawson, "Scientific basis and practical aspects of creatine supplementation for athletes." *Nutrition* 20, 609–14 (2004).

14. E. Louis, U. Raue, Y. Yang, B. Jemiolo, S. Trappe, "Time course of proteolytic, cytokine, and myostatin gene expression after acute exercise in human skeletal muscle." *J. Appl. Physiol.* 103, 1744–51 (2007).

15. D. S. Willoughby, "Effects of heavy resistance training on myostatin mRNA and protein expression." *Med. Sci. Sports Exerc.* 36, 574–82 (2004).

16. A. Saremi et al., "Effects of oral creatine and resistance training on serum myostatin and GASP–1." *Mol. Cell Endocrinol.* 317, 25–30 (2010).

17. M. N. Fedoruk, J. L. Rupert, "Myostatin inhibition: a potential performance enhancement strategy?" *Scand. J. Med. Sci. Sports* 18, 123–31 (2008).

第六章

1. Y. Wu et al., "Identifi cation of androgen response elements in the insulin–like growth factor I upstream promoter." *Endocrinology* 148, 2984–93 (2007).

2. Aristotle, *The Works of Aristotle, trans. Anon.: The problems of Alexander Aphrodiseus.* J. Manis, ed., Pennsylvania State University, Electronic Classics Series (Hazleton, Pa., 2005).

3. E. R. Freeman, D. A. Bloom, E. J. McGuire, "A brief history of testosterone." *J. Urol.*

165, 371–3 (2001).

4. I. Berlin (1925), "Monkee Doodle–Do"(song).

5. E. Simonson, W. M. Kearns, E. N, "Effect of Methyl Testosterone Treatment on Muscular Performance and the Central Nervous System of Older Men." *J Clin. Endocrinol.* 4, 528–34 (1944).

6. W. P. VanHelder, E. Kofman, M. S. Tremblay, "Anabolic steroids in sport." *Can J Sport Sci* 16, 248–57 (1991).

7. S. Bhasin et al., "The effects of supraphysiologic doses of testosterone on muscle size and strength in normal men." *N. Engl. J. Med.* 335, 1–7 (1996).

8. A. A. Ferrando et al., "Testosterone injection stimulates net protein synthesis but not tissue amino acid transport." *Am. J. Physiol.* 275, E864–71(1998).

9. A. A. Ferrando, M. Sheffi eld–Moore, D. Paddon–Jones, R. R. Wolfe, R. J. Urban, "Differential anabolic effects of testosterone and amino acid feeding in older men." *J. Clin. Endocrinol. Metab.* 88, 358–62 (2003).

10. A. T. Kicman et al., "Effect of androstenedione ingestion on plasma testosterone in young women; a dietary supplement with potential health risks." *Clin. Chem.* 49, 167–9 (2003).

11. M. S. Schmidt, "Manny Ramirez is banned." *New York Times*, May 7, 2009. www. nytimes.com/2009/05/08/sports/baseball/08ramirez.html.

12. M. Fainaru-Wada, T. J. Quinn, ESPN.com Sources: Ramirez used fertility drug (May 8, 2009). http://sports.espn.go.com/mlb/news/story?id=4148907. *Accessed 3/12/2011.*

13. S. Doessing et al., "Growth hormone stimulates the collagen synthesis in human tendon and skeletal muscle without affecting myofi brillar protein synthesis." *J. Physiol.* 588, 341–51 (2010).

14. M. J. Rennie, "Claims for the anabolic effects of growth hormone: a case of the emperor's new clothes?" *Br. J. Sports Med.* 37, 100–5 (2003).

15. BioGrid 3.1 (Biological General Repository for Interaction Datasets) http://thebiogrid. org/. *Accessed Search for NR3C4, April 2, 2011.*

16. T. Cook, W. P. Sheridan, "Development of GnRH antagonists for prostate cancer: new approaches to treatment." *Oncologist 5*, 162–8 (2000).

第七章

1. J. R. Docherty, "Pharmacology of stimulants prohibited by the World Anti-Doping Agency (WADA)." *Br. J. Pharmacol.* 154, 606–22 (2008).

2. S. Freud, "Ueber Coca." *Centrabl f d ges Therapie (Wien).* 2, 289–314 (1884).

3. S. Freud, "A contribution to the knowledge of the effect of cocaine." *Vienna Medical Weekly*, 1885 in Cocaine Papers, R. Byck, ed (Stonehill Publishing Co, New York, NY, 1974).

4. K. C. Berridge, "The debate over dopamine's role in reward: the case for incentive salience." *Psychopharmacology (Berl).* 191, 391–431 (2007).

5. E. Davis, R. Loiacono, R. J. Summers, "The rush to adrenaline: drugs in sport acting on the beta-adrenergic system." *Br. J. Pharmacol.* 154, 584–97 (2008).

6. K. D. Fitch et al., "Asthma and the elite athlete: summary of the International Olympic Committee's consensus conference, Lausanne, Switzerland, January 22–24, 2008." *J. Allergy Clin. Immunol.* 122, 254–60, 260 e251–257 (2008).

7. J. M. Weiler, E. J. Ryan, 3rd, "Asthma in United States olympic athletes who participated in the 1998 olympic winter games." *J. Allergy Clin. Immunol.* 106, 267–71 (2000).

8. P. Kimmage, *Rough Ride* (Yellow Jersey Press, London, 2001).

9. R. Bouchard, A. R. Weber, J. D. Geiger, "Informed decision-making on sympathomimetic use in sport and health." *Clin. J. Sport Med.* 12, 209–24 (2002).

10. J. Swart et al., "Exercising with reserve: evidence that the central nervous system regulates prolonged exercise performance." *Br. J. Sports Med.* 43, 782–8 (2009).

11. P. B. Medawar, *The Art of the Soluble* (Methuen, London, 1967).

12. C. E. Cooper, "Shining Light on the Body." http://web.me.com/profchriscooper/Welcome/Light_and_Health.html). *Accessed February 28, 2011.*

13. L. M. Burke, "Caffeine and sports performance." *Appl. Physiol. Nutr. Metab.* 33, 1319–34 (2008).

14. D. Silkstone, *The Age*, "Stop the caffeine, world drug chief tells AFL" (July 8 2010). http://www.theage.com.au/afl /afl –news/stop-the-caffeine-world-drug-chief-tells-afl –20100707-100lq.html. *Accessed March 4, 2011.*

15. S. D. Mahajan et al., "Therapeutic targeting of 'DARPP-32': a key signaling molecule

in the dopiminergic pathway for the treatment of opiate addiction." *Int. Rev. Neurobiol.* 88, 199–222 (2009).

16. M. H. Eskelinen, M. Kivipelto, "Caffeine as a protective factor in dementia and Alzheimer's disease." *J. Alzheimers Dis.* 20 Suppl 1, S167–174 (2010).

17. T. Tysome, "Pills provide brain boost for academics." *Times Higher Education,* 29 June 2007. http://www.timeshighereducation.co.uk/story.asp?storyCode = 209480 & sectioncode= 26.

18. United States District Court for the Eastern District of Pennsylvania: United States of America vs. Cephalon Inc. Guilty Plea Agreement (2008).

19. P. Gerrard, R. Malcolm, "Mechanisms of modafi nil: A review of current research." *Neuropsychiatr. Dis. Treat.* 3, 349–64 (2007).

20. M. Xia et al., "Identifi cation of compounds that potentiate CREB signaling as possible enhancers of long–term memory." *Proc. Natl. Acad. Sci. USA* 106, 2412–17 (2009).

21. D. Repantis, P. Schlattmann, O. Laisney, I. Heuser, "Modafi nil and methyl phenidate for neuroenhancement in healthy individuals: A systematic review." *Pharmacol. Res.* 62, 187–206 (2010).

22. P. H. Canter, E. Ernst, "Ginkgo biloba is not a smart drug: an updated systematic review of randomised clinical trials testing the nootropic effects of G. biloba extracts in healthy people." *Hum. Psychopharmacol.* 22, 265–78 (2007).

23. B. Roelands et al., "The effects of acute dopamine reuptake inhibition on performance." *Med. Sci. Sports Exerc.* 40, 879–85 (2008).

第八章

1. "Laker, England, gets 8 wickets for 2 runs." *The New York Times,* June 1 1950.

2. G. P. Beunen, M. A. Thomis, M. W. Peeters, "Genetic Variation in Physical Performance." *The Open Sports Sciences Journal* 3, 77–80 (2010).

3. C. R. Darwin, *The origin of species by means of natural selection, or the preservation of favoured races in the struggle for life, 6th edition; with additions and corrections* (John Murray, London, 1872).

4. D. S. Gardner, "Historical progression of racing performance in the Thoroughbred horse

and man." *Equine Vet. J.* 38, 581–3 (2006).

5. M. W. Denny, "Limits to running speed in dogs, horses and humans." *J. Exp. Biol.* 211, 3836–49 (2008).

6. R. J. Herrnstein, C. A. Murray, *The Bell Curve: intelligence and class structure in American life* (Free Press., New York, 1994).

7. J. Entine, *Taboo: Why Black Athletes Dominate Sports and Why We're Afraid to Talk About It* (PublicAffairs, New York, 1999).

8. J. Stone, C. I. Lynch, M. Sjomeling, J. M. Darley, "Stereotype Threat Effects on Black and White Athletic Performance." *Journal of Personality and Social Psychology* 77, 1213–27 (1999).

9. R. Bannister, paper presented at the The British Association for the Advancement of Science, Newcastle, September 13 1995.

10. R. A. Scott, Y. P. Pitsiladis, "Genotypes and distance running: clues from Africa." *Sports Med*, 37, 424–7 (2007).

11. C. Bouchard et al., "The HERITAGE family study. Aims, design, and measurement protocol." *Med. Sci. Sports Exerc.* 27, 721–9 (1995).

12. www.nitrxgen.net/factorialcale.php. *Accessed March 4, 2011.*

13. E. A. Ostrander, H. J. Huson, G. K. Ostrander, "Genetics of athletic performance." *Annu. Rev.Genomics Hum. Genet.* 10, 407–29 (2009).

14. M. S. Bray et al., "The human gene map for performance and health–related fitness phenotypes: the 2006–2007 update." *Med. Sci. Sports Exerc.* 41, 35–73(2009).

15. J. A. Timmons et al., "Using molecular classifi cation to predict gains in maximal aerobic capacity following endurance exercise training in humans." *J. Appl. Physiol.* 108, 1487–96 (2010).

16. H. E. Montgomery et al., Human gene for physical performance. *Nature* 393, 221–2 (1998).

17. A. Jones, H. E. Montgomery, D. R. Woods, "Human performance: a role for the ACE genotype?" *Exerc. Sport Sci. Rev.* 30, 184–90 (2002).

18. L. Bahi et al., "Does ACE inhibition enhance endurance performance and muscle energy metabolism in rats?" *J. Appl. Physiol.* 96, 59–64 (2004).

19. N. Yang et al., "ACTN3 genotype is associated with human elite athletic performance."

Am. J. Hum. Genet. 73, 627–31 (2003).

20. A. K. Niemi, K. Majamaa, "Mitochondrial DNA and ACTN3 genotypes in Finnish elite endurance and sprint athletes." *Eur. J. Hum. Genet.* 13, 965–9(2005).

21. N. Yang, F. Garton, K. North, "alpha–actinin–3 and performance." *Med. Sport Sci.* 54, 88–101 (2009).

22. A. G. Williams, J. P. Folland, "Similarity of polygenic profi les limits the potential for elite human physical performance." *J. Physiol.* 586, 113–21(2008).

23. D. Fell, *Understanding the Control of Metabolism* (Portland Press, London, 1996).

24. R. Goldschmidt, *The Material Basis of Evolution* (reissue) (Yale University Press, New Haven, 1982).

25. L. Cox, "Super Strong Kids May Hold Genetic Secrets" (April 2, 2009). http://abcnews. go.com/Health/MedicineCuttingEdge/story?id = 7231487. *Accessed April 5, 2011.*

26. H. Amthor et al., "Lack of myostatin results in excessive muscle growth but impaired force generation." *Proc. Natl. Acad. Sc. USA* 104, 1835–40 (2007).

27. P. Hakimi et al., "Overexpression of the cytosolic form of phosphoenolpyruvate carboxykinase (GTP) in skeletal muscle repatterns energy metabolism in the mouse." *J. Biol. Chem.* 282, 32844–55 (2007).

28. E. R. Barton–Davis, D. I. Shoturma, A. Musaro, N. Rosenthal, H. L. Sweeney, "Viral mediated expression of insulin–like growth factor I blocks the agingrelated loss of skeletal muscle function." *Proc. Natl. Acad. Sci. USA* 95, 15603–7 (1998).

29. Y. X. Wang et al., "Regulation of muscle fiber type and running endurance by PPARdelta." *PLoS Biol.* 2, e294 (2004).

30. G. Gao et al., "Erythropoietin gene therapy leads to autoimmune anemia in macaques." *Blood* 103, 3300–2 (2004).

31. S. D. Harridge, C. P. Velloso, "Gene doping." *Essays Biochem.* 44, 125–38 (2008).

32. P. Schjerling, "Gene doping." *Scand. J.Med. Sci. Sports.* 18, 121–2 (2008).

33. V. M. Rivera et al., "Long–term pharmacologically regulated expression of erythropoietin in primates following AAV–mediated gene transfer." *Blood* 105, 1424–30 (2005).

第九章

1. P. Dimeo, *A history of drug use in sport 1876–1976: beyond good and evil* (Routledge, Abingdon, 2007).

2. J. S. Mill, *On Liberty* (1859).

3. O. W. H. Holmes Jr, Charles T. Schenck v. United States, Supreme Court of the United States 249 US 247 (1919).

4. "Drugs and the Law: Report of the independent inquiry into The Misuse of Drugs Act 1971." *The Police Foundation* (1999).

5. *The History of Herodotus Book IV*, translated by G. Rawlinson. http://classics.mit.edu/Herodotus/history.html (1859).

6. A. Huxley, *The Doors of Perception: And Heaven and Hell* (Vintage Classics, London, 2008).

7. United States District Court U.S. v. BOYLL 774 F.Supp. 133 D.N.M (1991).

8. J. Stevens, *Storming Heaven: LSD and the American Dream* (Grove Press, New York, 1998).

9. J. A. Miron, J. Zwiebel, "Alcohol Consumption During Prohibition." *The American Economic Review* 81, 242–7 (1991).

10. "Drugs—facing facts. The report of the RSA Commission on Illegal Drugs, Communities and Public Policy." *The Royal Society for the encouragement of Arts, Manufactures & Commerce* (2007).

11. D. J. Nutt, "Equasy—an overlooked addiction with implications for the current debate on drug harms." *J. Psychopharmacol.* 23, 3–5 (2009).

12. Letter from Professor Nutt to House of Common Science and Technology Committee. London (2009).

13. B. Houlihan, *Dying to Win*, 2nd edition (Chapter 5) (Council of Europe Publishing, 2002).

14. I. Waddington, A. Smith, *An Introduction to Drugs in Sport: Addicted to winning* (Routledge, Abingdon, 2009).

15. "National Center for Catastrophic Sport Injury Research Data Tables, Annual Survey of Football Injury Research 1931–2007." http://www.unc.edu/depts/nccsi/

FootballInjuryData.htm.

16. R. D. Hawkins, C. W. Fuller, "A prospective epidemiological study of injuries in four English professional football clubs." *Br. J. Sports Med.* 33, 196–203 (1999).

17. "Human Enhancement Technologies in Sport." *House of Commons Science and Technology Committee*, London (2007).

18. G. Linneker, *Daily Mirror*, 21 November, 1994.

19. I. Botham, *The Botham Report*, pp. 236–7 (Collins Willow, London, 1997).

20. D. Powell, "Blessed be the pacemakers, for they got away with it." *The Times*, May 5, 2004. www.timesonline.co.uk/article/0, 13849–1098019, 00.html.

21. J. Savulescu, N. Bostrom, Eds., *Human Enhancement* (Oxford University Press, Oxford, 2009).

22. M. J. Sandel, "The case against perfection: what's wrong with designer children, bionic athletes and genetic enhancement?" in *Human Enhancement*, J. Savulescu, N. Bostrom, Eds (Oxford University Press, Oxford, 2009).

23. R. Kurzweil, *The Singularity is Near* p. 374 (Gerald Duckworth & Co. Ltd, London, 2005).

24. A. J. Schneider, R. B. Butcher, "The mesalliance of the olympic ideal and doping: why they married, and why they should divorce" in *Sport ... The third millennium: Proceedings of the International Symposium, Quebec City, Canada*, F. Landry, Ed (Presses de l'Universite Laval, 1991), pp. 494–501.

25. J. Savulescu, B. Foddy, M. Clayton, "Why we should allow performance enhancing drugs in sport." *Br. J. Sports Med.* 38, 666–70 (2004).

26. M. Burke, T. Roberts, "Drugs in Sport: An issue of morality or sentimentality?" *J. Philos. Sport* 24, 99–113 (1994).

27. I. Waddington, *Sport, Health and Drugs* (Spon Press, London, 2000).

28. N. Bostrom, A. Sandberg, "The wisdom of nature: an evolutionary heuristic for human enhancement." in *Human Enhancement*, J. Savulescu, N. Bostrom, eds (Oxford University Press, Oxford, 2009).

29. R. M. Winslow et al., "Different hematologic responses to hypoxia in Sherpas and Quechua Indians." *J. Appl. Physiol.* 66, 1561–9 (1989).

第十章

1. R. K. Leute, E. F. Ullman, A. Goldstein, L. A. Herzenberg, "Spin immunoassay technique for determination of morphine." *Nat. New Biol.* 236, 93–4 (1972).

2. F. Lasne, J. de Ceaurriz, "Recombinant erythropoietin in urine." Nature 405, 635 (2000).

3. Z. Wu, M. Bidlingmaier, R. Dall, C. J. Strasburger, "Detection of doping with human growth hormone." *Lancet* 353, 895 (1999).

4. P. A. Arndt, B. M. Kumpel, "Blood doping in athletes—detection of allogeneic blood transfusions by flow cytofl uorometry." *Am. J. Hematol.* 83, 657–67(2008).

5. T. Beiter et al., "Direct and long-term detection of gene doping in conventional blood samples." *Gene Ther.* 18, 225–31 (2011).

6. Golf Today, Nick Faldo speaks about drugs in golf (December 2004). http://www. golftoday.co.uk/news/yeartodate/news04/faldo6.html. *Accessed March 10, 2011.*

7. "Player: drugs in golf is a fact." *The Guardian*, July 18 2007. http://www.guardian. co.uk/sport/2007/jul/18/golf.theopen20074.

8. M. S. Schmidt, "Baseball Using Minor Leagues for a Drug Test." *The New York Times*, July 22 2010. http://www.nytimes.com/2010/07/23/sports/baseball/23doping.html.

9. "Der uneffektive Kampf gegen das Doping." *Badische Zeitung*, November 112010. http://www.badische-zeitung.de/sportpolitik/der-uneffektive-kampfgegen-das-doping-37605657.html.

10. H. Striegel, R. Ulrich, P. Simon, "Randomized response estimates for doping and illicit drug use in elite athletes." *Drug Alcohol Depend.* 106, 230–2 (2010).

11. United States District Court for the Northern District of California: United States of America vs. Trevor Graham. Day 4 transcript (2008).

12. C. Lundby, N. J. Achman-Andersen, J. J. Thomsen, A. M. Norgaard, P. Robach, "Testing for recombinant human erythropoietin in urine: problems associated with current anti-doping testing." *J. Appl. Physiol.* 105, 417–19 (2008).

13. M. Beullens, J. R. Delanghe, M. Bollen, "False-positive detection of recombinant human erythropoietin in urine following strenuous physical exercise." *Blood* 107, 4711–13 (2006).

14. F. Lasne, "No doubt about the validity of the urine test for detection of recombinant

human erythropoietin." *Blood* 108, 1778–9; author reply 1779–1780 (2006).

15. D. Catlin, G. Green, M. Sekera, P. Scott, B. Starcevic, "False–positive Epo test concerns unfounded." *Blood* 108, 1778; author reply 1779–1780 (2006).

16. A. T. Kicman et al., "Candida albicans in urine can produce testosterone: impact on the testosterone/epitestosterone sports drug test." *Clin. Chem.* 48, 1799–17801 (2002).

17. P. Watson, C. Judkins, E. Houghton, C. Russell, R. J. Maughan, "Urinary nandrolone metabolite detection after ingestion of a nandrolone precursor." *Med Sci Sports Exerc* 41, 766–72 (2009).

18. K. Sharpe, M. J. Ashenden, Y. O. Schumacher, "A third generation approach to detect erythropoietin abuse in athletes." *Haematologica* 91, 356–63 (2006).

19. Y. Bhambhani et al., "Boosting in athletes with high–level spinal cord injury: knowledge, incidence and attitudes of athletes in paralympic sport." *Disabil. Rehabil.* 32, 2172–90 (2010).

20. C. J. Gore et al., "Second–generation blood tests to detect erythropoietin abuse by athletes." *Haematologica* 88, 333–44 (2003).

21. I. Erotokritou–Mulligan et al., "The use of growth hormone (GH)–dependent markers in the detection of GH abuse in sport: Physiological intra–individual variation of IGF–I, type 3 pro–collagen (P–III–P) and the GH–2000 detection score." *Clin. Endocrinol (Oxf)*. 72, 520–6 (2010).

结束语

1. A. J. Schneider, R. B. Butcher, "An ethical analysis of drug testing." in *Doping in Elite Sport: the Politics of Drugs in the Olympic Movement*, W. Wilson, E. Derse, eds (Human Kinetics Publishers, Inc., Champaign, 2001), pp. 129–52.

深度阅读

在本书的写作过程中，以下图书也为我提供了重要的参考。

C. E. Cooper, R. Beneke, eds., *Drugs and Ergogenic Aids to Improve Sport Performance*, Essays in Biochemistry vol. 44 (Portland Press, London, 2008).

和本书讨论的内容相同，但生物化学方面的理论性更强。

B. Houlihan, *Dying to Win*, 2nd edn (Council of Europe Publishing, Strasbourg, 2002).

第九章关于伦理问题的讨论极为精妙。

A. Jeukendrup, M. Gleeson, *Sport Nutrition: An Introduction to Energy Production and Performance* (Human Kinetics, Champaign, Il., 2004).

由两位英国的优秀运动生物学家撰写，比纽斯霍尔姆（Newsholme）的作品更新，更全面，就是表达有些晦涩。

W. D. McArdle, F. I. Katch, V. I. Katch, *Exercise Physiology: Energy nutrition and human performance*. 4th edn (Williams and Wilkins, Philadelphia, 1996).

用于了解相关背景的优秀读物——如今已有更新的版本。

E. Newsholme, A. Leech, G. Duester, *Keep on Running: Science of Training and Performance* (Wiley–Blackwell, Oxford, 1994).

针对跑步爱好者的优秀跨界作品，其中的生化理论对教练员很有帮助。正是此书令我萌发了对运动科学的兴趣。书中甚至还有一些补充碳水的饮食建议！

J. Savulescu, J., N. Bostrom, N. (eds.). *Human Enhancement* (Oxford University Press, Oxford, 2009).

关于人们为提高运动成绩使用兴奋剂等违禁品的相关伦理问题的文章选集。

I. Waddington, A. Smith, *An Introduction to Drugs in Sport: Addicted to Winning* (Routledge, Abingdon, 2009).

一本通俗易懂的社会学作品。

J. M. Wrigglesworth, *Energy and Life* (Tayor and Francis, Basingstoke, 1997).

我的导师所写的探讨生物系统中能源问题的作品。

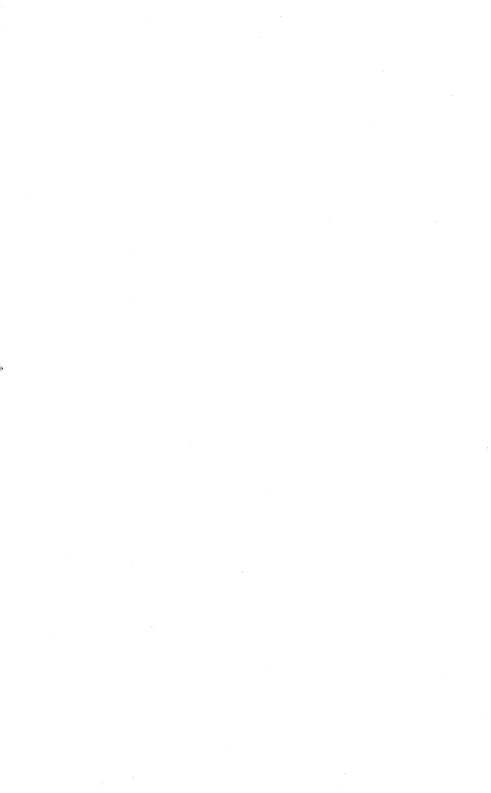